監訳：綿貫聡（東京都立多摩総合医療センター）／徳田安春（群星沖縄臨床研修センター）

「誤診」は なくせるのか？

実践知としての診断エラー学の世界

DIAGNOSIS
Interpreting the Shadows

Pat Croskerry, Karen S. Cosby, Mark L. Graber, Hardeep Singh

医学書院

「誤診」はなくせるのか？
―実践知としての診断エラー学の世界

発　行　2019年12月1日　第1版第1刷

監　訳　綿貫　聡・徳田安春

発行者　株式会社　医学書院
　　　　代表取締役　金原　俊
　　　　〒113-8719　東京都文京区本郷1-28-23
　　　　電話　03-3817-5600（社内案内）

印刷・製本　三美印刷

訳者一覧

監訳

綿貫　聡　　東京都立多摩総合医療センター救急・総合診療センター
徳田安春　　群星沖縄臨床研修センター

訳(50音順)

天野雅之　　南奈良総合医療センター総合診療科/野迫川村国保診療所
岩浪　悟　　東京都立多摩総合医療センター救急・総合診療センター
小澤廣記　　聖路加国際病院 Immuno-Rheumatology Center
河東堤子　　東京大学医科学研究所幹細胞生物学分野
栗原　健　　浦添総合病院・病院総合内科
佐々木陽典　東邦大学医療センター大森病院総合診療・急病センター
清水郁夫　　信州大学医学部附属病院医療安全管理室
鈴木　諭　　利根中央病院総合診療科
鈴木智晴　　浦添総合病院・病院総合内科
鈴木麻衣　　順天堂大学医学部総合診療科
園田健人　　ピッツバーグ大学メディカルセンター附属シェイディサイド病院
高橋宏瑞　　順天堂大学医学部総合診療科
寺田教彦　　筑波大学附属病院感染症科
照屋周造　　沖縄県立八重山病院内科
中野航一郎　湘南藤沢徳洲会病院救急総合診療部
長野広之　　洛和会丸太町病院救急総合診療科
原田　拓　　昭和大学江東豊洲病院総合診療科
原田侑典　　獨協医科大学病院総合診療科
廣澤孝信　　獨協医科大学病院総合診療科
三高隼人　　マウントサイナイ・ベスイスラエル病院
保浦修裕　　東京都立多摩総合医療センター救急・総合診療センター
吉野かえで　東京ベイ・浦安市川医療センター腎臓・内分泌・糖尿病内科

監訳の序

　医師はなぜ診断を "誤る" のか？　医師になってからというもの，私の周りでも，診断に関連した問題はとてもありふれたものであった．救急外来で帰宅した患者さんが再来して入院となり，最初の来院時の診断や disposition に問題はなかったのか……と，後にフィードバックをいただくこともあった．

　悩ましいことに，年次が上がって医学的な知識が増えても，診断に問題が生じることがある．疾患が呈しうる病歴経過や症候のパターン（Illness Script）を広く知っていても，それだけでは不十分なのである．人間の脳の構造は可塑性に富む一方で，判断を容易に変えてしまう．また，目の前の情報について正しい文脈を選んで解釈するのはとても難しいことである．私の恩師である寺沢秀一先生の『研修医当直御法度 百例帖』（三輪書店）からは，臨床現場で我々が診断を誤りやすいパターンを知るとともに，医師の臨床判断にコミュニケーションの問題，環境要因などが大きく影響を与えること，うまくいかなかった事例から学ぶことの重要さをを学んだ．徳田安春先生からご紹介いただいた国際診断エラー学会においては，認知バイアスという大きな問題があり，脳科学，認知心理学，行動経済学という領域と診断が密接に関与することを学んだ．これらの学習経験から，医師が診断を "誤る" 背景には複数の要因が重なっており，"誤った" とされる医師はたまたまそこにいた不幸な人なのかもしれないと気付き，改善のためには多職種による，学際的な介入が必要であると私は強く感じるようになった．その過程で探し求めていた診断エラー学の基軸となる教科書が，本書籍なのである．

　2017 年に発刊された本書籍は，国際診断エラー学会の中心メンバーの Karen S. Cosby, Pat Croskerry, Mark L. Graber, Hardeep Singh の 4 名の医

師が，現在までの診断エラーに関連した知見を集めた書籍である．内容には診断の歴史的・学術的な背景，未来における診断の可能性まで含めており，教科書の枠を超えた診断に関する哲学と予言の書といっても過言ではない．今回，幸運にも本書籍の監訳の機会をいただき，多少なりとも日本の診断エラー学領域の発展に貢献できたことは無常の喜びである．

　翻訳にあたっては，国際診断エラー学会に参加された方々を中心として，臨床現場で活躍されている素晴らしい臨床医の方々，医学書院の藤島英之氏に多大なご協力をいただいた．また，私を日々支えてくれている家族，職場の方々，皆さんの協力なしに本書籍の監訳は成し得なかった．この場を持って感謝を申し上げたい．

2019 年 11 月吉日

監訳者を代表して　綿貫　聡

著者紹介

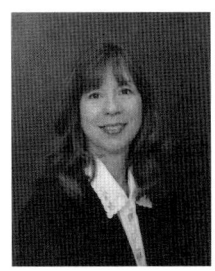

Karen Cosby

Karen Cosby は，Cook County Hospital のシニア救急医療の医師であり，またイリノイ州シカゴ市の Rush Medical School の准教授である．彼女のキャリアにおける関心対象は，医学教育，臨床的意思決定，患者の安全性などである．Society to Improve Diagnosis in Medicine ではフェローシップ小委員会の議長を務めている．また，Society for Academic Emergency Medicine では患者の安全性についてのカリキュラムを製作するための取り組みをリードしている．かつては，医療研究・品質調査機構（Agency for Healthcare Research and Quality）の助成金を受けた診断エラーに関する研究の共同治験責任医師も務めた．彼女は 3 冊の教科書（『Patient Safety in Emergency Medicine』など）を編集した．患者の安全性についての彼女の業績には，緊急医療でのエラーの一因となる因子を分類するためのフレームワークや，死亡率と罹患率のレビューで特定される患者ケアの管理の問題の 15 年間にわたるレビューなどがある．彼女の主なキャリアは，医療の不備と教育の改善を調査して理解し，ますます複雑化するヘルスケアシステムのニーズを満たすことに焦点を当てている．

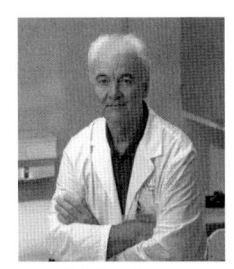

Pat Croskerry

Pat Croskerry は，カナダのノバ・スコシア州ハリファックスにあるダルハウジー大学の救急医療および医学教育部の教授である．彼は，Society for Improvement in Diagnosis の創設時から年次会議に寄稿してきた．また，患者の安全性，臨床的意思決定，および医学教育の改革などの分野で，80 本以上の論文を学術誌で発表し，書籍では 30 章分を担当してきた．2006 年には，Board of the Canadian Patient Safety Institute の委員に指名され，同年には医学教育のイノベーションについて，Association of Faculties of Medicine of Canada より Ruedy 賞を授与された．また，『Patient Safety in Emergency Medicine』（2009）の筆頭編者である．2012 年には，Dalhousie Medical School の新たな批判的思考プログラムの責任者に指名され，Royal College of Physicians of Edinburgh のフェローにもなった．2014 年には Diagnostic Error in Medicine の US Institute of Medicine Committee に指名された．

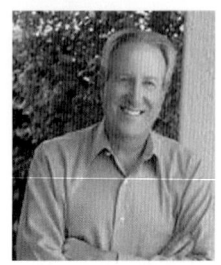

Mark L. Graber

Mark L. Graber は，ニューヨークのストーニーブルックにある Stony Brook University の名誉教授である．また，ノースカロライナ州のリサーチトライアングルパークの RTI University で上級研究員を務めている他，Society to Improve Diagnosis in Medicine の創設者であり理事長でもある．ロングアイランドの Ilene Corina では，3 月の第 2 週目に開催される，今では国際的に知られている "Patient Safety Awareness Week"（患者の安全性の認識週間）の立案者でもあった．診断エラーに関しては，100 本以上の査読論文と数多くの基礎論文を執筆している．2008 年には Diagnostic Error in Medicine カンファレンスシリーズを，2014 年には学術誌 DIAGNOSIS を創設し，" Improving Diagnosis in Health Care"（保健医療における診断改善）を掲げる Institute of Medicine 委員会のメンバーであった．また，2014 年に全米医療品質フォーラム（National Quality Forum）の John M. Eisenberg Award for Individual Achievement 賞を受賞している．

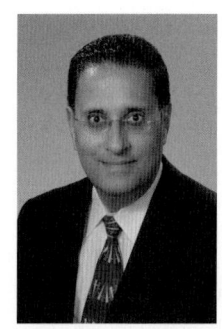

Hardeep Singh

編者，そして著者のコンサルタントとして

Hardeep Singh は，Michael E. DeBakey Veterans Affairs Medical Center とテキサス州ヒューストンのベイラー医科大学を拠点として患者の安全性を研究している総合内科医である．保健医療における誤診を把握して減らすことを目指し，連邦政府の助成金を得た学際的な研究のポートフォリオを先導している．2012 年には，インパクトの高い研究が認められて AcademyHealth Alice S. Hersh New Investigator Award を受賞した．また 2014 年には，この分野のパイオニア的研究が認められ，オバマ大統領より，名誉ある Presidential Early Career Award for Scientists and Engineers を授与された．国内の大手新聞社に注目されている彼の研究は，国内の患者の安全性のイニシアティブやポリシーの報告書に影響を与えたことで，National Academy of Medicine（旧 Institute of Medicine），米国保健省，全米医療品質フォーラム，米国医師会，医療研究・品質調査機構，世界保健機関などの公的なヘルスシステムに多大なインパクトを残している．

（訳：原田　拓）

序

　20 世紀後半の医学知識の指数的成長は，疾患の診断や治療を行う医師の能力の飛躍的な向上につながった．現代では，新しい症状を抱えた患者は，たいてい医師はどこが悪いのかを見抜いて「治す」ことができるものと思って診察を受けに来る．この信頼は我々の職業とこのような医学の進歩の基礎をなす研究に贈られる大きな賛辞ではあるが，しばしば見当違いのこともある．我々のようにケアをする立場の人間は，その知識を応用する際に多くのミスを犯す．我々の診断は常に正しいとは限らず，治療を施す際にも過誤が生じる．それは患者を取り違えないようにすることや正しく投薬することなど，一見単純なタスクであっても生じるのである．

　患者の安全性を求める運動は，膨大な数の患者がケア中のエラーの被害を受けているというエビデンスから始まった．これは，信頼性がないことが判明しているヒトの思考過程への依存を減らし，プロセスやシステムを設計することにより，ほとんどの過誤は防止できるというヒューマンファクター工学による知見の理解につながった．産業界のこの概念を保健医療にも当てはめようという試みは当然のなりゆきであり，その可能性は，医師，看護師，薬剤師の他，自身の体験が変化を求める強力なモチベーションとなっている人々によって熱く支持された．

　改善に向けた非常に大がかりな自発的な取り組みが生まれ（政府からのサポートは非常に乏しかった），結果的に，医療過誤や院内感染の減少など，特定の分野で有意な改善が得られた．しかしながら，このような成功が患者の安全性全般に大きな効果をもたらすことはなかった．今なお毎年数十万人もの患者が我々の過失が原因で負傷している．多くは，診断のエラーや，重大な病態の見落としや，あるいは適時に適切な治療を行うために必要な措置を講じられなかった，といったエラーである．

診断エラーは実際に大きな問題である．毎年 1,200 万人の米国人患者が診断エラーを経験しており，そのうち 40,000〜80,000 例は致死的であると推定されている．診断エラーは医療過誤訴訟の理由の首位を占めている．したがって，我々が多くの知識を備えているのであれば，なぜその知識を適切に応用することにこんなにも多くのトラブルを抱えるのか，その理由を問いかけることが急務の課題である．

　患者の安全性を求める運動が始まったときから，このような問題はあり，本書の著者は特に，システムの不具合よりもこの問題はより複雑で，過誤の原因が根深いことを認識していた．より厳密に言えば，ほとんどのエラーは，ヒトの思考過程が正常に機能しないことに起因する．これらは，システムによって補正する必要がある不具合なのである．そしてこれまでのところ，あまりうまくいってはいない．

　その理由は，認知エラーは数多くあるうえに複雑であり，それらを予防あるいは阻止するには，複数の戦略，複数のタイプの「システム」の変更が必要となるからである．我々は認知機能について非常に多くのことを学んできた．問題解決の方法，認知的バイアスおよび感情バイアスの力，確率を理解する際の困難，思考に影響を及ぼす個々の因子と外的因子，合理的見解の重要性，いくつかの要因を強調して本文で詳説する．

　この情報を手に入れた良心的な医師はこう尋ねる．「私にできることは何か？」と．バイアスを減らし，性格，性別，年齢，信条における個人差の影響を最小限に抑え，合理的思考を強化するために導入できる「システム」はどのようなものか？　著者らはこうした医師を失望させたりはしない．著者らは，医師の研修の改善や現場で役立つ方法についても助言している．

　我々が行っている医師の教育方法には，大幅な変更が必要である．誰に聞いても，現代の医学教育機関は，そこを卒業する学生に対し，診断や治療に必要な知識やそれを身につける方法，ひいては医療の「何たるか」を授ける点で優れた仕事をしている．しかし医師にその情報を応用する「方法」を教えることについては，正確な診断に必要とされる批判的思考という観点でも，また同僚や患者との意思疎通という点でも，そこまでよい仕

事はしていない．通常は正規の教育でこのようなスキルの習得に重点が置かれることはなく，主に，学生がメンターの実例から学ぶとされる旧式の実習システムに頼ることになっている．悲しいことに，メンターは時に，バイアスのかかった，直観的で，不合理な思考にみられる同様の制約によく苦しんでいる．

　この問題に対処するため，著者らは，分析的で合理的な思考が担う重要な役割を，それを教えることによって強調するよう医学教育機関に対して求めている！　また，行動科学を新たな基礎医学として加えることを，特に認知心理学，臨床的推論，とりわけ合理的見解に重きを置くよう求めている．さらに著者らは，合理的見解には診断の意思決定に最も強い影響力があると指摘している．医学生は，認知的失敗につながりうる認知的バイアスおよび感情バイアスの影響を我々の誰もが受けやすいというところまで，早い段階で学ぶ必要がある．

　ベテランの医師の場合，認知バイアスを緩和する方法に目が向くだろう．

　その必要性を認識してそれに取り組んでいる人でも，認知バイアスとの戦いは決して終わることのないタスクなのである．著者らには，意思決定の方略と強制機能（エラーが起こらない状況をつくること）の確立に対する意識向上のための方法から得た全部の 19 の提案がある．

　情報技術（IT）は，診断精度の向上に向けたソリューションの重要な部分を担っているだろうか？　確かにそうである．電子カルテなどの医療情報システム（electronic health record；EHR）を悪く言う人が何と言おうと，必要な情報を必要な時点で利用可能な形式で提供できる機能こそ，IT の大きな強みの 1 つであるとする見解に反対する人はほとんどいないだろう．EHR が標準になるにつれて，最終的にはほぼ 90％の病院や診療所の記録は EHR となり，このリソースはさらに幅広く利用可能になる．意思決定支援は，高度化と有用性をますます高めておりバイアスの特定と補填により診断精度を大幅に向上させる可能性を秘めている．

　端的に言うと，著者らは認知の機能不全の「何か」についての豊富な情報と，それを補う「方法」に関する実用的なガイダンスを提供している．

ただし，読者には最も難しい課題が残されている――医療文化を変え，「医療とは何か」と同じくらい，我々の考え方が重要視されるようにすることだ．幸いにも，著者らはその闘いに十分な武器を提供できる．

Lucian L. Leape

（訳：原田　拓）

緒言

　診断は医療の中心である．優れた診断者は，臨床医には不可欠の特性である診断力を備えている．正確な診断があってこそ，適切な治療を提供できることから，診断の成功はさまざまな治療の成功につながる．患者にとっては治癒の見込みが高まり，転帰も改善される．診断の向上は，例えば，患者を助けたという満足感であったり，同僚からの尊敬であったり，自己満足や，おそらくプロとしての成功などの種々の派生的なベネフィットを臨床医にもたらす．それは医療がシャーマンの手によるものだった太古の昔からあったものだ．長年にわたり，医学界の診断者のアプローチは高度化の一途をたどっており，また，知識や技術の進化は医療のあらゆる分野の疾患の優れた診断的鑑別を可能にし，治療法も同じく高度に進化している．脳血管発作あるいは心筋虚血性イベントの病巣はミリメートル内での診断や詳細な描写が可能であり，そして適時な介入により，問題となる病変をターゲット化することができる．

　しかしながら，このような優れた技術がうまく適応される前に，ある程度の疾患の鑑別が必要となる．そこに課題がある．疾患の初期の症状は，不可解で，潜行性で，不明瞭で，難解であることが多く，時に診断者を完全に誤った方向に導くこともある．極めて重大なシグナルを，相当なノイズから引き離す必要がある．例えば，肺炎（呼吸器の診断）や片頭痛（神経学的診断）はどちらも腹痛として現れる場合があるが，腹痛は消化管系の診断を示唆する．患者は，自分が抱えているものの名称をきちんと言える状態で医師の診察を受けに来るわけではない．その代わりに徴候と症状を有しているが，これらは正確な診断の確定に役立つ場合もあれば役立たない場合もある．診断は，見間違えようがないような金塊を捜し歩くこととは異なる．病気の初期症状はいわば大きな楔形の非常に幅の広い部分であり，

最終的には先端部に向かって細くなる部分のようになる，それを狭めていくプロセスは，時折しか正しい方向を指し示さない道しるべを頼りにする危険な道のりかもしれない．医師はしばしば，正しいプロセスがどこにあるのかはっきりしない不明瞭なものを扱っている．

本書の表紙の図（訳注：原書の装丁を参照されたい）は，診断プロセスの不確かさを象徴するものだ．1855 年に刊行された，プラトンの洞窟の比喩（Plato's Allegory of the Cave）は，紀元前 380 年の『国家』（The Republic）で初めて詳述されたものである．生まれたときから頭部と首に鎖を付けられた 3 人の囚人が唯一見ることができるものは壁であった．その壁には洞窟の火事によって影が投影され，それは彼らが決して直接見ることができない彼らの背後にある物の形を映し出す．彼らにとっては影だけが現実なのである．プラトンのこの問題は，現実の本質の把握についてのものだ．目にする世界が，世界が示す形の影だけであるとしたら，一体我々は本当の現実を知っているといえるだろうか？

そこで，これを診断の場合で考えてみる．疾患は全く目に見えない場合がある．初めは徴候と症状に頼るが，これは実際の疾病の核からは切り離されたいくつかのステップである．しばしば，臨床医が目にするものは隠されたプロセスの影のみである．目にしたものを盲目的に信頼すると，事実上，盲目の状態となる場合がある．ザカリー・コープ卿は次のように指摘している．「一発診断はすばらしいこともあるが，堅実な診断ではない．それは見事であるが，安全ではない」．影を信頼することは，危険な問題となる場合がある．

診断医は多くの影に対処しなければならない．影は正しくない表現や知覚的なプロセスによって誤って表現されたり，他者からの引き継ぎにも影が生じ，信頼してはいけないことを学ぶ必要がある．十分に有能な診断者となるということは，影をある程度尊重しつつ，同時に自らの知覚や信条の限界や，バイアスに引きずられる人間の脳の弱さを認識して，知的な謙虚さを身につけるということでもある．バイアスは現実が落とした影を歪めることがある．

診断に対する尽力の程度を過剰に見積ったり，失敗することは多々ある

という事実を認識していなければ，今よりももっと我々は自分の能力や成功するかどうかの判断を大幅に見誤る可能性がある．どのように間違った結論に達したのか，また同様の状況に再び遭遇した場合にどのように対応できるか，という点を判断することはさらに難しい．これらの事象を事後に分析し批評することは可能であるにもかかわらず，率直にいって，我々は自らの臨床的推論やシステムが失敗した理由を正確に理解することにも見通しがきかないことがしばしばある．これらの失敗から学ぼうと試みても，真の自己省察をしないままだと，ケアについての考え方，科学，またはシステムを必然的に改善するわけでもなく，単に不安を和らげるだけになる可能性が高い．

　本書が1世紀前に書かれたものであった場合，その内容のほとんどはおそらく医師の思考過程，理由，決断に焦点を絞られていたであろう．10世紀から11世紀という早い時期に（たとえば，イタリアのサレルノにある医学教育機関で），一部の医学カリキュラムでは，哲学，論理学，批判的思考はトレーニングに必須の要素とみなされていた．対照的に，現代のカリキュラムにおいては，そのようなテーマはほとんど扱われていない．同様に，診断プロセスの評価においては，医学の正説に対するバイアスがある．これについては，医療用語で，また時に医学の言葉で，医療システムの不具合を検討する形をとる．医師がどのように考えるかというのは，あまり注目されていない分野だ．サレルノの伝統の基盤を成す認知的処理の一部に取り組むにしても，いくつか認知可能な欠陥がある．読者はここで，概して現代の治療で十分に注目されなかった診断プロセスの認知的な側面にはっきりと重きが置かれている点に気づくであろう．このために，認知科学の体系を組み込む必要がある．診断のディスカッションでこのエリアを理解して受け入れるつもりであれば，これらのなじみの薄い用語や概念を我々の語彙に導入し組み込む必要がある．同様に，診断プロセスには目に見えないトラップや潜在的な欠陥がありそのときに認識できない可能性はあるが，システムと組織の欠陥によるリスクと，不具合を伴う脆弱な状況や瞬間が現れる可能性があることを認識する必要がある．罠にはまって診断プロセスを狂わせてはいけないので，これらの欠陥に目をつぶることは

できない.

　洞窟の比喩は，洞窟を逃れて，太陽を見ることが許された人々のさまざまな反応を表している．ある者は恐怖ですくみ，光を痛いと感じ，おそらく混乱している．別の者は昼間というものを祝うほどに回復している．同様に，臨床医は，診断についての考え方，トレーニング，方法の従来のモデルに挑戦する構想に対し疑惑と疑念の混ざった反応を示す可能性がある．しかし，本書で伝える構想は，読者を啓発し，優れた診断に対する関心を取り戻して取り組むことを奨励するものである．

　近年，診断の基盤を成す臨床的推論のプロセスの把握に，賞賛に値するほどの貢献を果たした新刊がいくつか出版された．本書を執筆した我々の意図は，診断プロセスのはっきりしないエリアの一部に対応しつつ，急速に増加している文献集を加えることにある．これらのうち，認知的処理についてが大きな位置を占めるが，我々が多少精通していると思える直接的な領域の一部にも肉付けを試みる．いくつかのテーマ（通常は診断に関する医学的な考察対象ではないもの）は初めて取り上げられるものだ．本書がさらなる関心とこれらの領域の研究を生み出すことが我々の願いである．

参考文献

1)　Cope S. The principles of diagnosis in acute abdominal disease. In Cape's Early Diagnosis of the Acute Abdomen, Revised by W. Silen. 15th ed. New York: Oxford University Press; p.5.

（訳：原田　拓）

目次

ブックデザイン　マツダオフィス

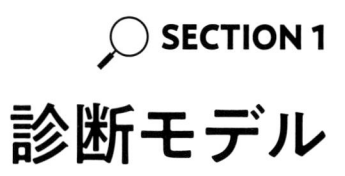

SECTION 1

診断モデル

Models of Diagnosis

1

診断とは何なのだろうか
What Is Diagnosis?

Karen Cosby

診断を定義する

　興味をもってこの本を手に取るような方々には，診断の概念をわざわざ説明する必要はないだろう．ただし，そもそも診断とは何か，そして診断に関して論述する際に何を意味しているかに関しては，異なる視点や理解をもつ恐れがある．多くの方々は，診断とは背景に潜む病因や病態生理を決定し病理学的な状況に関して説明することであると同意いただけるだろう．完全で正確な診断は，身体の病的特徴を説明でき，自然経過やもっともらしい予後を予測し，潜在的な合併症を察知し，最適な治療方法の選択につながる．一連の診療を成功させるには正確な診断が不可欠である．診断が不十分または遅延すると，疾患の自然経過を変化させられる介入の機会が減ってしまう．診断が誤っていると，無効もしくは有害な治療を行ってしまい，病いを複雑にしてしまう可能性がある．

　診療セッティングや，それぞれの医学的な役割に応じて，診断の構成要素や，診断ラベルの精度や正確性，確実性の度合いについて我々は非常に多様な考えをもっているだろう．診断のタイプの例を【図1.1】に示す．診

療所に勤務するプライマリケア医であれば，側腹部痛・発熱・排尿障害で構成される症候群に対して腎泌尿器感染症と診断することに違和感はないだろう．同じ状態の患者が病院の救急部門を受診した場合，診断は尿検査によって確定されるかもしれない．より複雑な病態が疑われたら，閉塞性尿路感染症や腎周囲膿瘍を考慮して CT スキャンをオーダーするだろう．入院した場合，ホスピタリストなら尿培養から起炎菌が検出され抗菌薬の感受性が判明するまで最終診断を控えるかもしれない．感染症の研究者であれば，抗体が結合した細菌を検出して上部尿路感染症と下部尿路感染症の区別をするために，尿沈渣に蛍光抗体法を適用するだろう．それぞれの医師は正しい対応をしているが，確実性と精度の程度は全く異なる．情報が不完全であったり，結果の解釈が間違っていたりすると，各医師は誤った判断をしてしまう危険性がある．

診断を下すことへの挑戦

ほとんどの診療は，病気や健康状態のスクリーニングや，患者が直面している健康問題の解決，推定または確定された診断への対処を中心に展開している．我々が疾患を検出して診断する能力には限界があって当然であると認識しておくことは極めて重要だ．診断のプロセスがしばしば困難で，不正確で，さらには間違ってしまうことさえあるのにはたくさんの理由がある．

初期診断・予備診断	臨床診断・組織学的診断
術前診断・術後診断	検査室診断・コンピュータ支援診断
暫定診断・鑑別診断	CT 診断・放射線診断
症状に基づく診断・「除外すべき」診断	病理学的診断・組織学的診断
出生前診断・スクリーニング診断	進化していく診断・電話診断
「疑わしい」診断・除外診断	代替診断・遠隔診断（遠隔医療）
入院時診断・退院診断	後ろ向き診断・先行診断
看護診断・保険請求用診断	主要診断・最終診断
自己診断・「インターネット情報による診断」	確定診断・死後診断

図 1.1 診断プロセスのさまざまな段階や，精度・確定度および収束の度合いの違いを反映した診断のタイプの例

◆ 生物学的システムは複雑である

　生物学的システム上での疾患の表現型は限られている．西暦 1 世紀のローマの学者 Celsus によって定義された炎症に関する古典的な記述は現代でも通用する．人体は傷害や疾患に対して 4 つの反応の仕方を呈する．calor（熱感），dolor（痛み），rubor（発赤），tumor（腫脹）である[1,2]．これらの一般的な反応はたいていの場合，非特異的である．

　ほとんどの場合，症候群（認識可能なパターンを形成する徴候および症状の集まり）として認識されるところから診断の形成が始まる．時が経ち，さらなる研究を重ねることで，根底にある病態生理をより深く理解することができるようになる．しかしベッドサイドでは，診断は依然としてパターン認識に依存する傾向がある．残念ながら，多くのパターンは重複している．典型的な例として，下肢の発赤，疼痛，腫脹を呈する患者で考えてみよう．診断は，骨折または軟部組織傷害，皮下膿瘍，血腫，痛風，関節炎，静脈うっ滞，深部静脈血栓症，蜂窩織炎，リンパ浮腫または皮膚炎が想起される．これらの症状は，心不全，ネフローゼ症候群，栄養不足，甲状腺機能低下症，または薬剤の副作用による浮腫によっても引き起こされる可能性がある．いくつかのケースでは，慢性心不全患者に生じた下肢の軽度の擦過傷を契機とする蜂窩織炎など，問題が組み合わさっている．熟練した医師ならば身体所見だけでこれらの診断を区別することができるかもしれないが，そうでなければ診断確定または除外のためにいくつかの検査が必要である．結局のところ，ほとんどの診断は時間が経過するにつれ確信が強まり，さまざまな介入に対して反応するかしないかによって確定される．

　生命体は，平衡状態にある複数のシステムから成り立っている．あるシステムの乱れは，別のシステムに症状や異常を引き起こす可能性がある．ある病的状態は，特に慢性疾患を有する患者において，その平衡状態を動揺させる可能性がある．軽度の呼吸器疾患は，心疾患患者における心不全増悪を引き起こしうる．単純な呼吸器疾患という初期診断は，別のシステムにおける重篤な増悪やより重要な診断につながる可能性がある．

　疾患が表面的に呈する特徴は，根底にある問題からかけ離れている可能性がある．虹彩炎の痛みを伴う毛様充血の背景には，多臓器に影響が出る

疾患が存在する可能性がある．病気のパターンは不完全でも非定型でもよい．数例を挙げると，痛みのない大動脈解離，膿尿のない腎盂腎炎，胸痛のない急性冠症候群，無症候性の肺塞栓症など，説明不可能なほど非典型的な発症様式を呈する場合もある．病気はダイナミックに変化する．髄膜炎菌髄膜炎や壊死性筋膜炎の激烈な経過を目撃したことがあれば，最初の軽症の状態からどれほど急速に増悪するか証言できるだろう．

◆ 新興感染症

病原微生物によって生じる疾患は，生物の進化に伴って必然的に変化する．ちょうど新たなインフルエンザが毎年出現するように，重症急性呼吸器症候群（SARS）や中東呼吸器症候群（MERS）など，十分な注意喚起や対策準備時間がないうちに，病原微生物が散発的に現れる．米国で最初に指摘されたエボラ出血熱の症例のように[3]，旅行者のグローバル化により，臨床医は今まで教科書でしか見たことのないような病原微生物に遭遇しうる．ワクチン接種に伴う副作用への恐怖は，標準的予防策によってすでに制圧されていたポリオや麻疹を含む，かつて一般的であったがいまや多くの臨床医が経験したことがない病気の再発をもたらした．バイオテロリズムの脅威は大量生産型生物兵器の可能性を高め，全ての臨床医や医療機関にとって通常は起こり得ないような困難な状況を生じさせうる．科学が向上するにつれて，新しい診断が定義され，形作られていく．科学の絶え間ない進歩と感染症の著しい多様性のため，我々は起こりうる全ての疾患に関して把握することはもちろんのこと，気づくことすら困難である．

◆ 較正（キャリブレーション）が難しい

臨床医は自らが下した診断についてのフィードバックをもらうことがあまりなく[4]，診断が間違っていても気づかないだろう[5]．診断に向けての診察を実施するうえで困難な点の 1 つは，患者と医療提供者の双方が診断に対してかなり確信を感じていても，限られた診察の後では真の診断が明確でないことである．間違った診断は，症状の悪化や合併症の発生の後にのみ明らかになる．確信があることと正確であることの不一致は，医療

者と患者の両方を裏切ることになる．医療者は失敗と後悔の念にさいなまれる．患者には（恐らく）回避できたであろう診断の遅延に伴う続発症が生じ，少なくとも迷惑がかかるだろう．

診断に関する一般的な誤解：私の診断の意味するところは？

臨床推論に関する認知学的基礎と診断プロセスに対する認知システムの影響については本書全体を通して詳細に議論されている．しかし，自分の診断方法が診断ラベルによって示そうとしていることがどのような影響を及ぼしているか，時間をとって自問自答してみることは有効である．別の言い方をすれば，全ての診断の価値が等しいわけではない．実際，多くの診断は確実でも最終的でもない．

◆「診断名をつけないこと」の価値

最前線で働く医師は，全ての主訴に対して必ずしも正式な診断を付けるとは限らない．胸痛を主訴に来院した患者には通常，臨床的評価（問診および身体診察）および基本検査（心電図，胸部X線，トロポニン，Dダイマー）が施行される．明確な確証が得られなければ，除外診断のプロセスを踏むことになり，例えば非特異的胸痛として続発症の可能性が低いであろう状態と診断される．真の診断に辿り着くことはない．医療者も患者もともに，真の診断に辿り着いたり症状の原因を突き止めたりせずとも，重大な疾患がないということ自体を最終地点として受け入れることに満足するだろう．実際，不正確なラベルは将来の診察時に患者本人と他の臨床医の双方を誤解させてしまう可能性があるため，ある症状群に対する早期診断ラベルは避ける努力が望ましい．診断が明確に確立されていない場合，「診断未確定（not yet diagnosed；NYD）」というラベルは，状態が持続または悪化した場合に，将来的に検査が必要であることの指標となる可能性がある．

◆ 推定診断

　時には，その地域の疫学や患者の危険因子（併存疾患，家族歴，社会歴），および患者の症状がどれほど典型的なパターンであるかに基づいて診断が推定される場合もある．正式な検査はしばしば必要とされない．検査がなされるとしたら，多くの場合，より重篤な別疾患を除外して「安全な状態にする」ことを目的としてオーダーされる．推定診断の多くはまず確定されることはない．ほとんどの健康な人は正式で特異的な診断がなされていないにもかかわらず，内在していた疾患から回復するため，多くの状況で検査は不要である．多くの良性のウイルス感染症は推定診断である．一般的な（病的）状況の典型的な発症様式では，しばしば（診断が）推定されるが，検査はなされない．

◆ 診断（および治療）の閾値

　検査をせずとも臨床所見のみで治療開始を決定するのに十分なときもある．治療の利点は，潜在的な副作用を純粋に上回ることである．治療が簡単で費用対効果が高いのならば，治療するほうが実用的かもしれない．診断と治療の閾値は満たされていても，確定診断の検査や証明がなされないことも多い[6,7]．1つの例としては，検査をしていない滲出性咽頭炎の発熱患者を抗菌薬で治療開始するという決断が挙げられる．

診断の軌跡

　予後が短い場合や自然寛解する場合には，1度の診察のみで診断することができるだろう．しかし，それ以外の場合には，時間をかけて診察と再評価を繰り返すなかで診断プロセスが進化していくかもしれない．患者や医師が診断プロセスをどのように捉えるか，その本質を洗い出すことは有用だ．早い段階で確定診断や最終診断の診断ラベルを付ける代わりに，診断のプロセスを診断の軌跡として捉えるほうが現実的なのである．

　ある程度の長さをかけた1回の診察により，軌跡はいったんの帰着点

を迎える．限られた評価から得られる診断の質は，得られた情報の質と疾患の典型さの度合いによって規定される．しかし，この限られた評価には常にある程度の不確実性が存在する．軽症例では，不確実性に関して生じる続発症は通常無害である．持続例または重症例の場合は，より積極的な診断法を追求する必要がある．診断の軌跡に従っていくと，追加の検査，画像検査，およびコンサルテーションが必要となるだろう．診断の軌跡は少ない情報と高い不確実性から始まるが，徐々に洗練された正確で完全な診断に進歩していく．このプロセスは，患者自身が，流れについていけば洗練されたアセスメントにつながるという自分の役割を認識している場合には，より効果的である．またこのプロセスは，医療提供者が他の可能性を検討したり，専門家へのコンサルテーションや追加の検査を依頼したりするために鑑別診断を深めていくべきタイミングを見出そう，と認識しているときにだけ機能する．

　時間が経過しても診断が確実かつ明確にならないときや，患者の状態が改善しなかったり予想外に悪くなったりした場合には，初期診断が誤っていた可能性があるため再検討すべきである．診断に関する議論では，医療提供者がこの診断軌跡上のどのタイミングにいるかを踏まえずに行われることがよくある．診断はまず症状のみに基づいて推定されたのち，簡易検査や画像検査によって確認されるか，広範囲にわたる特異的な検査の実施によって確定されていく．

　病気の重症度によって規定されるペースで，このプロセスを進めなければいけないと認識しておくことは重要である．急性疾患における軌跡では，入院が必要になるかもしれないし，集学的な救命処置を迅速に行う必要があるかもしれない．他のケースでは，このプロセスは数週から数か月かけて進んでいくかもしれない．ドクターショッピングをして，目の前の医師が前医と同じ取り組みを再現するたび毎回，満たされない気持ちになるということのないように，患者にもこのプロセスを理解してもらうことが不可欠である．

診断に対する患者の視点

　症状が出る理由が解説され，より快適で長生きできるような治療選択肢に巡り合えるという希望のもとで患者は診断を追い求める．彼らにとって診断とは安心・保証・希望を意味するものであり，悪い診断は絶望をもたらすだろう．いくつかの診断結果は，役職や職業 (私は仕事を変えるべきか)，家族 (私たちは親戚の近くに引っ越すべきか)，家計 (夢にみた長期休暇をいま取るべきか，生命保険のためにもっと貯めるべきか)，個人的な目標 (私はマラソンのために訓練することはできるだろうか)，さらには家族計画 (私たちは赤ちゃんを授かれるのか，もしくは生むべきなのか) など，患者個々人の意思決定に深い影響を与えうる．患者たちは彼らに下される診断に明確性と確実性が必要と考え，それを追い求める．残念ながら，診断は期待しているほど明確ではなく，確実でもないことが多い．実際，患者は，診断とは事実であり，白黒はっきりした境界があると考えがちだ．しかし，診断とは前提条件と不完全な根拠に基づいた結論であり，異議を唱えられ，疑問視され，再評価され，必要に応じて改定されうるものであるとしたほうが現実を捉えているだろう．診断がどれほど確実であるか，または診断ラベルの限界範囲といったことが患者に説明されることはないだろう．診断の変更は，彼らに不安を与えるばかりか，医療提供者に対する信頼を失わせたり，誤診されたのではと疑わせたりする．さらに悪いことに，診断とはどれほど不安定なものであるかを患者が理解していなければ，再診の機会を逃したり，後悔するような選択をしたりするかもしれない．

診断エラー

　我々が現時点で有する疾患に関する理解や診断方法は不完全である．診断エラーの頻度や性質に関する認識が高まっている．米国医学研究所が出版した「Improving Diagnosis in Health Care」では，診断エラーを「患者の健康問題に関して正確かつタイムリーな説明ができない，またはその説

明に関して患者とコミュニケーションできていないこと」と定義した[8]. シンプルで十分な論述であるが, どうすれば「正確」および「タイムリー」であると認定できるかの基準は簡単には決められず, 標準化もされていない. 「胸部痛」という診断は事実を正確に言い表しているが, 曖昧である. この診断ラベルは筋肉痛の患者ならうまくやり過ごすことができるが, 心筋梗塞の患者を救うことはほぼ不可能である. 「タイムリー」はどうだろう. 首尾よく介入すれば数分で心筋梗塞に気付けるが, ポルフィリン症の診断に数週間かかることは医療者の間では許容できる期間だろう. 診断エラーや診断遅延は全て結果論であり, 最初の段階では確実性をもって知ることのできない最終診断に基づいて判断されている.

　診断エラーに関するトピックは, 理解したり, 研究したり, 解決することが難しい. いったん何かしらの診断がつけば, 確定診断の瞬間に至るまでに存在する全ての評価は, 間違っているか不必要に時間を食うものだと判断される傾向がある. どのような経緯で診断が早期になされなかったかを理解するために, 事の経過を再構築することは難しく, ほぼ不可能である. 疾患や病状が進展するにつれ, パターンが完全かつ具体的になり, 異常な身体所見がより顕著になり, 証拠がますます強固になると, より完全で正確な全体像が得られるということを認識しておくことは有益だ. その程度には議論の余地があるかもしれないが, 診断エラーがどれだけ普通に起こりえるものであり, 自らの診断精度に限界があるということに対して, 医師はほとんど気を払っていないかもしれない[5]. The Society to Improve Diagnosis in Medicine（SIDM）や Best Doctors, Inc, In Need of a Diagnosis などは診断の向上を目指している団体の例である[9-11]. 臨床医が診断エラーに対処する賢明な方法は, 診断はしばしば非常に不正確であることを認識しつつ, 診断上の結論について謙虚さをもち続けることだろう. 患者に対しては, 診断が適切であるという状態は, 健康な状態に近づいたり, 少なくとも病状をうまく説明できたりしているときにのみ当てはまると注意喚起する必要がある. 予期せぬ増悪や遷延は再評価とさらなる検討が必要となる.

進化する診断科学

　生物医学や生物工学は急速に進化している．かつては臨床所見に基づいた症候群としてしか記載されていなかった状態が，いまや遺伝的，細胞および分子的に特徴付けられ，理解されている．ゲノム解析は，極めてまれな状態でさえも特徴づけることができる．腫瘍は，治療に対する反応性に応じて再分類されうる．診断に用いる検査の進歩によってより早い病状の検出が可能になり，症状の出現前に発見される場合すらある．全ての企業は新規治療法を開発するために存在し，より効果的な治療法が生まれるに伴ってスクリーニングや診断の基準は調整される必要があるだろう．血圧や血糖のコントロール推奨目標値の変更は，標準的治療の変化に伴って高血圧症や糖尿病の新しい診断基準が制定された丁度よい例である．改善された検査方法やよりよい治療法は，以前の診断ラベルを時代遅れにする．10年前は未知・検出不能・または治療不可能とされていたであろう疾患も，今日においてこれらを見落としたり遅れたりした場合には診断エラーと認定されるかもしれない．

結語

　我々の科学技術は目を見張るものがあるが，タイムリーで正確で完璧な診断を達成するには，注目に値する限界と課題が残っていることを認識することが重要である．ある部分は医療提供者側の問題で，思考過程や臨床推論の最も基本的なスキルにかかわることである．また他の課題では，健全で信頼性の高い保健医療システムのデザインに携わることのできる人間を含む，伝統的医学分野とは違う分野の人材の助けを募ることが必要だ．そして，診断をより正確かつタイムリーに行うための私たちの取り組みは，哲学者や倫理学者（我々はどこまでの診断を望んでいるのだろうか？）と公共財産（我々はどの範囲の診断まで金銭的余裕をもつことができるか？）といった要望の恩恵を受けている．これらのコンセプトに真正面から取り組む我々の試み

が，本書である．

■ 本章の要約 —— 診断とは何なのだろうか

- ・診断はしばしば不正確かつ不完全である．
- ・生物学的システムは複雑であり，徴候および症状はその一部しか表出されない．
- ・医療者はしばしば限定的な証拠に基づいて推定診断を行う．
- ・診断確定までには，多くの時間と度重なる診察を要するかもしれない．医療提供者と患者の両者にとって，診断の軌跡における自分たちの立ち位置に自覚的であることは重要だ．
- ・診断の失敗と診断エラーは日常的に起こりうる事態である．
- ・医学は進歩したが，診断学の領域はまだ進化の途中である．

文献

1. Scott A, Khan KM, Cook JL, Duronio V. What is "inflammation"? Are we ready to move beyond Celsus? *Br J Sports Med*. 2004 Jun;38(3):248–9.
2. Kumar V, Abbas AK, Fausto N, Aster JC. *Robins & Cotran: Pathological Basis of Disease*. 9th ed. Philadelphia: Elsevier Sanders; 2015.
3. Upadhyay DK, Sittig DF, Singh H. Ebola U.S. Patient Zero: Lessons on misdiagnosis and effective use of electronic health records. *Diagnosis (Berl)*. 2014;1(4):283.
4. Croskerry P. The feedback sanction. *Acad Emerg Med*. 2000 Nov;7(11):1232–8.
5. Meyer AN, Payne VL, Meeks DW, Rao R, Singh H. Physicians' diagnostic accuracy, confidence, and resource requests: A vignette study. *JAMA Intern Med*. 2013 Nov 25;173(21):1952–8.
6. Kassirer JP, Kopelman RI. *Learning Clinical Reasoning*. Baltimore: Williams & Wilkins; 1991:5–6.
7. Pauker SG, Kassirer JP. The threshold approach to clinical decision making. *N Engl J Med*. 1980 May;302(20):1109–17.
8. National Academies of Sciences, Engineering, and Medicine. *Improving Diagnosis in Health Care*. Washington, DC: The National Academies Press; 2015.
9. Society to Improve Diagnosis in Medicine, at: www.improvediagnosis.org.

10. Best Doctors, at: www.bestdoctors.com.
11. In Need of Diagnosis, at: web.archive.org/web/20151031133116/http://www.inod.org.

2

医療における意思決定
Medical Decision Making

Karen Cosby

はじめに

　診断医の主な仕事は，病気の原因を調べ，証拠を収集し，結論を導き，そして結果を伝達することである．診断のプロセスは通常，さまざまな技能と専門知識を必要とする一連のステップからなる．また，その過程は必ずしも一直線にいくものではない．患者ごとに診断のプロセスは異なるが，それは状況や問題の単純さ，原因がどれだけ直接的かどうか，介入や治療がはっきりしているか，そこに議論の余地や禁忌があるかどうかによって変わってくる．診断への道のりは時としてアルゴリズムに単純化されているが，実際には，医療における意思決定はあまり整然としておらず，率直に言って，少し面倒である．病気には無限のバリエーションがあり，その可能性を鑑別に挙げ，見積もり，そして検証するタスクは，生物科学と疫学の基礎知識や推論のスキル，そして我々が臨床推論や判断について漠然と当てにしているもの，すなわち経験と実践から得られるスキルにかかっている．この章では，大部分は目に見えない，さらには語られることのない，臨床推論と診断にいたるまでの精神的なプロセスについて探る．

臨床推論のモデル：分析モデルと直観モデル

診断は，入力データ（患者の疾患の発現）から出力（診断）に至る一連のプロセスとして説明されている[1]．臨床医が臨床データを処理して診断を決定する方法には，本質的に異なる2つのモデルがある．それは分析モデル（合理的な定量的アプローチ）[2,3]と非分析モデル（直観的アプローチ）[4-6]である．

◆ 分析モデル

この合理的な定量的分析アプローチは，事実を集めて仮説を立てて検証する科学者の研究に似た仮説推論モデルに基づいている[2,3]．このプロセスは遅く，慎重に，そして系統的に行われる．Kassirer と Kopelman は，古典的な教科書「Learning Clinical Reasoning」[3] に，診断への分析的アプローチの5つの段階を記載しており，①事実の収集，②鑑別診断のための仮説の作成，③仮説の検証，④仮説の取捨選択，そして最後に⑤仮説の確認からなるとしている【図2.1】．科学的手法を基礎にしていることから，合理的分析法は尊敬を集め，真剣に診断を考える医師の方法としてみられてきた．しかし，分析的アプローチは面倒で時間がかかり，実用的なレベルでは，ほとんどの臨床現場で要求される迅速な決定には非効率的すぎる．分析的アプローチは伝統的に初心者のものとしてみられ，すなわち経験が限られていて推論が必然的に徹底的で慎重でなければならないときに使用するものとされた．経験豊富な臨床医は，新しいまたはなじみのない問題を扱うときに詳細な分析を使用することがある．分析法は，複数の専門家による相談が必要な複雑な問題にも役立つ可能性がある．あるいは，特に困難またはまれなケースに特化した三次医療センターに関連する問題など，時間と状況が許す状況にもよい．

仮説演繹的アプローチは網羅的な方法として古典的に記述されているが，必ずしも全か無かの法則のように極端に扱う必要はない．医師は，略称を採用し，有病率および病気の特徴に基づいて鑑別診断の短いリストを作り，次に非典型例を見逃さないように少数の代替診断を考慮している．これは，非典型例や紛らわしい疾患を押さえるための，実用的だが合理的

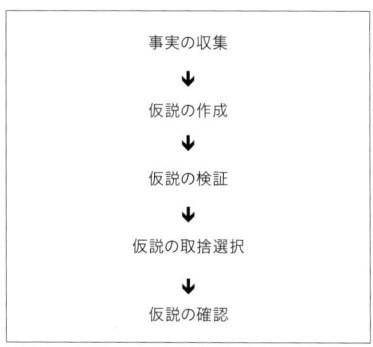

図 2.1　診断の 5 段階
〔Based on Kassirer, J. P. and Kopelman, R. I.,
Learning Clinical Reasoning, Lippincott Williams
& Wilkins, Philadelphia, 1991 より〕

な適応方法である.

◆ 直観モデル

　直観モデルは分析モデルとは著しく対照的である[5]．専門知識と実践に
よって，臨床医はよくあるパターンを認識しはじめる．症例ごとに，問題
が認識できるかどうかを評価する．臨床医は，時間とさまざまな症例にさ
らされることで，類似性と他と区別できる特徴を貯めていき，仕事の大部
分においてパターン認識を使えるようになる．直観モードはほとんど瞬間
的である．それは速くてエネルギー効率がよいので，ほとんどの人は分析
モードで骨を折るよりも，直観モードを使用することを好む．臨床医は認
めたくないかもしれないが，分析モードを強制するようなケースに遭遇し
たときには，悲痛なうめき声を押し殺している．たとえば，脱力感とめま
いを訴える高齢の患者を評価する必要がある場合などである.

　臨床医は，自分自身は合理的に考え，分析に分析的思考を用いていると
信じたがるかもしれないが，ほとんどの診断は省察的で分析的なアプロー
チではなく，むしろ迅速なパターン認識によってなされるというよい証拠
がある[7]．限られた情報から診断を認識する能力は，異なる人間の顔を認
識する能力と同様の認識能力を使用している．おなじみの顔を，すばやく

ほとんど瞬時に認識することは，意識的な思考をほとんど伴わずに起こる．この判断は，一連の特徴をリストにして結論を出すことには基づいていない．むしろ，知っていることにさえ気づいていないかもしれないその人の本質（彼らの一般的な外見だけでなく彼らの癖，歩き方，笑顔など）に拠っている．診断のエキスパートが認識しているのは，各部分の合計よりも大きなもので，過去に経験した類似の症例を想起させる特徴と，それらが以前の症例と目前の症例でどう関連しているかについてである[5]．

疾患を迅速に認識する能力は，hallway diagnosis（廊下診断）と呼ばれることがあり，臨床医が少し見ただけで客観的な情報が欠けているにもかかわらず診断できることを適切に説明している．尿路結石による疼痛や，陣痛が起こった女性，および急性肺水腫の劇的な様子は，急性期医療によくある例である．

生物科学（生物学，解剖学，病理学，および病態生理学）における知識の習得は，医学における臨床推論のための重要な基盤になる．しかし，臨床の専門知識には，医学の「本の知識」からではなく，むしろ時間をかけて遭遇していく一連の臨床経験から生じる，診断における第六感も必要だ．診断のエキスパートは病気の「顔」の大きな倉庫をもっていて，病気が現れたときの微妙な変化も広く認識することができるのだ．

実際には，臨床医は分析モデルと直観モデルの両方に頼っている[6,8,9]．ケースが単純で一本道の場合，パターン認識は効率的かつ正確だ．一方で，問題がなじみのない，複雑な，または困難な場合，ほとんどの医師は，より体系的で遅く，省察的なパターンにシフトダウンする．そのほうが診断の正確さを改善する可能性が高いのだ[7]．臨床医にとっての課題は，どちらのモードをいつ使用するかを知ること，および代わりのモードへの切り替えを促すサインを認識することだ．この2つのモードを行き来する戦略は，第3章で詳しく説明されている臨床推論のための二重プロセスモデルの特徴でもある．分析モードはシステム2に類似していて，直観モードはシステム1に似ている[10-12]．Daniel Kahneman の「Thinking, Fast and Slow」[13]，Malcolm Gladwell の「Blink：The Power of Thinking without Thinking」[14]，Michael R. Legault の「Think!：Why Crucial Decisions Can't Be Made in the Blink of an Eye」[15] などの最近のベストセラーで，これらの概念が広く認識され普及している．

　医師は通常，どのタイプの推論を使うのかあまり考えない．選択は自然に行われ，主に無意識である．急性肺水腫だと結論したあとに，何を認識しているのか，それはどうしてわかったのかを説明するのは難しいかもしれない．もし質問されたなら，医師は彼らがとてもよく知っている臨床像を説明するかもしれない．患者には呼吸困難があり，泡立つ痰があり，大量の汗をかいていて，そわそわして座位になっていて，コントロール不良の高血圧があると．しかし，もっと説明するように促されれば，医師達はその要求に苛立ってしまうかもしれない．直観は簡単でエネルギー効率がよく，そして遅れを最小限にしながら一連の行動を進めることができる．実際，診断をゆっくり考えたり，考え直したりするよう求められた場合，診断は明白であり，そこを考えることにはメリットがないと主張する人もいる．しかし，予期しないことが起きた場合，または診断を混乱させる新しい事実が生じた場合，臨床医は診断を再考して分析モードに戻る必要があるかもしれない．

診断における推論法

　診断を定式化することは，議論を進めていくことと見なすことができる．根拠が収集され分析され，そして結論（または診断）に達する．診断が合理的かつ客観的なものであるならば，診断の論理における規則は結論がどれほど妥当であるか，どのように推論できるか，そしてプロセスのどこで誤りがあるかもしれないかを我々に知らせるかもしれない[16-20]．この推論の論理には，演繹法および帰納法という 2 つの主要な様式がある．

◆ 演繹法

　演繹的推論は一般的な前提から始まり，次に具体的な事例につながる．前提が真実であれば，結論も確かなものとなる．数学での演繹的証明はよ

い例である.

---

a. もし x＝3 であり
b. かつ y＝4 であるなら
c. 3x＋y＝13 となる

　前提 (a と b) が正しい場合, c も必ず成り立つ. このような演繹的証明は信頼性があり正確で, 不確実性はない. 同様に, 演繹的三段論法 (自然言語で数学での例に相当するもの) は次のようになる.

前提 1：ある治療が命を救うことが証明された場合, その治療は保険会社によって保証されるべきである.
前提 2：抗ウイルス薬による肝炎の治療は命を救う.
結論：保険会社は肝炎治療の費用をまかなうべきである.

　結論は妥当である (それは前提から生じてきた). しかし, 前提には疑問を投げかけることができ, それによって結論に異議を唱えることができる. 保険会社は, 治療費用の負担や治療の利用可能性とは無関係に, すべての状況で治療費用を負担すべきだろうか.

　演繹法は確実かつ正確だが, 生成的ではない. 言い換えると, 理解を深め, 新しい理論や知識を生み出すことはない. そして, 演繹法は臨床での診断作業を適切に表現または適合しておらず, 診断における問題を解決することはできない. 診断推論では, 我々は既知の一般的な科学的知識の前提から我々の推論を始めることはしない. 我々は問題から取り掛かるのであり, うまく定義されていない徴候と症状のセットから始まり, そして原因を仮定するために後ろ向きに推論を行う. したがって, 診断には異なるロジックが必要となる. 我々の診断の最初のステップは帰納法でもっとよく説明することができる.

◆ 帰納法

　帰納的推論は具体例から始まり，一般論で終わる．帰納的過程の結論は利用可能な証拠を考慮するとおそらく正しいのだが，仮説を無効にするかもしれない事実を含め，全ての証拠をみてきたということが確かでないので，真実であると保証する方法はない．帰納法は不正確であり，常にある程度の不確実性を残してしまう．演繹法とは異なり，帰納法は生成的であり，真実である場合もそうでない場合も，ある新しい仮説を導くことができきる．

　帰納法の一例は，刑事裁判で実演されている．裁判において，陪審員は証拠が不完全ななかで評決を下すことを期待されている．事件は捜査によって発見された事実から始まり，陪審員は被告人の有罪または無罪を宣言することを求められる．陪審員は判決を下すものの，自分たちの判決の正確さを知らない，または確認することができない．彼らは全ての証拠を見ただろうか？　誰かが嘘をついたり欺いたりしなかっただろうか？弁護人は被告を弁護する力が足りなかったのだろうか，それとも弁護士はあえて陪審員の怒りを誘い，被告人に偏見の眼差しを向けさせたのだろうか？　陪審員はある程度合理的で確実な判断をすることが期待されているが，絶対的な確実性とは虚像であり，存在しないものである．

　帰納法による推論は自然科学者によっても使用される．彼らは現象を観察し，説明のいくものを発見しようと試みる．同様に，我々が医学で行っているように，症状から原因（診断）を決定する推論も帰納的推論に基づいている．生物学，病理学，および病態生理学を知識的背景として，証拠（疾患の徴候および症状）を収集し，考えられる原因を逆に推論する．原因を仮定して提案することはできるが，完全に確実であるということは決してない．

　例えば，ある臨床医が胸痛を伴う患者に直面しているとする．トリアージナースはトロポニンをオーダーし，その結果は陽性として報告されている．診断を仮定するために帰納法を使用してみよう．

前提：胸痛を訴えている私の患者はトロポニンが上昇している．
前提：心筋梗塞の患者はトロポニンが上昇している．
結論：私の患者はおそらく心筋梗塞を起こしている．

　この結論は本当かもしれない．しかしそれは絶対に確実ではない．どう
してか？　トロポニンの全ての上昇が心筋梗塞によるものではない．全
ての心筋梗塞の患者が胸痛をきたすわけでもない．胸痛がある患者におい
て上昇したトロポニンを見つけることは，彼が心筋梗塞を起こしている可
能性を高めるが，臨床的推論は，そこで仮説の説明から，次の段階へ進ん
でいく．診断の確実性に関わる他の要素を追加するために，検査および確
率を使うのである．胸痛とトロポニン上昇を伴う患者は，肺塞栓症を起こ
している可能性もある．あるいは，おそらく検体は溶血しており，トロポ
ニンは偽陽性の結果なのかもしれない．臨床医は，「この患者の心筋梗塞
の可能性はどのくらいで，鑑別診断として別の説明を追加する必要がある
だろうか」と問いを立てる必要がある．帰納的推論は，臨床医が鑑別に挙
がった疾患の相対的な確率を比較することによって，複数の競合する仮説
を同時に検討することを可能にするのだ．
　演繹も帰納も，臨床医が実際にどのように診断を下すかを十分に説明し
ているわけではない．あまりよく知られていないが，論理には第3の形
式があり，臨床的推論により適していると考えられている．それは仮説形
成法（abductive reasoning）である．

◆ 仮説形成法

　仮説形成法は具体例（我々の問題である医学的診断では，症状そして病気の徴候）か
ら始まり，もっともらしい説明を仮定（発明）する[19, 21, 22]．仮説形成法は，
臨床診療に典型的な不完全性も許容する．証拠と事実が不完全であること
を受け入れ，観察された所見に対して容認できる「最も可能性の高い」説
明を開発することを考える人に求めるのだ[23]．臨床医は，立てた仮説が全
ての証拠を説明するのに失敗していることを認めるかもしれないが，合理
的に支持しうる最もよく適合する仮説を探すのだ．

仮説形成法は，現時点で手に入る事実について，もっともらしい説明を提供する．仮説形成法の重要な部分は，いったん作った説明は暫定的なもので，よりよい説明が現れないあいだのみ有用であると認識することだ．仮説を暫定的に受け入れる能力は，知識が不完全ななかでも行動を起こすことを可能にする．仮説形成法からの結論は，疑いやためらいに惑わされることなく，診断の道のりと治療戦略を進めることを可能にする．部分的な情報しかないときに行動しなければならない場合，仮説形成法が役に立つかもしれない．その一例が Case study 2.1 に示されている．

Case study 2.1

仮説形成法を用いた臨床推論の例

　2 週間前に化学療法を受けた癌患者．彼女は，失神の既往があり，本日は，自宅の床で発見されている．化学療法の影響で，白血球数が最も減少するタイミングであることから，担当医は好中球減少性敗血症の可能性を最も心配している．ただ，彼女は，脱水症状かもしれないし，不整脈による失神発作があったのかもしれない．目撃されていないからわからないが，実は原因はけいれん発作であり，患者は脳にまだ見つかっていない転移性の疾患を有しているかもしれない．あるいは，滑って頭を打っただけで，脳に外傷を負ったのかもしれない．しかし，好中球減少症であれば，菌血症および好中球減少性敗血症のリスクがある．もし敗血症であったとしたら，抗菌薬の投与が遅れると予後が悪化する可能性がある．医師は敗血症であると説明するのが最も妥当であると考え，血液培養および抗菌薬投与を指示する．彼女の担当医は，その患者の白血球数や，彼女が発熱しているかどうかについて知らないかもしれないが，彼女が敗血症である可能性は，確かに危惧される．必要性とリスクから求められた行動である．臨床医は他の可能性を無視することなく，最も妥当な可能性に対して迅速に行動する．観察期間中に発熱がないことが証明され，検査

で好中球減少症が除外され，血液培養が無菌であることが判明した場合，仮説は修正される.

　仮説形成法は，暫定的な診断を考慮して対処することを可能にするが，有力な仮説を裏付けるもしくは否定する根拠を探しながら，柔軟であり懐疑的でさえある．仮説推論は，不確実性に直面しても臨機応変で，実行可能なものである．臨床医は立てた仮説に納得する必要はなく，それがもっともらしいということだけである．仮説形成法の強みは必ずしも正確であるということではなく，もっともらしいということだけだ．仮説形成法の概念は，臨床での決定の動的な性質を認識することによって臨床推論の議論に新たな価値を付け加えるものであり，仮説が不確実性であることを認め，検査や治療の段階でも動き続けていく.

　これら3つの論理的推論のモデルが，診断のプロセスを説明するものだ．より完全な診断のモデルは，論理的推論の3つの方法全てを組み合わせたものとして記述することができる[19]．臨床医は情報を収集し，仮説形成法を使用してありそうな診断を提案する（患者には胸痛があり，彼は心筋梗塞を起こしているかもしれない）．医師はそこから演繹法を使って彼の仮説を検証する（もし患者が心筋梗塞を起こしているなら，心エコーで壁運動異常がみられるだろう．それをやってみよう）．そして，医師は検査の結果をもとに帰納法を使って考えを確認する．このプロセスは，介入の必要性または望ましさから決まる合理的な閾値まで診断の確実性が高まるまで，行き来を繰り返す．各タイプの論理を理解することは，【表2.1】にまとまっているような各論理の議論の強みとそれらから導き出される結論の限界，特徴を評価するのを助けてくれる.

表 2.1 論理の正式なモデルの特徴

特徴	演繹法	帰納法	仮説形成法
正確性	確実（certain）	ほぼ確実（probable）	妥当（plausible）
ルール	正式で，確実	生成的 （新しい理解を促す）	生成的 （新しく，今までにない理を生成する）
性格	前提が正しければ結論も真である	確率に基づいて可能性に重きをおく	暫定的で，懐疑的 新しい情報が手に入り更新されることを望んでいる （期待さえされている）

根拠を集める：物語

　診断推論のための完全な枠組みは，臨床推論および論理のこれらのモデルによってはまだ完全に説明されていない．重要なものがまだ不足している．欠けている部分は，「想像通りの仕事」と「実現された仕事」の理論的枠組みの違いとして説明することができる．アリストテレスは，臨床的な出会いの中で起こる「知ること」と「行うこと」を説明する実用的合理性として，フロネシス（実践的な智恵）を説明している[24]．診断の基盤は，医師と患者の間の相互作用，および患者の主観的な疾病経験（illness）の解釈にある．この情報の主な情報源は患者であり，情報を収集する主な方法は面接と物語を聴くことから始まる[25, 26]．

　Schleifer と Vannatta は，医師がもつ最も強力な診断の道具は患者のインタビュー，「現病歴：History of Present Illness（HPI）」[27] であると主張している．シャーロックホームズのように，臨床医は被害者と容疑者から手がかりを集め，ストーリーとストーリーテラーを評価する必要がある[28]．経験豊富な臨床医は，患者からよい証拠を収集するには，時間をかけ，そして経験を重ね完成させる微妙なアプローチが必要だと知っている．多くの要因が影響を与え，年齢，性別，人格，背景，文化の違いが相互に作用しているのだ．患者へのインタビューに必要なスキルは，人類学者，エスノグラファー（民族誌学者），歴史家，そして社会学者の仕事と多くが共通している．我々は皆，物語から意味を構成する必要性があるのだ．

医師は，患者が訴えている症状を分類して調べ，ありうる診断に関連していると思われるものを，当面の病気と関連がないもの，些末なものからより分けていく．患者の病歴から本質的な事実がなにかを決めることは難しい．全ての関連する情報が常に入手できるわけではない．入手可能な全ての情報が関連しているわけでもない．患者が話す詳細な情報は，実際の診断とは無関係で，誤解を招くような目くらましかもしれない．Mamedeは，注意をそらす臨床的特徴が症例の早い段階で提示された場合，診断に至るのに必要な時間が増加し，診断の正確性も低下したことを実証した[29]．関係のある情報を識別し，無関係なものを無視または割り引いて扱う能力は，専門知識によって得られる部分もあるかもしれないが，分別の問題かもしれないし，あえていうなら幸運によるものかもしれない．そのような例の1つが，Case study 2.2 の実例に示されている．

Case study 2.2

物語の価値

　30歳の男性，腹部膨満と低血圧で救急受診．簡単な病歴によれば，彼は膵臓の大手術の1週間後に別の病院から退院したばかりであることがわかった．彼は，意識は鮮明であったが，発汗しており，腹部は膨張しやや硬くなっていた．初期検査の血球数測定では，有意な貧血がみられた．

　彼は出血しているはずなのだが，どこであろう？　私は出血を示唆する他の臨床所見をすぐに確認したが，何も見つからなかった．膨張した腹部には，出血の原因が潜んでいる可能性があった．おそらく，結紮が不安定になったのだろう．奇妙ではあるが．その説明だと，術後1週間は遅い，しかし，他に彼の状態をうまく説明できない．彼は重篤であり，時間との勝負であった．私は外科に電話をかけ，輸血をオーダーした．外科医が救急部に駆けつけ，彼を搬送しようとした．そのとき突然，ある女性が現れた．彼の母親だろうか？　彼女は私の腕を引っ張り，何

かを訴えてきた．彼は出血していて，緊急手術が必要だと説明したが，彼女は私を邪魔し続けた.

「やめてください！　私の言うことを聞いて！　重要なことなのです！」と言った.

「彼は重篤で，これから手術室に行きます．急がなければ！」

翌日，私は彼が手術から回復するのを期待し，患者の検査に向かった．驚いたことに，私がICUに近づくと，外科医のチームがその患者を乗せて担架を押してホールを駆け抜けていった.

「どこに行くんですか？　状態が悪いのですか？」と私は尋ねた.

「手術室です！　脾臓の破裂です！」

その後，私は自問した．彼は出血していると思われたが，なにが間違っていたのか？　外科チームは，出血性膵炎であると結論付けた．複雑性膵炎の手術は予後を悪化させると考えられている．彼らの目標は，常に患者を医学的に安定させ，とにかく手術を避けることであった.

問題はなんだったのか？　母親が私に懸命に訴えていたメッセージ…それは何だったか，私は思い出しはじめた．記憶にかかった霧が晴れると，私はゆっくりと気づいた．彼女は彼が階段から落ちたと私に伝えようとしていたのだ．起立性低血圧であろうと，当時そう思っていた．彼が立つことができるのは驚異であった．しかし，切迫感の中，点と点とをつなぐことができなかった．彼は出血によって倒れたのではなく，倒れたので出血したのだ.

悪魔は物語の細部に宿る！

質問に対する患者の回答は，どのように質問されたか，個人的な情報を共有したいと思えるか，および正確に思い出し，うまく伝えることができるかによって異なる．患者がもたらす情報が常に正確で，完全で，一貫し

ているとは限らない．「最初に具合が悪くなったのはいつですか」「どの症状が最初に起きたのですか」と我々は尋ねる．こうした我々にとっては重要で詳細な質問に対して，なぜその情報が重要であるのか患者にとってはわからないこともあり，曖昧な返答をすることもある．彼らは決して嘘をついて欺きたいというわけではなく，彼らが望む判断（そして安心）をあなたに期待しているだけかもしれない．親戚を病院に連れて来る家族は，彼らを受診に駆り立てた問題そのものを否定させたいだけで，患者を受診させたのかもしれない．こうしたベッドサイドでの力学を理解し，追加情報をもっている人物を認識することが重要である．人々が話すことそのものではなく，むしろ，彼らがどのように彼らの物語を話すのか，彼らがどのように振る舞うかに最も意味があるということが時としてある．興味深いことに，意図的な診察ではなく，ふと出くわしたときに偶然話したことから，患者の疾患の理解への手がかりが得られることが時々ある．患者からの信頼を得るスキルと微妙な手がかりを感じる能力は，学問的な知識ではなく，コミュニケーションスキルにかかっているのだ．

　時として，患者があまりに具合が悪いと，必要な情報を合理的に話すことはできないだろう．呼吸すら苦しい人が長い会話をすることもまずない．痛みに苦しむ患者は，痛みが十分に治まるまで協力的ではないだろう．最も極端な例として，無意識の患者は話すことが全くできないはずだ．そのような場合は，患者の財布やポケットを確認したり，医療用タグを探したり，警察や救急隊員へ事情を聞き取ったり，事故現場からの手がかりを見つけるなど，他の調査の方法で代わりとするしかない．事実を見つけ，決定することの困難さの極端な例は，恐ろしい事故に巻き込まれた2人の若い金髪女性の取り違えによく表れている[30]．ある家族は女性の死亡を宣言され，犠牲者を嘆き悲しむ一方，もう1人の家族は深刻な頭部外傷を負って頭部を包帯で覆われた第2の昏睡状態の女性のベッドサイドから離れず待ち続けた[30]．数週間後に無意識の生存者の頭と顔から包帯が取り除かれるまで，この2つの家族は，生存していた犠牲者の本当の身元を認識できなかった．この話はにわかに信じがたいかもしれないが，手術部位の誤りや臓器提供時の取り違えも医療現場では発生している．多

くの医療従事者の過誤が証明しているように，患者，血液サンプル，さらにはその臓器さえも，識別し追跡することは難しいのだ．人々の生命と未来が天秤にかけられ感情が揺り動かされるとき，特に緊急に行動しなければならず，時間をかける余地がほとんどないとき，事実なのか思い込みなのかを区別することはさらに困難になるだろう．

　患者が経験し表現する疾病の体験は，教科書に載っている病気の枠組みの外にこぼれてしまうことが多い．経験豊富な臨床医は，通常の教科書の説明から外れ，よく遭遇するバリエーションを学び，認識できるようになる．狭心症，心筋虚血，および心筋梗塞は，急性胸痛症候群と人為的には分類されている．しかし臨床医は，心筋虚血を起こしている患者が時に胸痛をまったく訴えず，代わりに不安感や胸騒ぎ，不快感，または圧迫感と表現することを知っている．他の患者は左顎の異常な痛み，疲労，呼吸困難，消化不良，めまい，または動悸と訴えることもある．それにもかかわらず，これらの愁訴はしばしば「胸痛」の電子カルテのテンプレートとICD-10 コードに適合するように，1 つにまとめられてしまうのだ．

　病歴から推測された事実は，全ての診断上の疑問と，その後の検査の土台となる．それゆえ，事実を集めるスキルは，その後に続く全ての臨床推論にとって重要だ．しかし患者との面接から得られる情報の信頼性には幅がある．患者がしっかりと記憶し，意識も清明であると仮定すれば，患者の氏名や生年月日，内服薬のリストはたいてい信頼できる．それらは通常そのまま受け入れてよい，手堅い事実だ．一方で，吟味しないといけない情報もある．ある患者は，「心臓の検査」を受けて「正常」だったと話すかもしれない．さらに質問を重ねたり，実際の記録から裏付けを取ったりしなければ，そこにはいくつもの可能性がある．患者は他の病院で心電図検査だけを受け，帰宅となったかもしれない．それとも運動負荷試験を受けたという意味だろうか？　心臓カテーテル検査だろうか？　検査の結果は確定的だったのだろうか？　画像検査が行われたのだとしたら，検査の質は十分だっただろうか？　問題点にふさわしい種類の画像検査と方法が選択されただろうか？　病歴聴取では，質問し，言い換え，確認することを意識的に行わないといけない．電子カルテの台頭により，事実

を検証する我々の能力は向上したが，誤りを犯す原因にもなる可能性がある．著者が経験した例としては，健康で若い患者の電子カルテの画面に蘇生禁止（DNR）のオーダーが出ていて，我々スタッフの注目を集めた．調査の結果，誤ってそこに配置されていたことが判明した．

　患者の病いの物語には，単に「はい」と「いいえ」の質問にチェックボックスを埋めたり，フォーマット化されたテンプレートを完成させることによって捉えることができる情報よりも，はるかに多くのことが含まれている．病気はしばしば物語の中で最もよく理解されており，患者の物語は，単なる事実の寄せ集めを超える文脈と意味を提供してくれる．物語とは文脈に依存するものであり，しばしば個人的なものである．それらの物語を ICD-10 のコードに単純化してしまうことによって，豊かさ，人間のドラマ，そして病気とその現れ方の込み入った詳細な部分からなる複雑さが失われてしまう．

　「ストーリー」あるいは「物語」は，診断について理解し，学ぶうえで重要である．一部の大学では，医学生はストーリーテリングを通して診断について学ぶ．臨床での出会いに共通する横糸をつなぎ合わせ，症例のプレゼンテーションの多様性を学ぶのだ．臨床医は自身の物語を語り合い，しばしば彼らの経験を自分の同僚のものと比較する．前述のエピソード（ Case study 2.2 ）はその一例である．物語ることで，記憶は定着し，我々はよりよい診断医になっていく．ほとんどの臨床医は，何年経っても自分に影響を与えた患者の話を語ることができる．彼らが語るのは人間の悲劇，ユーモア，あるいは単に風変わりで奇妙な出来事かもしれないが，その内容にかかわらず，そうした語りは我々の記憶によく定着し，我々に教訓を与えてくれる．患者の物語の力，「ストーリー」は Oliver Sacks の「The Man Who Mistook His Wife for a Hat」や Lisa Sanders の「Every Patient Tells a Story」[31, 32] の中によくみることができる．物語として描写される医療ミステリーで，魅力的な物語のコレクションである．

データ収集と検査：身体診察

　物語の次は調査が必要になるが，身体診察は疾患の客観的な証拠を集める最初の段階となる．疾患を検出するうえで，より新しく，検証された手段があるとして身体診察の価値について疑問視する声もある．しかし医師にとっては，両手を用いる短時間で得られる方法で証拠を集めることで，仮説を検証し修正することができる．診断的仮説を支持または反論するために必要な所見を収集するうえで，意識的に注意深い診察を怠ることは，あたかも証拠を収集せずに犯罪現場を去ることと類似している．それは証拠の恩恵を得ずに事件を推論しようとしていることであり，目隠しをしているようなものである．年配で経験豊富な指導医は，度々皮肉がかった学生に昔ながらの身体診察法がいまだに有用であり，時間と努力を投資する価値のあるものであることを納得させなければならない．学術的な医療機関のホールや廊下で，身体診察の重要性は以下のような形で勧められているのを耳にするかもしれない．

- 探していないものを見ることはできない．眼底検査をすることなしに決して乳頭浮腫を診断することは決してできない．
- あると思っていないものを見つけることはできない．臨床経験が乏しいと，疾患の潜在的な徴候を認識することを学習できないかもしれない．壊死性筋膜炎は初期の皮膚病変より離れた部分の触診で診断することがある．紅斑が広がる前に，軟部組織の air が柔らかくパリパリと感じ取れるのだ．また，上腕の拡張した血管が肺癌に由来する上大静脈症候群の最初の証拠であることがある．医学学習のうえでスリル満点な場面は，予期しない所見が目の前の問題と関連があることに気が付き，症例の解明に役立て共有することの喜びである．他の全ての上級医が見逃していた三尖弁狭窄による低調な拡張期雑音にインターンが気が付き，最終的に心内膜炎の診断に至ったときの彼の喜びを未だに思い出される．この所見は結果として患者の命を救った．
- 成功するかどうかはそれまでの経験と，診察に対してどこまで興味をも

てるかにかかっている。Stanley と Campos は以下のように述べている。"無意識な身振りや，声や話し方の変化，患者の雰囲気，外国旅行者を示唆する身なりなど，細かい点に気を配ることが診断の際に異なる方向に導くことがたびたびある"[19]。診察の価値を過小に評価する者は，そこから得られる利益を享受することはできないであろう。身体診察のスキルは患者から得られる個人の経験に由来するものであり，図書館で教科書を読むことでは身に付けることはできない。ミステリーを解決するために患者が我々に与えてくれる贈り物なのだ。

- 所見がないことは必ずしも疾患がないことを意味しない。帯状疱疹の典型的な症状として，皮疹が痛みの後に出現し，初診時には皮疹が認められないことは多くが経験することである。この事実は皮疹の有無を議論しすぎず，後日再度診察することの意義を示唆するものである。
- 病理学的な所見の存在は非常に疾患特異的であることがあり，1つの主要所見の存在は，不必要な検査を減らすことにつながる。所見がいくつかそろうことで，確定診断には至らなくとも，疾患の非常に強い証拠となることがある。

初学者が身体診察において，"明らかでない"とプレゼンテーションした際，"どれだけ注意深く診たか?"，"探しているものが何か知っているか?"について真に問わなければならない。疾患の徴候を検出できるかは，検者が疾患の身体徴候を認識し，検出するための技能をどれだけ厳密に有しているかに依存する。シャーロックホームズは「A case of identity（邦題『花婿失踪事件』）」の中でこのことについて述べている。

⋯⋯⋯⋯⋯⋯⋯⋯⋯⋯⋯⋯⋯⋯⋯⋯⋯⋯⋯⋯⋯⋯⋯⋯⋯⋯⋯⋯⋯⋯⋯⋯⋯

ワトソンはホームズに言った。「君が見ているものは私には全く見えないよ」

ホームズは答えた。「見えていないわけじゃない。気が付いていないだけだよ，ワトソン君。どこを見ればよいのか知らないゆえ，君は多くの重要なことを見逃しているのだ」

(Sebeok and Umiker-Sebeok, 1983, p 21, citing "A Case of Identity," as cited by Schleifer and Vannatta)[27].

....

検査の使用と解釈

証拠が揃うと，診断のプロセスはデータを用いて仮説を検証するという次の段階に移行する．鑑別診断を考える際に，仮説を検証するための数学的な公式が存在する．公式な診断検査は，確率論に準じた大規模で分析的なプロセスを経る[33, 34]．疾患罹患率と患者固有のリスク因子に基づき，目の前の患者が疾患を罹患している可能性がどれくらいか．検査は疾患を "rule in" あるいは "rule out" するのにどれだけ有用か．

疾患のある患者とない患者を区別する能力に基づいて，臨床検査は開発される[34-36]．全ての検査が等しく有用とは限らない．検査の診断性能は【図2.2】に表される．検査を効率的に使用するには，正常と疾患を区別するための十分な能力を有するだけの正常値を確立することが必要となる．

診断検査の使用には，どれだけ検査が臨床状態の有無を予測するかという個々の検査の特性を考慮する必要がある[33]．臨床検査の基本的な特性は【図2.3】にまとめられている．

感度：疾患を有することを検出する能力
特異度：疾患がないことを正確に予期する能力

感度と特異度はある検査が価値のあるものかどうか判断するうえで有用な概念である．感度が高い検査の陰性結果は，疾患を "rule out" するのに役立つ．一方，特異度の高い検査の陽性結果は，疾患を "rule in" するのに適している。

検査を施行するか否か，またどの検査を適応するかは，診断過程において別個の段階である．検査結果を得たならば，結果の解釈と適応により追

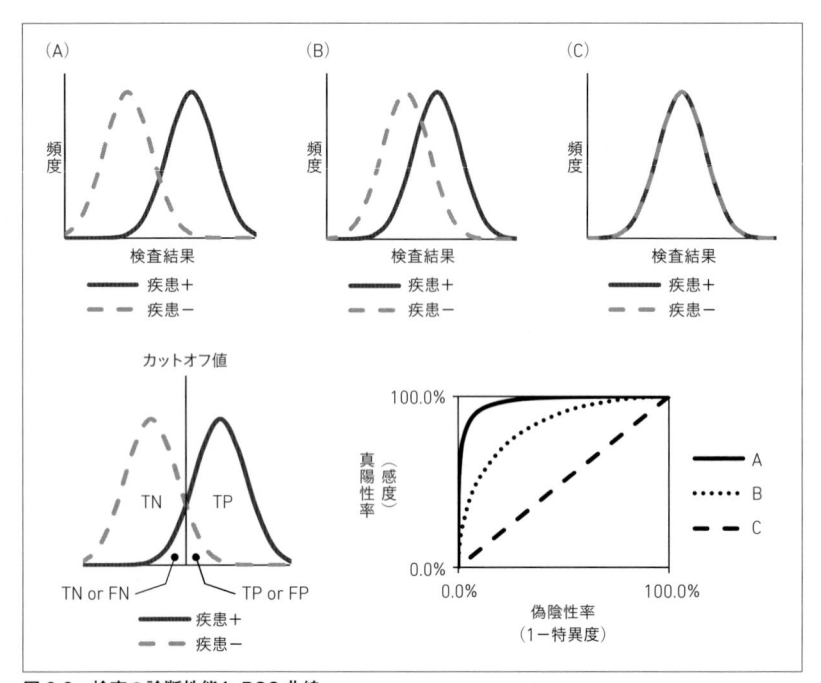

図2.2　検査の診断性能とROC曲線
(A) が高性能，(B) は中等度，(C) は低性能を示す．TP：真陽性，TN：真陰性，FP：偽陽性，FN：偽陰性．

加の臨床推論が必要になる．この結果から疾患の確率はどう動いたか，この質問に対して，以下のように定義される的中率を用いるのがよい．

陽性的中率 (PPV)：検査が陽性である場合，疾患に罹っている割合
陰性的中率 (NPV)：検査が陰性である場合，疾患に罹っていない割合

　PPV と NPV は対象となった母集団の有病率に影響される．このことは，疾患の検査後確率がどう変化したかを考えるうえで深い意味をもつ．【図2.4】に示されるように，90％の有病率をもつ集団で感度95％，特異度95％の検査の PPV は99.4％であるが，1％の有病率の集団では PPV は16.1％まで低下する[33]．この現象は以下のように若い臨床医に忠告される．

	疾患＋	疾患－	
検査＋	真陽性 TP：True positive	偽陽性 FP：False positive	a+b
	a	b	
	c	d	
検査－	偽陰性 FP：False negative	真陰性 TP：True negative	c+d
	a+c	b+d	

有病率＝（a＋c）/（a＋b＋c＋d）
感度＝a/（a＋c）
特異度＝d/（b＋d）
陽性的中率（PPV）＝a/（a＋b）
陰性的中率（NPV）＝d/（c＋d）
陽性尤度比（＋LR）＝感度/（1－特異度）＝TP/FP
陰性尤度比（－LR）＝（1－感度）/特異度＝FN/TN

図 2.3　診断検査の精度における 2×2 表
TP：真陽性，TN：真陰性，FP：偽陽性，FN：偽陰性.

有病率	99%	90%	70%	50%	30%	10%	1%
陽性的中率	99.9%	99.4%	97.8%	95.0%	89.1%	67.9%	16.1%
陰性的中率	16.1%	67.9%	89.1%	95.0%	97.8%	99.4%	99.9%

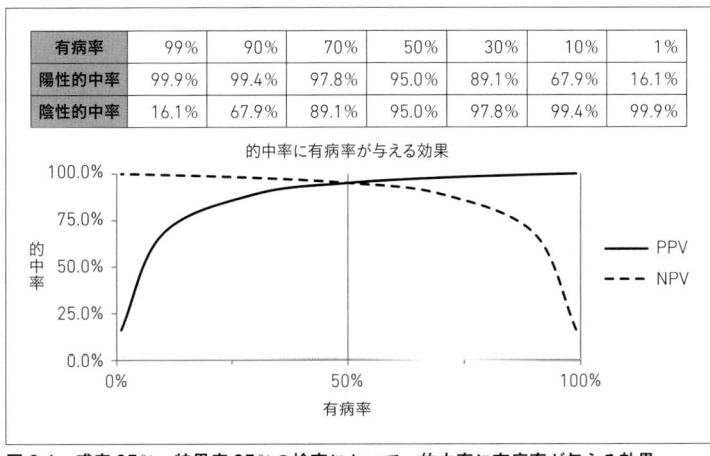

図 2.4　感度 95％，特異度 95％の検査において，的中率に有病率が与える効果
PPV：陽性的中率，NPV：陰性的中率.
〔Sackett, D. L., et al., Clinical Epidemiology：A Basic Science for Clinical Medicine, Little Brown and Company, Boston, 1985 より〕

「（動物園以外の北アメリカで）馬の蹄の音を聞いても，シマウマを探してはいけない」．同様に，50％の有病率の集団で先ほどの検査のNPVは95％だが，有病率99％の集団ではNPVは16.1％になる．疾患の有病率が非常に高いと，検査は疾患のオッズをほとんど変えないことがある．検査が誤った母集団に適応されると，検査を用いること自体が危険で誤解を招くことがある．

　疾患の可能性を評価するもう1つの方法に，尤度比 (LRs) とベイズの定理がある[37, 38]．尤度比は条件付確率とも呼ばれ，一般の母集団で予想される疾患のオッズと比較して，特定の検査結果が判明した段階のオッズがどう変化したかを示している．

　陽性尤度比（＋LR）とは，疾患を有する患者において検査が陽性になる確率を，疾患がない患者の検査が陽性になる確率で割ったものであり，真陽性/偽陽性，あるいは〔感度/（1－特異度）〕で表される．陰性尤度比（－LR）は検査が陰性の患者で疾患がある患者とない患者を比較したオッズであり，偽陰性/真陰性，あるいは〔（1－感度）/特異度〕で表される．尤度比が1であることは，検査が疾患の可能性を変化させないことを意味しており，鑑別の役に立たないということになる．尤度比が1以上であれば疾患の可能性を上げ，その値が高いほど可能性が高くなることを示す．尤度比が0〜1の間にあれば，疾患の存在を否定する，あるいは最低でも疾患の可能性が低くなることを示す．ベイズ分析を用いると，検査前確率（事前確率とも呼ばれる）から検査後確率を導くことができる．簡単な例として虫垂炎の可能性を評価してみる．虫垂炎患者において，右下腹部痛の＋LRは8，－LRは0.28であり，嘔吐の＋LRは0.92，－LRは1.12である[39]．このことから右下腹部痛があれば虫垂炎をより疑う必要があり，右下腹部痛がなければ可能性は下がる．一方，嘔吐の存在は検査後確率に大きな影響を与えないことがわかる．

　ベイズ分析は複数の検査が施行された際により強力な効果を有する．どの状況においても，ある検査の検査後確率が次の検査の検査前確率になる．入念に構築された一連の検査計画により，確実性を増すことができる[33]．どの状況でも複数の検査を適応することができるようになり，疾患

の可能性を典型的な身体所見の有無や診断に必要な厳選された臨床検査の結果を用いて検討することができる．その結果，疾患の "rule in", "rule out", あるいは鑑別診断の順番を入れ替えることができるようになる．

　診断検査は，通常，特定の診断について単純に Yes か No の答えを与えてくれることはない．どの検査をするか選ぶ前に，検査結果による検査後確率がどう変化し，その後のアクションにどう影響を及ぼすかを検討することが最も重要である．一般的な例として，冠動脈疾患の検出における負荷検査の使用について引用する[18,40].

1. 35 歳若年女性の非狭心症様胸痛に冠動脈疾患がある確率は 0.8% である．負荷試験は感度 90%，特異度 85% の検査特性を有する．この患者に負荷試験を施行した場合，陽性的中率はたった 6% であり，結果の陽性が正しいことに対するオッズは 16：1 である．この患者に検査を適応しても，不必要で余分な検査に終わる可能性が高い．若年女性の一般的な母集団とは異なる何らかの独自のリスクを有さない限り，この患者に負荷試験を行うべきではないだろう．

2. 65 歳男性の典型的な狭心症様胸痛に冠動脈疾患が背景にある可能性は 94.3% である．この患者にとって負荷試験は価値がない．なぜなら陰性結果が正しいことに対するオッズは 2：1 であるからだ．この例では，疾患を除外するにはゴールドスタンダードである心臓カテーテル検査以外には方法はない．

　臨床検査におけるベイズの定理の活用と分析的アプローチの成長には，evidence-based medicine（EBM）の影響を一部受けている．EBM は「最良の研究によるエビデンスと，臨床経験，患者の価値観の統合」と定義されている[41].　EBM の活動は臨床的に適切な方法で最新かつ最も客観的な医学知識を臨床医に提供する形で試みられている．EBM の学習者は日常的な医学書を放棄するよう促され（それらは時代遅れになっていることが多いため），最新のデータを要約した UpToDate® などのエビデンスに基づいたデータベースや，臨床決断ルールにも用いられるシステマティックレビュー，あ

るいはメタアナリシスをより活用する．エビデンスに基づいた診断アプローチでは，診断仮説を評価するためにここで説明した合理的で定量的なツールを用い，それは厳密でさらに体系的である．時間を要することはあるが，いくつかの臨床疑問は反復して生じるため，日常業務の中で対面する一般的な疑問やシナリオのレパートリーを構築することが有用であると感じることができる．

　数学的な確率計算とベイズ分析（より適切にはベイズ推定）の活用は，診断推論に確実性をもたらすが，その結果にどれだけ信頼性をおくかについては慎重にならなくてはならない．検査後確率は検査前確率より推定されるが，検査前確率は臨床的な判断や専門的な意見，言い換えれば経験に基づいている．この方法は不確実性を減らし，熱意的に受け入れられるべきだと思うかもしれないが，実際にはこれらの統計学的概念を理解して活用している医師はほとんどおらず，ベッドサイドで活用している者はさらに少ない[42, 43]．現場の臨床医の実績に関する研究では，疾患の確率の推定がまったくうまくできず[44]，観察者間で推定リスクが大きくばらついていたことがわかった[45]．臨床的判断の正確性は個人によって大きく異なるため，この分析法自体に付加できるものがあるかどうか，疑問が呈されている．第9章「臨床上の意思決定と診断における個々人の変動性」でさらに議論を続ける．このことは，統計学的な手法が治療に影響，あるいは向上させるものではないということ必ずしも意味しない．リスクと確率を数学的に分析することで，臨床決断ルールの作成や，最終的には診療のスタンダードに影響を与えることができる．臨床医はベッドサイドでいつでも臨床疑問を定式化し，データを検索し，確率を計算できるわけではないが，この手法に大きく影響され進化し続けている診療ガイドラインに精通することはできる．積極的にフィードバックを求める臨床医はガイドラインを上回る診療を実践し得るが，それでもやはり，彼ら自身を較正し意思決定を最適化するための支持的な環境とツールを必要としている[46, 47]．

　ベッドサイドで疾患の確率を推定するうえで臨床検査をどう適応するかは，検査のリスク，治療のリスク，診断による潜在的利益，治療状況などの要因を検討する必要がある．検討している疾患が致死的あるいは重要な

害を及ぼす可能性が高く，その害を軽減する方法が重大な付随するリスクなしに施行可能であれば，臨床医は疾患の確率が低くても検査を施行するだろうし，検査せずに治療することもあるだろう．一方，状態がほとんど無害で特定の治療から恩恵を受ける可能性が低い場合には，治療方針を変更する可能性が低いため，全く検査をしないこともあるだろう．医学のアートとは実学的なものなのである．検査や治療をするか合理的に決定する際には十分な情報を利用できる点まで到達すべきという考えは，閾値という概念で説明される．検査とは無関係にそれ以上治療を遅らせるべきではないという判断が合理的な場合，閾値に達したといえるであろう[48]，この場合，ゴールは正確な診断を得ることではなく，より安全であることである．

疫学の原則以外の要因が検査と治療に関する決断に影響することがある．エビデンスが支持するか否かによらず，患者がリスクによらずに個人の好みに基づいたアプローチを求めることがある．癌のリスクが低いにもかかわらず，また検査から得る利益よりもリスクのほうが大きいにもかかわらず，乳癌のスクリーニングを求める患者は存在する．診療ガイドラインに則ってはいないものの，患者の心配に応じて臨床医が診療方針を変更することは度々ある．患者の嗜好や，訴訟への恐怖，誤診の恐怖など，実際の診療には多くの圧力がかかっている[36]．

正式な検査法は科学的，数学的な手法に基づいているが，完全に客観的ではなく，限界がある．数学をもってしても診断プロセスの不確実性を取り除くことはできない．

非公式な検査戦略と推論のガイドライン

推論の科学的モデルや論理的な規則は医療がどのように行われているかを部分的に表しているだけである．医師がどのように診療しているかを記述する，さまざまな「非公式なガイドライン」がある．いくつかは科学的根拠があり，いくつかは，もしかすると迷信に基づいているかもしれな

い．それらは臨床医の中で共有されている診療や知識の非公式な文化の一部を形成している．検証はされていないが，それが実際，現実の状況下で瞬間的な決定がどのように行われているか，「生身の意思決定」を反映している．

いくつかの例を下に挙げる．
- 診断の確からしさを検討するときは「最も美しい解釈」を試してみなさい（それは最も適切な解釈である）[49]．
- 道理に合った最も単純な説明を探しなさい．可能であれば，オッカムの剃刀（最小の仮説の規則）に従いなさい．要するに，全ての証拠に適した1つの説明を探すことである．
- 「最悪のシナリオを除外しなさい」．常に最悪の場合を考慮する．正答できなくても，少なくとも安全である必要がある．
- レッドフラッグや，診断が違う可能性を示唆する状況に注意しなさい．例えば，病院への再受診や，予期せぬ所見などが含まれる．
- 経験則を使用しなさい．例えば，40歳以上の胸痛で来院した患者には心電図が必要であるし，妊娠可能年齢の女性は妊娠していると仮定しなさい．決して信用せず，確認しなさい．

医学における言い伝えと格言

医学は賢明な助言の歴史的な記述で満ちている[25, 50]．そのうちいくつかは，過去からの意見を保ちながら，医学の文化遺産として根付いている．医学をほとんど「科学的な試み」として普及している人にとって，逸話やキャッチフレーズは愚かで迷信的にみえるようである．そのような人は，逸話やキャッチフレーズを共有する人を，怠惰な考えをもつ人や，少数派の科学を信じる人として，非難することさえあるかもしれない．しかし，多くの時代を超えたフレーズが新しい時代に引き継がれるのには理由がある．それらはユーモアがあり，インパクトがあり，我々を当惑させる，そ

「ひづめの音が聞こえるときには，シマウマではなく馬を思い浮かべなさい」 *"When you hear hoof beats, think horses, not zebras!"* この格言は臨床医に，最初はありふれた疾患を追求しなさいということを警告する．しかし，そうすることでまれな疾患が残っていることで思い出させる．逆説的に言えば，この規則を考慮するとき，例えまれな疾患がそれを再び考慮する状況となるまでその可能性を無視するだけであっても，臨床医は少なくともシマウマ（まれな疾患）が残っていることを認識する[51]．
「全ての徴候と症状を一つの病気で説明できる状態を探しなさい」 「オッカムの剃刀：節約の法則」（*Occam's razor*） 一方，「患者は好きなだけ疾患を併存することができる」という格言もある． 「ヒッカムの格言」（*Hickam's dictum*） この2つの格言から学ぶことは，「1つの適した説明を見つけなさい，しかし代わりに，あなたが必要とするだけ多く考えなさい」ということだ．柔軟に考えよう．
「全ての患者に常に全てのことをしなさい」対「何もするのではなく，ただそこに立っていなさい」 *"Always do everything for every patient" versus "Just don't do something, stand there."* この格言からは，他の選択肢を考慮することを学ぶ，時には前進する必要があるが，しかし，「less is more（より少ないことはより豊かなことである）」なときがあることも認識する必要がある．
「よく聴きなさい．患者はあなたに診断を伝えようとしている」対「決して病歴を信じてはいけません」 （例：「妊娠していませんか？」「薬物依存がありますか？」「配偶者はあなたを虐待していませんか？」） *"Listen, the patient is trying to tell you the diagnosis" versus "Never trust the history."* (*e. g., "Could you be pregnant?", "Do you have a drug dependency?", "Does your spouse abuse you?"*) この格言からは，「よく聴いて，そして確かめなさい」ということを学ぶ．

図 2.5　医学における格言とことわざの例

こに価値があるのだ．その多くがそれ自身に矛盾を抱えている．しかしそうすることで，それらは，非合理的，非論理的，予測不能な臨床現場がどのように成り立つかを認める．それらは，実際，臨床現場では矛盾が当たり前であることを我々に思い出させる．それらは我々の判断における解釈の本質，固有の不確実性を強調する．つまり，全ての規則は最終的に状況に依存し，状況によって異なる．1つの症例でうまくいった規則は，他の症例では失敗するだろう．

　格言は臨床医に，罠や，病気とその徴候の（冴えない）可能性，を警告するのに役立つ．

　診断のための検査が進むにつれて，時間が経つことで正しいことが証明される経過がある．それは紆余曲折があったり，予期せぬ症例に珍しくない．格言の「矛盾を含んでいる」という性質は，実臨床医に，健全な猜疑心（警戒を続け，好奇心を持ち，新たな説明を受け入れることを思い出させる）をもつことを助ける[51]．いくつかの例を【図2.5】に挙げる．

批判的思考

20年以上の正式な教育を受けてきた医師は，思考，批判的なエビデンス（根拠）の評価，記述，推論，伝達の方法を知っていると期待されている．しかしながら，思考過程を超えた内容に焦点を当てる過剰なカリキュラムの中で，推論スキルとしての批判的検討は軽視されているかもしれない．

診断業務に従事している人々は，彼らの推論スキルと判断を頼りにする患者の信頼を生み出す．確かに，患者は医師に正しい推論に根ざしていることを期待すべきである．（診療には）彼らの生活がかかっているからだ．

批判的思考は「観察，経験，内省，コミュニケーションによって収集/生成された情報を，積極的かつ巧みに概念化，適応，分析，統合，評価する，知的に統制された過程」として定義される[52]．

これらのスキルが診断に必要なスキルと類似していることは非常に興味深い．さらに言えば「批判的思考はあらゆる主題，内容，問題に関して，思考を分析，評価，再構成することで，その思考の質を向上させる考え方だ．批判的思考は自己指向的，自己規律的，自己監視的，そして自己強制的な思考だ」[53]．診断過程の分析は検討に値し，それは批判的思考を必要とする（第8章「合理的な診断医とは」参照）．熟練した診断医となるためには，継続的な学習と改善が必要である[54]．

個別のパフォーマンスの最適化

臨床医は，経験を積むにつれて診断のスキルを改善し学ぶ機会があるため，専門知識を得るべきだ．それぞれの症例が病気のシェーマ（スキーマ）を加え，そして時間が経ち，多様な症例を経験することでできた豊富な病気のシナリオが，異なる病気での代表的な描写を仕上げる[54, 55]．しかし誰もが自身の経験から学ぶわけではない．診療環境によっては，臨床医はその判断の最終的な結果を知らないことがしばしばある．最初の見解が患者

の質問に答えられてないときや症状が改善しなかったとき，不満をもった患者はその他のケアや違った意見を求めて他の場所に行くことがある．医療は多くの場合細分化されているため，診断の正確性や，その全ての過程を見ることはなく，患者は医療提供者とコンサルタントの間を転々とする．フィードバックがなければ，臨床医は全てがうまくいったと思うだろう．断固として慎重な臨床医でさえ，時間が経つにつれて，ずさんな思考，容易な近道，欠陥が彼らの診療に入り込むことを許してしまうかもしれない．フィードバックがなければ，臨床医は自身が起こした危害や，どのくらい自身のスキルが低下したかの認識さえしないかもしれない[44, 45, 56]．

医師に情報提供の手伝いをすることでフィードバックを改善する方法が提案されてはいるが，日常的または信頼できる方法で情報や結果を提供しているヘルスケアシステムはほとんどない．一部の臨床医は積極的にフィードバックを探し求めている．積極的なフィードバックを求める人は，学術的環境の中では，M & M カンファレンス（morbidity and mortality）に症例を提供し，それぞれの症例から学ぶことに熱心なような人である．他の方は自分の限界を単純に知らないようだ．まるで傷がないかのようにふるまい，M & M カンファレンスで批評されることから避けている時間を自慢することさえあると言われる．失礼を承知で言うと，もし臨床医が治療により予期せぬ結果が出ることを見たことがないと言うのであれば，もしかするとそれは見ていないだけではないか．自己認識は学習と改善に重要である．フィードバックは特に難しい症例でのパフォーマンスを向上する可能性がある[7, 8]．

臨床医にとって，診断の正確性を知り，それを調整しようとすることは個人的かつ職業的な特性ではないのか？　人間である以上，いくら完璧を尽くそうとしても，限界に直面したり，ミスを起こすこともある．そうしたとき，少なくともその限界やミスからから学ぶことを倫理的に制限してはいないか？　我々には診断科学をより高い水準に推進するための倫理的な義務があり，そして，我々は自己改善に対して責任がある[57]．

不確実性と不完全性の見積もり

　確実性を獲得し，診断を標準化かつ単純化するという願望にもかかわらず，医学的診断には減じられない不確実性が残る．診断は反復的なプロセスである．プロセスのどの段階でも，時間を一度止めた場合，その時点ではまだ完全に正しいと言えずに，エラーが考慮されるだろう．誰が完全に時計を止めるのだろう？　誰が最終判断をするのだろう？

　いくつかの状況では，重篤な病気が目の前の命や四肢を脅かすとき，その疾患が最終診断であることを示す．他の状況では，ゆっくりじわじわと進行する病状の場合，進行癌のように遅くまで認識されないこともある．いずれの場合も，後方視的な検討では，スクリーニングまたは早期発見，あるいは疾患の発症を告げる初期の症状の認識のいずれかにおいて見逃された機会が見つかる可能性がある．この後方視的な検討は，疾患の過程で下流にいる臨床医からの批判的な判断として，もしくは予期せぬ悪い結果の悪い知らせとして行われるかもしれない．

　臨床医は過度に自信をもっているか，自分の判断ミスの自覚に欠けると判断されている[58-60]．臨床医はジレンマに対面している．彼らは確証はもてないが，決定的でないといけない．彼らは，全ての仮説が検討，検証されるまで，座り込んで全ての可能性について思いを巡らすことはできない．彼らは決めなくてはいけない．さらに言えば，彼らは患者に彼らの意見・推奨に従うよう説得しなければならない．そして，彼らは同僚やコンサルタントを説得する必要がある．ある時点で，彼らは柔軟で思慮深い探求の立場から，他者に適切と感じられるケアを提供することで意見を説得する立場へと変わる．右下腹部痛の患者を診察するプライマリケア医は彼の仮説を念入りに検討する．しかし，最終的には入院を嫌がる患者に懇願しなければならないかもしれない．その際，コンサルタントに患者を診てもらうよう説得しなければならない．患者は曖昧なことを言う医師を必要としない．外科医は手術をするか，家に留まる．彼は態度を決めなくてはいけない．議論を行うにあたって，両者は診断の手助けとなるエビデンスを受け入れ，矛盾しているエビデンスを無視することを選ぶ．

結論

　診断は，異なる局面（フェーズ）と多数の手法（アプローチ）を伴う，複雑で込み入ったプロセスである．医療行為は科学的知識に基づいており，また，数学や統計を用いた分析手法を使用しているという事実により確実なようにみえるが，それらの方法は正確性を保証するものではない．

　実際の診療では臨床医は分析方法，直観，形式的な論理，非公式な規則に頼っており，これら全てを利用して診断はなされる．これらの過程（プロセス）を理解することで診断のどこが信頼でき，そして残念ながら，どのように脆く不完全なのかがわかるようになる．

■ 本章の要約 ── 医学における意思決定

- ・臨床医は診断過程においてさまざまな思考プロセスを使用する．
- ・ほとんどの診断は迅速なパターン認識によって行われる．複雑な症例や珍しい症例ではより慎重な分析的アプローチが必要である．
- ・論理的な推論が必要であるが，医学的な診察は症状から原因に逆行して進めるため，本質的に不確実性をもつ仮説推論に依存している．
- ・患者の病いに関する物語的な説明は，文脈と意味を与え，身体所見は手がかりを与える．どちらも不可欠であるが，しばしば臨床現場では過小評価されている．
- ・医学的検査には解釈，患者リスクの要因，事前確率，そして疾患の有病率が必要である
- ・統計や正式な検査では全ての不確実性は取り除かれない．
- ・非公式な規則，言い伝えや過去からの貴重な教訓を提供する．
- ・個々の診断に関する専門的知識をもつには，批判的思考のスキル，フィードバック，個人の成長へのコミットメント（責任をもった取り組み）が必要である．

文献

1. Rejon Altable C. Logic structure of clinical judgment and its relation to medical and psychiatric semiology. *Psychopathology*. 2012;45(6):344–51.
2. Elstein AS, Kagan N, Shulman LS, Jason H, Loupe MJ. Methods and theory in the study of medical inquiry. *J Med Educ*. 1972 Feb;47(2):85–92.
3. Kassirer JP, Kopelman RI. *Learning Clinical Reasoning*. Philadelphia: Lippincott Williams & Wilkins; 1991.
4. Groopman J. *How Doctors Think*. Boston: Houghton Mifflin Company; 2007.
5. Norman GR, Brooks LE. The non-analytical basis of clinical reasoning. *Adv Health Sci Educ Theory Pract*. 1997;2(2):173–84.
6. Dhaliwal G. Going with your gut. *J Gen Intern Med*. 2011 Feb;26(2):107–9.
7. Mamede S, Schmidt HG, Penaforte JC. Effects of reflective practice on the accuracy of medical diagnoses. *Med Educ*. 2008 May;42(5):468–75.
8. Mamede S, Schmidt HG, Rikers RM, Penaforte JC, Coelho-Filho JM. Influence of perceived difficulty of cases on physicians' diagnostic reasoning. *Acad Med*. 2008 Dec;83(12):1210–16.
9. Eva KW. What every teacher needs to know about clinical reasoning. *Med Educ*. 2005 Jan;39(1):98–106.
10. Croskerry P. A universal model of diagnostic reasoning. *Acad Med*. 2009 Aug;84(8):1022–8.
11. Croskerry P. Clinical cognition and diagnostic error: Applications of a dual process model of reasoning. *Adv Health Sci Educ Theory Pract*. 2009 Sept;14 Suppl 1:27–35.
12. Thammasitboon S, Cutrer WB. Diagnostic decision-making and strategies to improve diagnosis. *Curr Probl Pediatr Adolesc Health Care*. 2013 Oct;43(9):232–41.
13. Kahneman D. *Thinking, Fast and Slow*. New York: Farrar, Straus and Giroux; 2011.
14. Gladwell M. *Blink: The Power of Thinking without Thinking*. New York: Little Brown and Company; 2005.
15. Legault MR. *Think!: Why Crucial Decisions Can't Be Made in the Blink of an Eye*. New York: Threshold Edition; 2006.
16. Stanley DE, Campos DG. The logic of medical diagnosis. *Perspect Biol Med*. 2013 Spring;56(2):300–15.
17. Zarefsky D. *Argumentation: The Study of Effective Reasoning*. 2nd ed. Virginia: The Teaching Company; 2005.
18. Brush JE. *The Science of the Art of Medicine: A Guide to Medical Reasoning*. Virginia: Dementi Milestone Publishing; 2015.
19. Stanley DE, Campos DG. Selecting clinical diagnoses: Logical strategies informed by experience. *J Eval Clin Pract*. 2016 Aug;22(4):588–97.
20. Gilbert K, Whyte G. *Argument and Medicine: A Model of Reasoning for Clinical Practice*. June 3, 2009. OSSA Conference Archive. Paper 51. Available at: http://scholar.uwindsor.ca/ossaarchive/OSSA8/papersandcommentaries/51. Accessed February 7, 2016.
21. Haig BD. An abductive theory of scientific method. *Psychol Methods*. 2005 Dec;10(4):371–88.

22. Mirza NA, Akhtar-Danesh N, Noesgaard C, Martin L, Staples E. A concept analysis of abductive reasoning. *J Adv Nurs*. 2014 Sep;70(9):1980–94.

23. Walton DN. Abductive, presumptive and plausible arguments. *Informal Logic*. 2001;21(2):141–69.

24. Davis FD. Phronesis, clinical reasoning, and Pellegrino's philosophy of medicine. *Theor Med*. 1997 Mar–Jun;18(1–2):173–95.

25. Montgomery K. *How Doctors Think. Clinical Judgment and the Practice of Medicine*. Oxford: Oxford University Press; 2006.

26. Gatens-Robinson E. Clinical judgment and the rationality of the human sciences. *J Med Philos*. 1986 May;11(2):167–78.

27. Schleifer R, Vannatta J. The logic of diagnosis: Peirce, literary narrative, and the history of present illness. *J Med Philos*. 2006 Aug;31(4):363–84.

28. Rapezzi C, Ferrari R, Branzi A. White coats and fingerprints: Diagnostic reasoning in medicine and investigative methods of fictional detectives. *BMJ*. 2005 Dec 24;331(7531):1491–4.

29. Mamede S, van Gog T, van den Berge K, van Saase JL, Schmidt HG. Why do doctors make mistakes? A study of the role of salient distracting clinical features. *Acad Med*. 2014 Jan;89(1):114–20.

30. van Ryn D, van Ryn S, Colleen N, Cerak W. *Mistaken Identities: Two Families, One Survivor, Unwavering Hope*. New York: Howard Books; 2009.

31. Sacks O. *The Man Who Mistook His Wife for a Hat and Other Clinical Tales*. New York: Touchstone; 1998.

32. Sanders L. *Every Patient Tells a Story. Medical Mysteries and the Art of Diagnosis*. New York: Broadway Books; 2009.

33. Sackett DL, Haynes RB, Tugwell P. *Clinical Epidemiology: A Basic Science for Clinical Medicine*. Boston: Little Brown; 1985.

34. Riegelman RK, Hirsch RP. *Studying a Study and Testing a Test: How to Read the Medical Literature*. 2nd ed. Boston: Little Brown; 1989.

35. Reid MC, Lachs MS, Feinstein AR. Use of methodological standards in diagnostic test research. Getting better but still not good. *JAMA*. 1995 Aug 23–30;274(8):645–51.

36. Ransohoff DF. Challenges and opportunities in evaluating diagnostic tests. *J Clin Epidemiol*. 2002 Dec;55(12):1178–82.

37. McGee S. Simplifying likelihood ratios. *J Gen Intern Med*. 2002 Aug;17(8):646–9.

38. Grimes DA, Schulz KF. Refining clinical diagnosis with likelihood ratios. *Lancet*. 2005 Apr 23–29;365(9469):1500–5.

39. Wagner JM, McKinney WP, Carpenter JL. Does this patient have appendicitis? *JAMA*. 1996 Nov 20;276(19):1589–94.

40. Diamond GA, Forrester JS. Analysis of probability as an aid in the clinical diagnosis of coronary-artery disease. *N Engl J Med*. 1979 Jun 14;300(24):1350–8.

41. Sackett DL, Straus SE, Richardson WS, Rosenberg W, Haynes RB. *Evidence-Based Medicine. How to Practice and Teach EBM*. 2nd ed. Edinburgh: Churchill Livingstone; 2000.

42. Whiting PF, Davenport C, Jameson C, Burke M, Sterne JA, Hyde C, Ben-Shlomo Y. How well do health professionals interpret diagnostic information? A systematic review. *BMJ Open*. 2015 Jul 28;5(7):e008155.

43. Reid MC, Lane DA, Feinstein AR. Academic calculations versus clinical judg-

ments: Practicing physicians' use of quantitative measures of test accuracy. *Am J Med*. 1998 Apr;104(4):374–80.

44. Richardson WS. Five uneasy pieces about pre-test probability. *J Gen Intern Med*. 2002 Nov;17(11):891–2.
45. Phelps MA, Levitt MA. Pretest probability estimates: A pitfall to the clinical utility of evidence-based medicine? *Acad Emerg Med*. 2004 Jun;11(6):692–4.
46. Croskerry P. The feedback sanction. *Acad Emerg Med*. 2000 Nov;7(11):1232–8.
47. Schiff GD. Minimizing diagnostic error: The importance of follow-up and feedback. *Am J Med*. 2008 May;121(5 Suppl):S38–42.
48. Pauker SG, Kassirer JP. The threshold approach to clinical decision making. *N Engl J Med*. 1980 May 15;302(20):1109–17.
49. Barnes E. Inference to the loveliest explanation. *Synthese*. 1995 May;103(2):251–77.
50. Levine D, Bleakley A. Maximising medicine through aphorisms. *Med Educ*. 2012 Feb;46(2):153–62.
51. Hunter K. "Don't think zebras": Uncertainty, interpretation, and the place of paradox in clinical education. *Theor Med*. 1996 Sep;17(3):225–41.
52. Critical Thinking as Defined by the National Council for Excellence in Critical Thinking, 1987. A statement by Michael Scriven and Richard Paul, presented at the 8th Annual International Conference on Critical Thinking and Education Reform, Summer 1987. Available at: http://www.criticalthinking.org/pages/defining-critical-thinking/766. Accessed February 7, 2016.
53. Defining Critical Thinking. Available at: http://www.criticalthinking.org. Accessed February 7, 2016.
54. Schmidt HG, Boshuizen HP. On acquiring expertise in medicine. *Educational Psychology Review*. 1993;5(3):205–21.
55. Schmidt HG, Norman GR, Boshuizen HP. A cognitive perspective on medical expertise: Theory and implication. *Acad Med*. 1990 Oct;65(10):611–21.
56. Rudolph JW, Morrison JB. Sidestepping superstitious learning, ambiguity, and other roadblocks: A feedback model of diagnostic problem solving. *Am J Med*. 2008 May;121(5 Suppl):S34–7.
57. Stark M, Fins JJ. The ethical imperative to think about thinking: Diagnostics, metacognition, and medical professionalism. *Camb Q Healthc Ethics*. 2014 Oct;23(4):386–96.
58. Meyer AN, Payne VL, Meeks DW, Rao R, Singh H. Physicians' diagnostic accuracy, confidence, and resource requests: A vignette study. *JAMA Intern Med*. 2013 Nov 25;173(21):1952–8.
59. Croskerry P, Norman G. Overconfidence in clinical decision making. *Am J Med*. 2008 May;121(5 Suppl):S24–9.
60. Berner ES, Graber ML. Overconfidence as a cause of diagnostic error in medicine. *Am J Med*. 2008 May;121(5 Suppl):S2–23.

3

診断プロセスへの現代の認知的アプローチ
Modern Cognitive Approaches to the Diagnostic Process
—

Pat Croskerry

はじめに

　もし自らが病気になったときにその症候を正しく理解することができたら，誰もが自分で診断を下すことが可能となり，診断医は不要の存在となる．例えば，胸痛が常に心疾患を示唆するものであれば心疾患の改善のための対応がすぐに実行されるだろうし，頭痛が常に片頭痛発作を意味するのであれば治療は容易である．しかし残念ながら，実際には症候が疾患に特異的だったり診断に直結することはまれである．胸痛の原因として少なくとも25の異なる病態が知られているし，文字通り数百もの病態が頭痛に関連しており，誰かが胸痛や頭痛の原因がその中のどれであるかを突き止めなければならない．患者自身はそのための知識や技量をもち合わせてはいないが，医師のもとに相談に訪れる前に，家族や友人，書籍，そしてインターネットなどの情報源を参考にしていることがある（第4章「正統な医学診断に代わるもの」を参照）．

　臨床医の診断能力に影響を与える基本的要素は，十分な知識基盤と，適切に思考・推論して決断を下す能力の2つである．これらの能力の高い

臨床医は「よく較正されている "well-calibrated"」と表現される．「較正」とは品質工学に由来する用語であり，測定機器の動作特性——具体的にいえば，測定機器と測定対象との関係の調整を意味する．認知心理学者はこの用語を，人間が偏見，バイアス，紋切り型の定型化（ステレオタイピング）やその他の推論をねじ曲げる要素に惑わされることなく適切な判断を下す過程として取り扱っており，この場合，測定機器は脳であり，測定対象は判断の質を指す．良質な知識基盤とフィードバック（省察，帰納的思考）と経験から学ぶ能力により「よく較正された」意思決定が導かれる．

　認知科学とは人類の推論と意思決定に関する学問である．過去 40 年以上にわたって，この領域では多くの研鑽がなされ，我々がいかに意思決定を下すかについてのコンセンサスが得られるようになった．つまり，前章でも触れたように，我々は 2 つの方法のうちのいずれかの手法により意思決定を行っているのである．1 型プロセス（Type 1 processes）を用いた場合，このプロセスは反射的で極めて迅速であるため，我々自身がそれを用いたことに気付かないことがある．これらのプロセスは「直観」に相当し，日常生活で行われている大抵のことを遂行するのに用いられている（直観については第 8 章「合理的な診断医とは」でより詳細に論じられている）．2 型プロセス（Type 2 processes）は，これとは対照的に，ゆっくりで慎重で意識的に行われるプロセスであり，「分析的推論」と呼ばれる．これらの 2 つの思考手法の詳細は【表 3.1】に示す通りである[1-3]．「二重プロセス理論（Dual process theory；DPT）」と呼ばれるこのアプローチは，近年，そのさまざまな動作特性の解説[4]とともに論評されている[1]．

　これらの思考手法は「普遍的」なものと考えられている[5]．つまり，2 つの思考プロセスの具体的な内容が，警官，科学者，機械工学者，教師，工場労働者などのさまざまな職業ごとの文化的背景や状況によって異なっていても，基本的な意思決定プロセスは類似しているとされており，これは異なる文化圏や人種に関しても同様である．つまり，イタリア人の意思決定戦略はズールー族，チベット人やフエゴ諸島（訳注：南米大陸南端に位置する諸島．文化の多様性を示唆する例として用いられている）からの移民と比較しても類似している．この普遍性の根拠は人類学と認知進化心理学から得られた知

表3.1 1型および2型意思決定プロセスの主な特徴

	1型（システム1）	2型（システム2）
推論様式	直観的 ヒューリスティックス 連想 具体的	分析的 規範的 推論的 抽象的
自覚	低い	高い
言語への依存	なし	あり
プロトタイプに基づくか （prototypical）	基づく	基づかない，対象集団に基づく
行動様式	反射的，習熟している	意図的，規範に基づく
自動性	高い	低い
速度	早い	遅い
思考経路	複数経路，並列	単一経路，直列
思考の傾向	因果論的	確率論的
必要とされる労力	最小限	適当量を要する
負荷（コスト）	低い	高い
バイアスへの脆弱性	あり	それほど多くない
信頼性	低い，ばらつきがある	高い，一定している
失敗	よく起こる	少ない
感情による影響	しばしば起こる	まれ
予測能力	低い	高い
生来の性質	可能性あり	なし
科学的厳密性	低い	高い
前後関係・状況の重要性	高い	低い

〔Evans, J. S, Annu. Rev. Psychol., 59, 255-78, 2008；Dawson, N. V., Clin. Chem., 39, 7, 1468-80, 1993；Croskerry, P, Can. J. Anesth., 52 , Suppl 1, R1-R8, 2005 より〕

見に基づいており，現代人類の脳は元来ダーウィン進化学の産物であり，現在の我々の思考の一部は，何千年もの太古の環境の中から選択されてきた生来の認知モジュールによって制御されている，という前提に基づいている（第6章「現代医学にみる石器時代の頭脳：遍在する古代の足跡」を参照）[6].

　二重プロセスによる意思決定理論に関して解剖学，神経生理学，心理学，遺伝学的観点からの集学的な裏付けがますます重ねられてきており，それぞれのプロセスを行う神経解剖学的部位はすでに特定されている．1型プロセスはより脳の古い部分で営まれており，重要な点として扁桃体と感情を司る辺縁系の一部が関連している．一方で2型プロセスはより脳

の新しい部分で処理されている[7, 8]．異なる思考内容に応じた複数の神経生理学的基質が実験により示されており，1型プロセスに関与するニューロンは50回転/秒と高頻度に発火するのに対して2型プロセスにかかわるニューロンの発火は25回転/秒かその半分程度である[9]．

　脳の特定の部位を損傷した患者では関連する1型プロセスの遂行能力が低下することが知られていることも，この仮説の証左である[10]．人格が推論と強く関連しているだろうという心理学領域からのエビデンスもこの二重プロセス理論を支持するものであり，直観的思考をする傾向のある人間と分析的推論をよく行う人間を峻別するための人格検査が開発されている[11]．人格の違いの一部は遺伝子に由来すると考えられており，人格的多様性の半分は遺伝子に関連している[12]．衝動的思考に関連する特定の小児行動障害のDNAマーカーが複数の研究で示されている[13]．このように，二重プロセス思考モデルはさまざまな領域（解剖学, 神経生理学, 心理学, 遺伝学）の知見から得られた集学的根拠に基づいているのである．

　この認知心理学の進歩は明確に医学に応用されている[2]．図のようなモデル【図3.1】により臨床推論における二重プロセス理論（DPT）の主な動作性能がより明快に示されている【図3.1】[14-16]．

二重プロセスモデルの動作特性

　1型プロセスは，まるで活動的推論が行われる時間がなかったのではないかと思われるほど，極めて迅速に作動する．例えば，【図3.2】を医師に見せれば瞬間的に診断がつくだろう．帯状疱疹の皮疹は鮮明かつ診断特異的で，他の皮疹と混同されることはほぼありえない．この思考パターンの特筆すべき特徴は，この過程が反射的に行われることである．我々は正解にたどり着かないわけにはいかず，同時に，一度この診断にたどり着いてしまうと，後戻り，つまり，それ以外の候補となりうる診断について考え直すことには多大な労力を要する．我々は最初に認識された顕著な特徴に固執（アンカリング）してしまい，容易には自らの第一印象を克服したり修

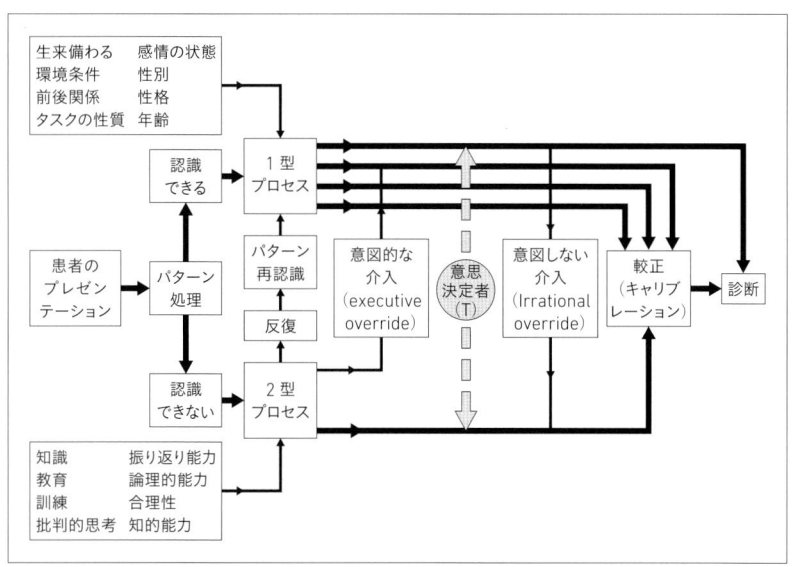

図 3.1　診断推論の図式モデル
〔Croskerry, P., Singhal, G., Mamede, S., BMJ Qual Saf, 22（Suppl 2）：ii58-ii64, 2013；with permission of BMJ Publishing Group Ltd より〕

正したりすることはできなくなってしまう.

　パターンを認識して具体的な知識の雛形に当てはめる過程は自律的に行われ，意識的努力を伴わない．この自律的思考特性が皮膚科，放射線科，病理診断科といった「パターン認識」の専門領域の確立を可能としている．ただし，全ての専門領域で程度の差はあってもパターン認識は利用されている．

　したがって，内科医は例えばアルコール依存症，内分泌疾患，心血管病に特異的な徴候や，Illness script と呼ばれるような顕著な症候の組み合わせ（症候群，トキシドローム）に対して1型プロセスを利用して即座に反応するだろう．同様に外科医も特定の症候の組み合わせに対しては1型プロセスを介して反応する．捉えられる症候が疾患特異的であればあるほど，また，患者の実際の症候がそれに一致すればするほど，診断の正確性は高くなる．1型思考のもう1つの特徴は複数の経路から成り立つことである[4]．つまり，ある経路でパターン認識の過程が誘発される一方で，別の

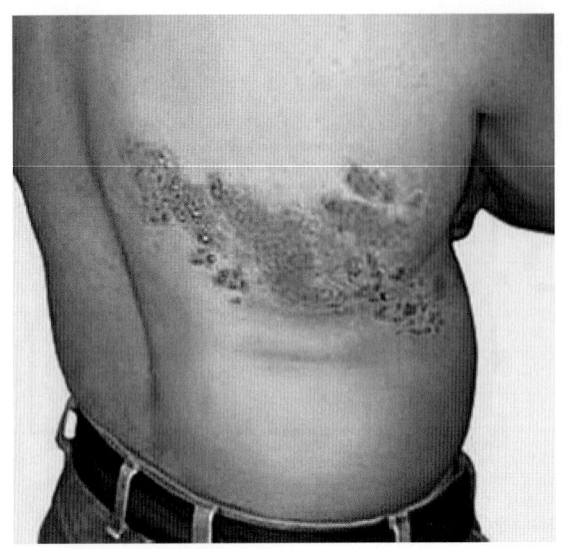

図 3.2　典型的な帯状疱疹の皮疹
パターン認識により識別可能である.

経路では特定の患者の転帰に関する感情的な気持ちが誘発されるかもしれない（例えば「この患者をみると私が研修医時代に担当して亡くなってしまった患者のことを思い出す」）. 別の経路は患者の臨床症状により活性化され，また別の経路は1週間前に診療した劇的な経過を取った患者により活性化されるかもしれない. 1型プロセスは迅速かつ倹約的なプロセスであり，時に非常に効率的に作用するが，しばしば失敗することもある.

　2型プロセスは対照的に，単一経路で構成されており，より遅く，意図的なプロセスである. 患者の症状が直ちになんらかのプロトタイプに一致しない場合や不明瞭だったり，一貫しない場合にはさまざまな可能性について検討する，いわば系統的な推論様式をとるだろう. 1型プロセスとは違い，2型プロセスのそれぞれの段階はより具体的で，効率的な要素には乏しく，短絡的思考やヒューリスティックスは通常は用いられない. 信頼性は1型プロセスよりも高く，それぞれの過程が的確に行われていれば失敗はまれである. このプロセスは「合理的（理性的）」または「分析的」な意思決定と呼ばれる.

この基本的な二重プロセスモデルはあまりに短絡的で単純化されているように思われるかもしれない．しかし，診断推論の過程において，下記のような数多くの修飾因子が加わることで，この過程はより動的かつ複雑な意思決定プロセスとなる．

1. 臨床においては，診断医は 2 つの思考プロセスのどちらかを意識的に決定はしておらず，実際には，【図3.1】の T から上下に伸びる破線の両矢印が示すように，スイッチを前後に切り替えるように 2 つの思考タイプの間を行ったり来たりする[17]．帯状疱疹の例のように疾患特異性が高い所見がある症例の場合には 2 型プロセスで他の疾患の可能性について検討することに時間を割くことは無駄だが，一方で，例えば急性冠症候群としては非特異的な胸痛の症例では 1 型プロセスによる勘や直観は利用できず，2 型プロセスに基づく検査が必要となる．もし，この 2 型プロセスに基づく検査の結果が陰性であれば，仮説を切り替えて再び 1 型プロセスに戻ることになるだろう．恐らく 1 型プロセスと 2 型プロセスとを最適なバランスで使いこなせる臨床医が「よく較正された」臨床医といえるのだろう．

2. 1 型プロセスは意識的な制御に基づく 2 型プロセスによって覆される．例えば，患者が側腹部痛，悪心・嘔吐，血尿で救急外来を受診した場合，救急医は 1 型プロセスによって即座に尿路結石を反射的に想起するだろう．しかし，彼らはすぐに臨床推論をこの反射的診断から引き戻し，類似した症状で受診するより重篤な疾患，例えば腹部大動脈解離の可能性について省察するだろう．

3. 1 型プロセスは迅速で反射的で自律的な過程であり，短絡的思考に頼らざるを得ない．多くの場合には，略式思考，短絡的思考，根拠に基づいた推察，格言からなる戦略や，骨の折れる情報集約的な 2 型プロセスを迂回した大雑把なやり方（rules of thumb）から構成されたヒューリスティックス（heuristics）が関連している．ヒューリスティックスは我々が 1 日を乗り切るために重要な省エネ思考法であり，たいていは我々の目的を達成するのに十分である．しかし，一方で失敗しやすい思考法であ

り，そのほとんどは1型プロセスの際に生じる[18]．

4. 2型プロセスは後天的な分析的スキルに基づいている．【図3.1】の2型プロセスに至るボックス内には2型プロセスに至る前触れが含まれている．よく訓練され，博識で，論理的・合理的（理性的）で，批判的思考スキルを有し，長年にわたって自らが行ってきた臨床的意思決定に対するフィードバックを楽しみながら受けることができる医師がよく較正された診断医といえるだろう（より詳細な議論は第8章「合理的な診断医とは」を参照）．

5. 2型プロセスは反復により1型プロセスとなりうる．医学生が最初に帯状疱疹の皮疹を診たときには，その肉眼所見から帯状疱疹とは認識できず，方法論に基づいて，その皮疹を「デルマトームに従って正中線を超えずに分布する紅斑を伴う水疱の集簇」と表現するにすぎないだろう．しかし，新規の病変，特に異なるデルマトームの古典的な皮疹を見る経験を重ねるにつれて，診断はより迅速かつより確信をもって達成され，最終的には思考を伴わない反射的プロセスにまで到達しうる．疾患の所見が鮮明で診断特異的であるほど，1型プロセスに到達するまでに要する反復は少ない回数で済む．

6. 完了した2型プロセスがその後に1型プロセスによって覆されてしまうことも時に起こり得る．どのような思考が最善かわかっているはずなのに，診断医はそれ以外の選択をすることがあり，これは非合理的なことかもしれない．例えば，十分な休息と睡眠を取った診断医が，冷静な状況で，よく洗練され妥当かつ信頼できる統計学的手法を用いて開発した臨床意思決定のためのルールであっても，多忙で疲労した担当医によって，その結果が覆されてしまうことが起こる．担当医がその意思決定ルールの存在やそれがいかに有効であるかを知っていても，担当医が彼自身の直観に従うことを選択する場合である．この場合，担当医は2型プロセスをこの患者に適応せず，代わりに他人の開発した診断ルールを2型プロセスの代理として利用し，それを覆すことを選択したわけである．時に，このような判断は「状況認識（situational awareness）」の長所となり，個別の状況に応じて具体的な行動プランを決定できるかもしれ

ないが[19]，この場合は1型プロセスが2型プロセスを覆してしまう原因とはならない．むしろ，1型プロセスによる2型プロセスの無効化はエゴ・バイアス，認知プロセスにおける怠惰，疲労，その個人特有の意思決定，認知バイアス，人格的要因，自信過剰，感情，自己欺瞞やその他の診断医の内面的な歪みによって，しばしば引き起こされる．あるいは多様な周辺環境，例えば何人の患者が診察を待っているか，認知プロセスにおける負荷量，チームの要因，システム上のエラーなどが影響を及ぼすこともある．これらの要因の一部は【図3.1】の1型プロセスに接続されるボックスの注釈として示される．

1型プロセスが不適切な場合にも頻用される理由のさらなる説明として「認知的倹約機能（cognitive miser function）」がある[20]．これは認知の怠惰ではなく，認知に要するエネルギーとその資源を温存するために，1型プロセスを標準的な思考手法とする全般的な傾向であり，この戦略はかつて古代には生き残りのために重要な価値があったと考えられている．

二重プロセス理論がもたらすものは何か？

◆ 普遍性

二重プロセス思考の大きな魅力の1つはその普遍性である．他の医学的意思決定アプローチや具体的な診断プロセスの要点は全て二重プロセス理論に包括されうる．このことは診断がなされる初期の段階で我々が意思決定について学ぶことができることを意味している．伝統的に医師と歯科医が診断プロセスの決裁者とされてきたが，医療技術のアシスタント（physician assistant），ナース・プラクティショナー（nurse practitioner），救急救命士など他の業種への分業化が進んできている．パラメディックの業務範囲はかなり拡大してきており，脳卒中[21]，うっ血性心不全[22]，急性心筋梗塞[23]などの一刻を争う事態においては，彼らの下した診断に基づく医療介入が高度な委任業務として行われている．診断を行うと称している多様な「代

替」医療者も存在するが，彼らの診断はたいてい直観的で根拠のないものであり[24,25]，彼らは科学的根拠を求めない（第5章「補完代替医療」を参照）.

◆ 教育

診断を求められる立場の関係者の数は増加しており，彼らは二重プロセス仮説に基づいた臨床的意思決定の手法について教育を受ける必要に迫られている．我々は誰もが二重プロセス思考を行っているが，実際に適切な思考を決定付けるのは意思決定者の性格と周囲の状況である．したがって，幸いにして，我々はどんな相手に対してもその動作特性の本質的要素を教え，彼らに二重プロセス仮説の全容とそのプロセスを理解させることができる.

意識的な注意を伴わない熟考アプローチ（deliberation-without-attention approach）[26]，つまり，意図的で能動的な分析的思考を要する系統的な仮説演繹法に基づいた理由付けと並行して，意識に上ることなく行われる過程によっても決定はなされ得る，というアプローチを適応することが可能である．どちらもそれぞれ個別の状況で有用であり，例えばダイニングルームの壁紙を選ぶときには直観的アプローチが十分かつ最適だろうし，一方で，火星へ向かう宇宙船を設計する場合には，分析的アプローチこそが最適なアプローチに他ならない．同様に，多発外傷患者が救急外来へ運び込まれてきた際には，まずは迅速で直観的で早撃ちのような意思決定と診断が我々には求められるし，一方で，複雑な悪性腫瘍を取り扱う際には，非常に分析的で診断や病期決定に携わる腫瘍内科医が求められる.

◆ 研究

明快で普遍的な診断プロセスへのアプローチ法をもっていることの利点は，うまくいかなかった原因を特定して，その点について研究が可能となることである．例えば，我々は，前頭前皮質に位置する認知制御機構が行う，2型プロセスによる1型プロセスの監視について論じてきた．どのような要素がこの制御機能を弱めてしまうだろうか？　不注意，注意散漫，疲労，睡眠不足，認知プロセスにおける怠惰などは全てが2型プロセス

による監視を緩め，過度に奔放な 1 型プロセスによる思考を許してしまう可能性がある．例えば疲労と睡眠不足により診断エラーの発生率は 5 倍にも増加し得る[27]．2 型プロセスによる分析が行われるとされている前帯状皮質，前頭前皮質，側頭葉内側[8]は睡眠不足により神経学的認知機能の低下に陥る領域でもある[28]．

◆ 臨床

　このモデルとその動作性能に対する気づきと理解は，より適切に較正された（well-calibrated な）診断パフォーマンスへの出発点となり，より焦点の絞られたメタ認知が可能となるだろう．つまり，臨床的決定を下す立場にいる者は，このモデルを理解することによって，自分が現在どちらのシステムを駆使しているかを認知して，その適切性や，現在のシステムを使用しつづける場合とシステムを切り替える場合との相対的利点を認識できるようになる．この洞察は，過度の認知負荷，疲労，睡眠不足やその他の有害となる周辺環境などのさまざまな要素のもたらすインパクトへの気づきと協働して，防御機能を発動するきっかけとなり得る．例えば，疲労して寝不足の状態では，より 1 型プロセスによる失敗に陥りやすくなる．したがって，患者の診断を遅らせるか，より状態の良好な他の医師に診断を委ねるべきだろう．あるいは，例えば予測可能な本能的バイアス（1 型の反応による陰性感情）をある種の患者達（例えば薬物依存症患者）にもっていると，彼らの診断に際して失敗を起こしやすくなる．したがって，何らかの具体的な強制力（常によい病歴聴取を行う，抜けのない診察や精査を行う，などのルール）を適応するか，同様のバイアスをもっていない同僚に彼らの診療を依頼すべきである．

　チェックリストの活用も診療戦略として人気を得てきており，いくつかの領域ではすでにパフォーマンスの改善が示されている[29, 30]．チェックリストの利用により，省察する時間が与えられ，同時に認知制御ステップを強いられることが，チェックリストがよく機能する理由に含まれる．もし 1 型プロセスによって概ね診断が想起され，それがなんらかのヒューリスティックスやバイアス〔固執（アンカリング），過信，早期閉鎖〕に対して脆

弱だった場合，チェックリストを使用することで，1型プロセスによる特定の診断の確定への勢いを止め，その他の見逃してはならない疾患の可能性について考慮することを強いることができる．その他の認知バイアスとそれらを軽減する戦略に関しては第15章「認知バイアスを軽減する：よりよい診断医になる」で述べられている．

さらに臨床においては個々人での多様性が問題となる．Epstein らによって開発された合理性-直観性尺度（Rational-Experiential Inventory；REI）[11] は個人の1型および2型思考に対する素因を測定する人格検査である．この検査を受けて彼ら自身の特性を知っておくことは診断医にとって有用かもしれない．もし自分が1型思考優位の人間だと知っていれば，直観や勘が診断にもたらすインパクトは小さく，意図的に診断テクニックや省察の修練を積んだほうがいいと考えるだろう．2型思考による分析は歳を重ねるにつれて1型プロセスに置き換わっていく傾向がある[31, 32]．年齢を経た診断医は彼ら自身がそのような脆弱性をもっていることを心に留めておくべきだろう．性別も問題である．女性は男性よりも直観で行動する傾向があり1型プロセスの得点が高く，2型プロセスの得点は低い[12]．看護教師は，意図的であるにせよないにせよ，看護において直観的アプローチを強調する傾向がある[33]．うまく機能しているチームでは，おそらく，直観的アプローチと分析的アプローチがうまく混ざり合って内包されているのだろう．個々の変動性に関する他の側面に関しては第9章「臨床上の意思決定と診断における個々人の変動性」で述べられている．

■ 本章の要約 —— 診断プロセスへの現状の認知的アプローチ

- ・診断上の普遍的な意思決定アプローチを説明する主要なモデルとして二重プロセス説が登場した．この仮説の2つの基本モードは1型（直観的）と2型（分析的）である．
- ・脳の機能的および解剖学的に異なった部位がそれぞれのプロセスに関与している．
- ・1型プロセスは人類がこれまでに進化する過程で選択されてき

た認知モジュールに基づいて，自律的に作動するものであり，暗黙のうちにあるいは明示的に習得してきた学習の産物である．
- ・2型プロセスは，1型プロセスとは対照的に，意識的かつ意図的なプロセスで科学的法則や合理性に基づいたものである．
- ・二重プロセス説に基づく診断推論の普遍的モデルは，以前あるいは現在も使用されている他の診断推論アプローチにも適用することが可能である．
- ・このモデルにはいくつかの特徴的な動作特性があり，2つのシステムの間でダイナミックなやりとりが行われる．
- ・よく較正された診断医は1型プロセスと2型プロセスとの最もよいバランスを習得している．
- ・このモデルには教育，研究，そして臨床において重要な意義がある．

文献

1. Evans JS. Dual-processing accounts of reasoning, judgment, and social cognition. *Annu Rev Psychol*. 2008;59:255–78.
2. Dawson NV. Physician judgment in clinical settings: Methodological influences and cognitive performance. *Clin Chem*. 1993 Jul;39(7):1468–80.
3. Croskerry P. The theory and practice of clinical decision making. *Can J Anesth*. 2005 Jan; 52(Suppl 1):R1–R8.
4. Stanovich KE. *The Robot's Rebellion: Finding Meaning in the Age of Darwin*. Chicago: The University of Chicago Press; 2004.
5. Brown DE. *Human Universals*. New York: McGraw-Hill; 1991.
6. Tooby J, Cosmides L. Conceptual foundations of evolutionary psychology. In: Buss DM, editor. *The Handbook of Evolutionary Psychology*. New Jersey: John Wiley; 2005. pp. 5–67.
7. Hardman D. *Judgment and Decision Making: Psychological Perspectives*. Oxford: Blackwell; 2009.
8. Lieberman MD, Jarcho JM, Satpute AB. Evidence-based and intuition-based self-knowledge: An FMRI study. *J Pers Soc Psychol*. 2004 Oct;87(4):421–35.
9. Buschman TJ, Miller EK. Top-down versus bottom-up control of attention in the prefrontal and posterior parietal cortices. *Science*. 2007 Mar 30;315(5820):1860–2.

10. Lieberman MD. Intuition: A social cognitive neuroscience approach. *Psychol Bull*. 2000 Jan;126(1):109–37.

11. Pacini R, Epstein S. The relation of rational and experiential information processing styles to personality, basic beliefs, and the ratio-bias phenomenon. *J Pers Soc Psychol*. 1999 Jun;76(6):972–87.

12. Pinker S. *The Blank Slate: The Modern Denial of Human Nature*. New York: Penguin Putnam; 2002. pp. 45–50.

13. Oades RD, Lasky-Su J, Christiansen H, Faraone SV, Sonuga-Barke EJ, Banaschewski T, Chen W, Anney RJ, Buitelaar JK, Ebstein RP, Franke B, Gill M, Miranda A, Roeyers H, Rothenberger A, Sergeant JA, Steinhausen HC, Taylor EA, Thompson M, Asherson P. The influence of serotonin and other genes on impulsive behavioral aggression and cognitive impulsivity in children with attention-deficit/hyperactivity disorder (ADHD): Findings from a family-based association test (FBAT) analysis. *Behav Brain Funct*. 2008 Oct; 4:48.

14. Croskerry P. A universal model of diagnostic reasoning. *Acad Med*. 2008;84:1022–8.

15. Croskerry P, Singhal G, Mamede S. Cognitive debiasing 1: origins of bias and theory of debiasing. *BMJ Qual Saf*. 2013; 22(Suppl 2): ii58–ii64.

16. Croskerry P. Context is everything *or* how could I have been that stupid? *Healthc Q*. 2009; 12-Spec No Patient: e171–6.

17. Hammond KR. *Human Judgment and Social Policy: Irreducible Uncertainty, Inevitable Error, Unavoidable Injustice*. New York: Oxford University Press; 2000.

18. Gilovich T, Griffin D, Kahneman D. *Heuristics and Biases: The Psychology of Intuitive Judgment*. New York: Cambridge University Press; 2002.

19. Wiggins D. *Deliberation and Practical Reasoning. Essays on Aristotle's Ethics*. Berkeley: University of California Press; 1980. pp. 221–40.

20. Krueger JI, Funder DC. Towards a balanced social psychology. Causes, consequences and cures for the problem-seeking approach to social cognition and behavior. *J Behav Brain Sci*. 2004 Jun;27(3):313–76.

21. Zweifler RM, York D, U TT, Mendizabal JE, Rothrock JF. Accuracy of paramedic diagnosis of stroke. *J Stroke Cerebrovasc Dis*. 1998 Nov–Dec;7(6):446–8.

22. Dobson T, Jensen JL, Karim S, Travers AH. Correlation of paramedic administration of furosemide with emergency physician diagnosis of congestive heart failure. *J Emergency Primary Health Care*. 2009 Jan;7(3), Article 990378.

23. Millar-Craig MW, Joy AV, Adamovicz M, Furber R, Thomas B. Reduction in treatment delay by paramedic ECG diagnosis of myocardial infarction with direct CCU admission. *Heart*. 1997 Nov;78(5):456–61.

24. Bausell RB. *Snake Oil Science: The Truth about Complementary and Alternative Medicine*. New York: Oxford University Press; 2007.

25. Ernst E, Singh S. *Trick or Treatment: The Undeniable Facts about Alternative Medicine*. New York: WW Norton & Co; 2008.

26. Dijksterhuis A, Bos MW, Nordgren LF, von Baaren RB. On making the right choice: The deliberation-without-attention-effect. *Science*. 2006 Feb;311(5763):1005–7.

27. Landrigan CP, Rothschild JM, Cronin JW, Kaushal R, Burdick E, Katz JT, Lilly CM, Stone PH, Lockley SW, Bates DW, Czeisler CA. Effect of reducing interns' work hours on serious medical errors in intensive care units. *N Engl J Med*. 2004 Oct 28;351(18):1838–48.

28. Durmer JS, Dinges DF. Neurocognitive consequences of sleep deprivation. *Semin Neurol*. 2005 Mar;25(1):117–29.
29. Karl R. Briefings, checklists, geese, and surgical safety. *Ann Surg Oncol*. 2009 Jan;17(1):8–11.
30. Reason J. *Human Error*. Cambridge, England: Cambridge University Press; 1990.
31. Jacoby LL. Deceiving the elderly: Effects of accessibility bias in cued-recall performance. *Cogn Neuropsychol*. 1999;16(3/4/5):417–36.
32. Peters E, Finucane M, MacGregor D, Slovic P. The Bearable Lightness of Aging: Judgment and Decision Processes in Older Adults. In: Stern P, Carstensen L, editors. *The Aging Mind: Opportunities in Cognitive Research*. Washington, DC: National Academy Press; 2000. pp. 144–65.
33. Thompson C, Yang H. Nurses' decisions, irreducible uncertainty and maximizing nurses' contribution to patient safety. *Healthcare Q*. 2009;12 Spec No Patient:e176–85.

非公式で代替的な診断へのアプローチ

Informal and Alternative Approaches to Diagnosis

4

正統な医学診断に代わるもの
Alternatives to Conventional Medical Diagnosis

Pat Croskerry

はじめに

怪我も病気もせず健康的に過ごし続けることができる人はほとんどいない．現在，疾病や健康状態を示す概念は約 13,000 存在し，一生のうちに，特に晩年にはいくつかの診断を受けざるを得ないだろう．調子が悪いときに診断を下す役割を負うのは，自分自身か，必ずしも標準医療について訓練を受けているとは限らない他者であるかもしれない【表4.1】．

【表4.1】には診断を必ずしも経ずに治療を行うような手法（信仰療法，磁気療法，霊的療法，リフレクソロジー，イメージ療法，その他）は含まれていない．この章では正統な医学診断に代わる診断方法について述べる．ただし，補完医

表 4.1　診断を下す主体

- ・自己
- ・家族，友達，知り合い
- ・電話相談
- ・補完医療や代替医療
- ・正統な医学※

※ここでは通常の医学診断を指す．

療や代替医療については章を分けてみていく.

自己診断

　自己診断に関する正式な研究はほとんどなされていないが，実は最もよくある診断方法である．自己診断は，本質的には自己のなかで病状を診断あるいは同定するプロセスのことである．初歩的な思い込みとして，「自分自身が深刻な病気かどうかを自ら診断することができ，市販（over-the-counter：OTC）薬は安価でたいてい副作用が少ない」という考えが世間一般にあり，自己診断や知り合いによる診断（lay diagnosis）がOTC薬の大規模生産者を支えている．さらに，間違ったOTC薬の自己処方による害は通常非常に少ない．自己診断を助けるのは自宅にある医療指南書やインターネットの情報，過去の経験，自己・家族・友人が経験した症状や徴候の記憶である[1]．自己診断は，通常，直観的で不完全な知識によってなされる．多くの場合，自己診断は効果的になされるか害はあっても少ないだろうが，概してエラーを起こしやすく，疾病の進展に大きなインパクトを与える可能性もある．中でも，医師による自己診断と治療は特殊で，エラーに満ちている．オスラーが言ったように「自分自身の治療を行おうとする医師は患者としては愚か者である」.

　人体には自己回復力があり，多くの複雑でない状態では診断も管理も容易である．85％の疾病は自然によくなるうえ，大半の場合は医療の助けを借りずとも回復が期待できる．したがって，筋肉や関節の捻挫や肉離れ，擦過傷や小さな裂創，生理痛，かぜや感染症，胃の不調，頭痛など多くの軽い異常は，ほとんどの場合うまく自己診断される．自己診断の多くはすぐに説明できるような単純な因果関係推論によってなされる．例えば，「頭痛は前日の飲みすぎによるもの」とか「胃の調子が悪いのは前に食べたもののせい」とか「筋肉痛はジムで動きすぎたせい」とか「鼻水はアレルギーのせい」などなど．早期に症状がおさまることで，推論が正しかったことが裏付けられる.

インターネット上の医療情報が増えてくるにつれ，医学図書館でしか手に入らなかったような情報に一般人でもアクセスできるようになっている．オーストラリアでは人口の 27％が医療情報をインターネットで得ており[2]，カナダでは 40％が[3]，アメリカではさらに多く 60％以上の人が健康情報の最初の入手先としてインターネットを利用している[4]．しかし，多くの医師が実感しているようにインターネットを利用した情報収集には欠点がある．「オンラインでの検索結果にもとづく一般症候学についての無根拠な関心の拡大」[3,4] を意味するサイバー心気症（cyberchondria もしくは cyberchondriasis）によって過度の心配や自己診断・自己治療による害が起きるリスクもある[5]．この現象は，医学生が自らそのときに勉強している疾患の診断を自分や他人に下しがちである，という医学生症候群（medical students' disease）によく似ている．*Three Men in a Boat*（*To Say Nothing of the Dog*）[6] という 1889 年に発表された Jerome の喜劇では医学生の George がこの罠にはまっている．

．．．

　私は，ある日大英博物館に行って，自分の知っているいくつかの病気についてのちょっとした治療法，たしか花粉症だったか，を読もうとしたときのことを思い出した．私は本を手にとって順番に読み進めていった．そして，思いもよらず，無心になって病気を勉強し始めた．最初に気になった病気がなんだったのかは忘れてしまったが，たしか，何か恐ろしく破壊的な災難のような病気だった．"前駆症状"のリストの半分を読み終わる前に，確かに私がその病気であるという気がしてきたのである．

　私は放心状態で座り，恐怖のあまりふるえていた．そして絶望感と無力感にさいなまれながら再びページをめくった．腸チフスのページに行きつき，症状の項目を読んだとき，自分が知らない間に何か月もの間，腸チフスにかかっていたのに違いないことを発見した．さらに，他に何の病気にかかっているのかが気になった．そして，思った通り，自分が舞踏病でもあることを見出し，自分という症例自体に興味をもちはじめ

た．私は徹底的に調べることに決め，アルファベット順に読み始めた．マラリアのことを読み，その急性の症状がこれから約2週間以内に始まることを知ってうんざりした．

....

　医学生でこのような現象が起こる頻度は80％とされ，心気症の精神症状と連続した症候とみる者もいれば，もっと正常の知覚プロセスと捉える者もいる．病気を学ぶ過程において学習者は，「健康状態にかかわる症状や疾病のラベルを含む精神構造や病気の肖像を作り出している．この肖像が一度形作られると，個人の体験した症候や体感覚のうちその構造に合う症状は気づかれ，合わない症状は無視される」[7]．これは直観的なものとは違うパターン認識の一種で，確認バイアス（confirmation bias）である（付録Ⅰ：「認知および感情的バイアス」参照）．こういった状態については，望ましくない影響を与えるような精神医学的ラベルを付けるよりも，単に病気恐怖（*nosophobia*）と呼ぶほうがよい[8]．

　自己診断をめぐる人々の行動には多様性があり，アウトカムに影響を与えうる．例えば，不安な気持ちをもっている人はインターネットによって提供される重要でない多くの医療情報に対して特にもろいかもしれない．医学的に説明のつかない身体症状を訴えるような身体化障害の患者も，ウェブ検索によって症状の悪化に苦しむ可能性がある（ Case Study 4.1 ）．逆に，非典型的な症状の人は身体化障害と誤診されるかもしれない（ Case Study 4.2 ）．他にも，ストイックで症状を否定する患者は診療を受けるまでに長い時間がかかってしまうかもしれない（ Case Study 4.3 ）．潜在的な疾病に対してどう考えるか（疾病をどう認知して表現するか）は個々人にとって非常に重要である．自分の疾病について詳しく述べている情報を探し出そうとするかどうかや，どれくらい深く調べるかは，自己診断の内容によって変わってくる．前述したサイバー心気症のこと以外でも一般人の自己診断には誤った解釈や理解が起こるかなりのリスクがある[9]．

RACHEL：身体化の一例

　Rachel は身なりのよい聡明な 20 代後半の女性で，ある大都市の 4 つの救急室ではとても有名だった．時には一日で全ての救急室を訪れることもあり，救急スタッフには彼女は "常連客" として知られている．Rachel は自分の症状についてインターネットで "調査" することに多大な時間を使い，多くのまれな病態が見逃され続けているかもしれないと思い込んでしまうため，安心を得るためにいつも受診していた．

　Rachel はいつも消化器系というよりも泌尿器・生殖器系の疾患を疑うような下腹部の違和感で受診する．彼女はこれまでに数えきれないほどの尿検査，婦人科診察，腹部 X 線，超音波，腹部 CT などの検査，泌尿器科や産婦人科への紹介を受けており，最近，精神科に紹介されて身体化障害と診断された．救急室の科長はかかりつけ医や精神科医と協力して，彼女にとって必要な管理計画を練っているところだ．

ROBERT：非典型的なけいれんの一例

　Robert は物静かで健康的な 20 代男性で，"けいれん" と彼が名付けた症状で頻繁にかかりつけ医や救急室を訪れていた．神経診察を含む身体診察や心電図，血液検査はいつも正常で，毎回のように完全に回復した．Robert はしばしば大きな不安を感じることや，発作後のような症状があることを訴えていた．Robert は神経内科医に紹介され脳波検査が行われたが正常だった．数多くの身体診察を行ったが医学的な異常はなく，アルコールや薬物使用歴もなかった．彼は救急室内で "けいれん" を起こしたこと

も何回かあったが，意識消失や実際にけいれんを起こしたような動きはなかった．Robert はしょっちゅう仕事を休んで受診するので，雇用主に提出する診断書を頻繁に求めた．救急医と看護師は偽のけいれんか仮病だと結論し，精神科医への紹介によって身体化障害の診断がついた．

　その後の救急受診で，Robert はいつものような症状で受診し，診察と短時間の経過観察を受けて，かかりつけ医に受診するように助言を受け帰宅した．彼が救急室のすぐ外の歩道で倒れたのは，そのすぐ後だった．救命処置が懸命に行われたが成就しなかった．

　剖検でほとんど異常はなかったものの，海馬の硬化と萎縮が見つかった．検死官は彼の死因を側頭葉てんかん，とした．Robert の死後，同じ年のうちに Robert の弟が Robert と似たような病歴と症状で救急室を受診した．Robert の弟は紹介された神経内科で MRI 撮影を行い，内側側頭葉てんかんに合致する海馬の変化がみられた．

JIM：簡単な便秘ではない症例

　Jim は 55 歳男性で約 1 週間前から腹痛を感じていた．腸の動きは普段から悪くなかったが，Jim は腹痛を便秘のせいだと思っていた．市販の緩下剤は効果がなく，腹痛は悪化し，最終的に Jim の妻が病院に行くように説得したが，土曜日だったため主治医のオフィスは閉まっていた．忙しい救急室で Jim は「便秘」とトリアージされ低緊急度に分類された．

　4 時間が経過して，救急医の診察があった．彼は最初に医師の時間をとらせたことを謝罪し，強い緩下剤の処方せんが欲しいだけだと言った．診察を行ったところ，拍動性で圧痛を伴う腫瘤が

腹部正中にあることがわかった．Jim は腹痛とともに背部痛の症状があったことを付け加えた．超音波検査では 5.5 cm 大の腹部大動脈瘤が見つかった．Jim は心臓外科に紹介となり，緊急手術を受けて無事に回復した．

市民紹介システム

　幼児や子どもたちにとって，最初の診断者の多くは彼らの両親をはじめとした直接の保護者だ．歯が抜けるときの症状や疝痛，かぜはよくある疾患で病院にかかる必要はないと判断されることが多い．しかし，症状がよくならなかったり悪化したりした場合は，祖父母や他の家族や親同士のつながりや隣人へ援助を求めることが考慮される．祖父母は通常，症状や疾病についての多くの経験（かぜや虫垂炎, 水痘, 凍傷, アタマジラミ, 疥癬, その他）をもっており，正確な診断を下す以外にも，効果的な治療法を知っているかもしれない．ほとんどの人が祖父母のような，相談相手の非公式ネットワークをもっており，Friedson はこれを市民紹介システム（lay referral system）と呼んだ[10]．多くの病気が良性の経過をたどり自然軽快することを考えると，この紹介システムはよく機能していてヘルスケアの資源節約に役立っている．実際，初産後の若い母親が救急室に明らかに良性の疾患で子供を連れてくると，スタッフたちは市民紹介システムの破綻を嘆き，看護師は"おばあちゃん不在症候群"と呼ぶ．

ヘルスケアシステムへの接続を確立する

　もし健康上の問題が続くか悪化すれば，多くの場合は標準医療を求めることになる．ここが市民と専門家が出会うポイントとなる．最初の接触は遠隔診療やその他の手段になるにしても，プライマリケア医（米国ではリテー

ルクリニックというショッピングモールの中にあるような小さな外来診療所が多い）は，市民による医療と正統派の医療との最終的な「つなぎめ」になる[10]．

　医療の助けを求めることを最終的に決断するためにはセルフトリアージが必要だ．セルフトリアージでは，自分の症状や徴候について個々人で判断する必要があり，症状の目新しさや深刻度，既往や社会経済的状況，社会動態的な要因，心理的要因，年齢，性別，人種，その他，周囲の状況や前後関係などによる受診の遅れはさまざまなところで生じうる[11, 12]．

　個人が緊急性を判定し受診の判断をするために，2つの大きな要因がある．1つは症状の重症度，もう1つは診断に対する確信度である．ある報告によると，重症度が低く診断の確信度が高い場合には，急いで受診しにくくなる．重症度が高く診断確信度が高い場合は，より急いで受診するようになる．重要なのは，重症度が高いケースでの受診の判断に診断確信度が強い影響を与えるということだ．脳動脈瘤の症状に「合致する」と言われただけの人は，脳動脈瘤を「指摘された」人に比べて受療行動をとりにくいという報告があり[12]，このような受療行動の不確実性は患者の害になる可能性がある．同様の研究で，患者に鑑別診断を告げるデザインで調査を行ったところ，重症度が高いときのような選択をとらなくなり緊急受診が減る，という効果があった[13]．このようにささいな診断確信度の違いが，鑑別診断法としてのフレーミングオプションのように，セルフトリアージやインターネット情報や遠隔診療についての助言を求めるときに重要な意味合いをもってくるかもしれない．

道ばたコンサルテーション

　早い段階で医療者に接触したとしても，それが非公式なものであれば問題になりうる．口語表現では道ばたコンサルテーション（curbside consultations）や廊下コンサルテーション（corridor consultations）といわれるものだ（ Case Study 4.4 ）．例えば，看護師が同僚の信頼できる医師に職場で意見を求めたり，医療事務職が家族の診断について質問したり，ゴルフ場で最近

の症状について医師に相談したりすることが，これに当たる．このような状況での主な問題は，正式な医師-患者関係では起こらないルール違反がよく起こってしまうことである．やりとりの秘密保持はなされず，急いでいる状況で，現病歴の聴取は一般的な方法に則っておらず，既往歴は無視され，身体診察はなされないか不十分であり，説明責任はあいまいで，経過観察は中途半端になる．相談された医師も，自らが普段用いている構造化されて洗練されたアプローチを無視しがちになり，通常よりかなり簡略化されたアプローチに甘んじてしまう．Golub[14]はこのプロセスを以下のように説明した．「うるさくて混雑した廊下や診察室の外で引き留められた場合のように "on the curb" の状態では，医師は正式な診察や徹底した議論をしたときのような考え抜いた意見を述べることに集中できない」．道ばたコンサルテーションでは，いくつかの認知バイアスや感情バイアスも同時に忍び込んでくる（認知バイアスと感情バイアス，論理障害については第7章「認知と感情バイアスと論理的な失敗」を参照）．当事者が医師同士の場合，問題はさらに複雑になる．Rosvold[15]は，医師が医師を診断治療する場合の契約についていくつかの包括的なルールを提示している【表4.2】．

Case study 4.4

救急室における一連の道ばたコンサルテーション

　若い救急看護師が目の乾燥，かゆみ，羞明を自覚した．彼女は救急室にいた救急医に何か薬を出してもらえるように頼んだ．救急医はすぐに応じ，目が乾く人用の点眼薬をすすめた．数日後，彼女の症状は改善していなかったので，次の勤務で別の救急医に相談した．その救急医もまたすぐに応じ，乾燥用の点眼薬に加えて，充血緩和薬をすすめた．1週間後，彼女の症状はやはり改善しなかったので，3人目の救急医に相談した．3人目の救急医は彼女を診察したうえでほかの病院の眼科に紹介した．

　彼女は翌日診察され，両側網膜剥離の診断がついた．問診を行

表 4.2　医師が医師を診断するときのチェックリスト

・できるだけ早く医師患者関係について心おきなく議論する
・全ての診察を正式な環境で行う
・自己診断や自己治療について質問し，それらをやめるように伝える
・詳細な診断方法や治療方針について議論する（医師の専門的な知識があるからといってこれらの議論が不要だとみなさない）
・道ばたコンサルテーションを避ける，ただし調子の悪い同僚への援助を拒否するのではなく，代わりに適切な援助方法をすすめる

〔Rosvold, E. O., AHRQ Patient Safety Network. AHRQ WebM & M〔serial online〕. September 2004. https://psnet.ahrq.gov/webmm/case/71 より〕

　　　ううちに，彼女の母親が 33 歳で網膜剥離と診断されていること，父親も 52 歳で網膜剥離を起こしていることがわかった．道ばたコンサルテーションの連続によって正確な診断が約 3 週間も遅れてしまったのだ．

医師自身の家族に対する診断

　似たような問題は医師が自分自身の家族を診断するときにも現れる．道ばたコンサルテーションと同様の多くの問題で苦しむことになるのだ．家族の健康問題を援助するのにためらう医師はほとんどいないだろうが，それでも道のりは困難をはらみ，通常は賢くない行動だとみなされる．それにもかかわらず，この問題は本当によく起こっている．おもしろいことに，33％の医師が，他の医師が家族のケアについて正しくないかかわりかたをしたところを見たことがある，と報告している[16]．便宜的に必要な場合や，緊急の状況や，明らかな誤診が起こったことを認識したとき以外で，自分自身の家族のケアに医師がかかわることを正当化する状況はほとんどない．

　アメリカ医学協会の 1901 年の倫理規定でも，家族の病気は「医師の判断をくもらせ臆病な心を生み出し優柔不断さを生む」と記載されている．現在の視点でも，この問題については非常に明確で，「緊急の状況や他に

専門家の援助がない場合を除いて，医師は一般に自分自身や家族の治療をするべきではない．専門家としての客観性が損なわれ，医師自身の個人的な感情が専門家としての判断に著しく影響し，与えられるケアに支障をきたす．医師は繊細な部分についての病歴聴取やきちんとした身体診察ができない可能性がある．同じように，患者は近い親類である医師に対して繊細な情報を明かすことやプライベートな部分の診察を受けることに居心地の悪さを感じるだろう．このきまりの悪さは未成年の子供が患者のときにとりわけ強く，プライベートな部分へ踏み込むことは特に避けるべきである．医師は，家族や自分自身を治療するとき，自らが訓練を受けた領域や専門性を越えた問題についても治療してしまう傾向がある．治療結果が悪かった場合など，もし医師と家族との専門家としての関係に緊張が生まれると，家族間の個人的な関係にも困難な状況がもち越されるかもしれない」[17]．

通りすがり診断

　最後に，巷で通りすがり診断（drive-by diagnosis）として知られる問題がある．これは非常に短いアセスメントによって瞬間的な診断を下すことである．この診断法はぱっと見診断（*augenblick* diagnosis）とも呼ばれる[18]．この現象は，市民システムや道ばたコンサルテーションや家族を診断する医師や客を診断する薬剤師や救急室など，これまでに議論してきた非公式な診断全てで起こる可能性がある．病歴聴取や身体診察をほとんど伴わないひらめきによる直観的な診断が，この診断法の特徴である（ Case Study 4.5 ）．通りすがりの診断は確かに標準的な診断経過の一部ではある．例えば，救急医は患者をみた瞬間の印象で診断を決めることがあるが（参照：付録Ｉアンカリング Anchoring），彼らは通常，主訴，現病歴，既往歴，身体診察，検体検査，画像検査を必要に応じて行うなどの系統だったアプローチを必ず用いるように訓練され，規律を守っている．

典型的な皮疹で受診した OLIVER

Oliver は 35 歳の健康的な男性で首の発疹で受診した．他に何の症状もなくバイタルサインも安定していた．トリアージで非緊急の部門に案内され，部門の看護師が彼をみて帯状疱疹だろうと伝えた．さらに，看護師は救急医の診察を中断させて「12 番ベッドに帯状疱疹の急ぎの患者がいます」と言った．

医師は複数の複雑な症例を抱え行き詰まっていたので，早く帰せる患者を診察して待合室をさばく機会を喜び，Oliver を診察した．Oliver は日焼けしていて健康に見え，首に発疹があるだけだった．

発疹は水疱の集簇で周囲に紅斑を伴い，右頸部の C5 領域にあった．しかし，よくよく見ると発疹は正中を越えていたため，医師は詳しい病歴を聞くことにした．Oliver は庭師をしており，前日に所有地の掃除をしていた．Oliver は木に絡まっていたツルを引っ張ったときに首にそれが当たったことを思い出した．そのすぐあとからかゆみがはじまり，1〜2 年前に経験したものと同じであることにも思い当たった．医師はウルシによる接触性皮膚炎と診断した．

電話によるトリアージ

1876 年に電話の発明者グラハム・ベルが発した「ワトソン君，ちょっと来てくれたまえ，君の手が必要だ」という名言は実は医療処置の要請だった．ベルはバッテリー液をかぶってしまっていたのだ[19]．1879 年の *The Lancet* に，電話診断についての世界初のレター論文が載っている．その論文では，医師が子どものクループを心配した母親から夜中に電話相

談を受けていた．医師は「子どもを抱き上げて電話に近づけ，咳を聞かせてほしい」と伝えた．母親と子どもは指示に従い，医師は咳がクループではないと診断し，そのことが母親の心配を明らかにやわらげ，子どもと母親と医師の安眠を保証した[20]．医療における電話利用がはじめて正式に一般公開されたのは 50 年以上前で，ロンドンの自殺予防センターにおける危機介入が 1953 年に行われている[19]．遠距離通信による健康管理は，総称して遠隔医療（telehealth）と呼ばれ，現在では数多くの選択肢が利用可能になっている．

　この数十年で，臨床における電話利用はさらに普及してきている．電話が患者とのコミュニケーションにおいて相当に便利な手段として提供される一方で，よくない部分もないわけではない．医療過誤訴訟の研究によると，最も多い申し立て理由は誤診で，全体の 68％を占める[21]．内科医および外科医の法的責任を扱う米国最大の全国保険では，現在，電話で患者とコミュニケーションをとる際のリスク管理について，ガイドラインを刊行している[22]．

　現在我々が最も関心を寄せている手段は電話によるトリアージだ．電話によるトリアージは，健康問題を抱えた発信者を適切に振り分けることを目的としている．その目的の根底にあるのは，緊急にケアを必要とする状態かそうでないかを検出し，ある程度は診断するということである．概してこれらのサービスには看護師か，時には医師が雇用され，アルゴリズムやプロトコルに沿って患者の状態を整理するが，このプロセスは多くの理由で困難をはらんでいる．まず，電話では患者の状態を診断するために医師や看護師が使っている多くのシグナルが失われる．個人同士の社会的やりとりの 65％は動きやジェスチャーなどの非言語手段で行われているとされ[23]，非言語的な合図がない状態では重要な意図が失われることは避けがたく，一方で，そのような環境では声の大きさ，速さ，アクセント，語間，リズムなど，辞書的な言葉の意味以外の点がより重要な意味をもってくるだろう．次に，看護師はバイタルサインを含めて患者の安定性を客観的に評価する手段をもたない．この点の重要性を示す根拠として，経験豊富なトリアージナースを対象にしたトリアージ効率の研究がある．患者を

前にして話をすることができ，バイタルサインを完全に（心拍，血圧，体温，呼吸数，瞳孔の大きさ，酸素飽和度，血糖値）手に入れることができ，よく練られて普及しているトリアージシステムを使っても，12％がアンダートリアージ（実際より重症度を低く判断），54％がオーバートリアージ（実際より重症度が高いと判断）だったという報告である[24]．総じて，電話トリアージの正確性はこの研究よりもはるかに劣るように思えるが，電話トリアージと患者安全について直接観察した研究はいまだほとんど存在しない．

オーストラリアでは，俳優を使い重症度や理由が異なる7つの健康上の問題を設定して電話トリアージについての研究が行われた．それぞれのシナリオにおいて適切な対応が事前に定められ，トリアージ判定が"適切"，"オーバートリアージ"，"アンダートリアージ"の3つに明快に判定され，記録された．この研究ではオーバートリアージよりアンダートリアージが起こりやすかった．特に気にかかるのは，脱水を伴う胃腸炎と髄膜炎菌性髄膜炎疑いの2つのケースで，トリアージ判定の60％が不適切とされたことである[25]．もう1つ，適切な評価のために不可欠な質問が実際になされたかどうかに着目した報告がある．この研究では自宅での処置や安全管理（患者がもう一度電話をかけ直すべき状況）についての助言がなされたかどうかも調べている．結果は期待したものではなかった．適切なトリアージはたった58％でしか行われず，必須の質問が実際になされたのはわずか21％だった．安全管理の質については"一貫して不十分"と評価された[26]．

これらの研究の結果から総合的にみて，電話トリアージでは伝統的な実践的評価（主訴，既往歴，症状の評価，身体診察）より質の低い評価しかできないことが多く，診断失敗の頻度を増やすだろう．電話相談は誤りを生みやすい性質をもち，深刻な状況に対する診断の遅れや誤診を招くかもしれない．"文脈"や"直観"といった重要な要素が電話相談の評価からは抜け落ち，代理手段による分析手順になってしまうからだ（第3章「診断プロセスへの現代の認知的アプローチ」【図3.1】参照）．すでに多くの電話トリアージシステムがプロトコルに従い，重要な質問に対する反応を引き出すようにデザインされているにもかかわらず，さらに洗練されたプロセスによってよりよい

効果を生み出せるだろうか？　できるかもしれない．現在ではコンピュータシステムが発展しつつあり，幅広い健康上の問題に関して効果的な質問と返答を自然言語で行うことができるようになってきている．IBM の Deep QA プロジェクトは 2011 年 2 月の Jeopardy というテレビゲームショウで人工知能 Watson によるデモンストレーションを行い，Watson が専門家に勝利した[27]．さらに最近では，米国の一流医療機関の多くと IBM の Watson が医療画像について提携している．画像データは，電子カルテ，放射線科や病理科のレポート，検査結果，学会発表，文献，臨床ガイドライン，その他の情報と統合される予定である[28]．

補完医療や代替医療

　ちょっとした症状から重い症状まで，また外傷から内因性疾患まで診断名を検索すれば，正統な医学診断の代替手段はインターネットですぐに見つかる．これらは第 5 章「補完代替医療」でみていく．

結語

　正統な医学診断に至るまでに，人々は代わりとなるさまざまな選択肢を利用している．まず自己診断からはじまり，市民紹介システムに移行し，遠隔健康相談を経て標準的な医療システムにたどりつく．正統な医学診断が正しい診断をいつも下せるとは限らず，科学としての医学が病気の原理について研究しなければならないことはまだまだたくさんあるが，正統な医学診断はいまだはるかに安全な選択肢である．全ての診断戦略は，リソースの許す限り科学的な精査を行い，安全に倫理面に配慮したうえで利用するべきである．将来は人工知能によって洗練されたシステムが，単独または人間のオペレーターとの協力により，電話トリアージでの診断を助けるばかりか，電話トリアージそのものの信頼性をも向上させそうである．

■ 本章の要約 ── 正統な医学診断に代わるもの

- 一般に，人々は診断について 2 つの選択肢をもつ．自分で診断するか，他人に意見を求めるかだ．
- 自己診断は直観的で，重大でない主訴や病気の多くに有効であるが，時に有害である．
- 古代から現代にいたるまで，全ての社会で市民紹介システムが発達しており，よくある問題を診断するのに利用されている．市民紹介システムは家族，友人，知り合いのネットワークにより成り立つ．
- サイバー心気症は，よくある症状に対する無根拠な不安の拡大がインターネットの使用によってもたらされるものをいう．サイバー心気症は，自分が興味をもった疾患を自己診断してしまう"医学生症候群"の発展形である．
- 道ばたコンサルテーションは専門家同士の非公式な場での意見交換であり，診断の推測や治療の推奨に利用される．どこに援助を求めるべきかの助言に限る場合を除いて，道ばたコンサルテーションは行うべきではない．
- 医師を含むすべての医療専門職は通りすがり診断に加担するべきではない．また，緊急時や明らかに誤診が起こっているときを除いて自分自身や家族の診断を行うべきではない．
- 遠隔医療（telehealth）は遠距離通信技術を用いたヘルスケアサービスの提供である．電話トリアージは電話で適正な受診や助言を人々に提供する努力をしているが，現在のシステムには診断の遅れを招きかねない多くの課題がある．しかし，自然言語解析，情報検索，知識表示と推論，機械学習などのコンピューティングシステムの進歩により，未来は非常に明るい．
- 市民紹介システムと専門的で伝統的な紹介システムの「つなぎめ」となるのは現場のプライマリケア医である．

文献

1. Anonymous. Self-diagnosis. Wikipedia [website]. Accessed September 12, 2016. http://en.wikipedia.org/wiki/Self-diagnosis
2. Better Health Channel [website]. Health information on the Internet. Accessed September 15, 2016. https://hnb.dhs.vic.gov.au/bhcv2/bhcpdf.nsf/ByPDF/Health_information_on_the_Internet/$File/Health_information_on_the_Internet.pdf
3. CBC News [website]. Online health advice sought by more Canadians. Accessed September 15, 2016. www.cbc.ca/news/online-health-advice-sought -by-more-canadians-1.982301
4. White RW, Horvitz E. Experiences with web search on medical concerns and self diagnosis. *AMIA Annu Symp Proc 2009*:696–700. Accessed September 12, 2016. http://research.microsoft.com/en-us/um/people/ryenw/papers/WhiteAMIA2009.pdf.
5. Bengeri M, Pluye P. Shortcomings of health related information on the Internet. *Health Promot Int*. 2003 Dec;18(4):381–6.
6. Jerome JK. *Three Men in a Boat (To Say Nothing of the Dog)*. UK: JW Arrowsmith; 1889.
7. Moss-Morris R, Petrie KJ. Redefining medical students' disease to reduce morbidity. *Med Educ*. 2001 Sept;35(8):724–8.
8. Hunter RCA, Lohrenz JG, Schwartzman AE. Nosophobia and hypochondriasis in medical students. *J Nerv Ment Dis*. 1964 Aug;139:147–52.
9. Cooper AA, Humphreys KR. The uncertainty is killing me: Self-triage decision-making and information availability. *Electronic J Appl Psychol*. 2008:4(1):1–6.
10. Friedson E. Client control and medical practice. *Am J Sociol*. 1960 Jan;65(4): 374–82.
11. Dracup K, Moser DK, Eisenberg M, Meischke H, Alonzo AA, Braslow A. Causes of delay in seeking treatment for heart-attack symptoms. *Soc Sci Med*. 1995 Feb;40(3):379–92.
12. Safer MA, Tharps QJ, Jackson TC, Leventhal H. Determinants of three stages of delay in seeking care at a medical clinic. *Med Care*. 1979 Jan;17(1):11–29.
13. Hall EC, Cooper AA, Watter S, Humphreys KR. The role of differential diagnoses in self-triage decision making. *Appl Psychol Health Well Being*. 2010 Mar;2(1):35–51.
14. Golub RM. Curbside consultations and the viaduct effect. *JAMA*. 1998 Sep;280(10):929–30.
15. Rosvold EO. Doctor, don't treat thyself. U.S. Department of Health and Human Services, Agency for Healthcare Research and Quality. Patient Safety Network (PSNet). Accessed September 15, 2016. www.webmm.ahrq.gov/case.aspx?caseI D=71&searchStr=saline
16. La Puma J, Stocking CB, La Voie D, Darling CA. When physicians treat members of their own families. *N Engl J Med*. 1991 Oct 31;325(18):1290–4.
17. American Medical Association, Code of Medical Ethics: Opinion 8.19—Self-Treatment or Treatment of Immediate Family Members. Accessed September 15, 2016. www.doh.wa.gov/Portals/1/Documents/3000/MD2013-03Self-treatmentorTrtmntofFamilyMbrs.pdf
18. Campbell WW. Augenblickdiagnose. *Semin Neurol*. 1998;18(2):169–76.

19. Grumet GW. Telephone therapy: A review and case report. *Am J Orthopsychiatry*. 1979 Oct;49(4):574–84.
20. Aronson S. The Lancet on the telephone 1876–1975. *Med Hist*. 1977 Jan;21(1):69–87.
21. Katz HP, Kaltsounis D, Halloran L, Mondor M. Patient safety and telephone medicine: Some lessons from closed claim case review. *J Gen Intern Med*. 2008 May;23(5):517–22.
22. http://www.thedoctors.com/KnowledgeCenter/PatientSafety/articles/Telephone-Triage-and-Medical-Advice
23. Birdwhistell R. The language of the body: The natural environment of words. In: Silverstein A, editor. *Human Communication: Theoretical Explorations*. New York: Wiley; 1974. As cited by Grumet [19].
24. van Ven M, Steyerberg EW, Ruige M, van Meurs AHJ, Roukema J, van der Lei J, Moll HA. Manchester triage system in paediatric emergency care: Prospective observational study. *BMJ*. 2008 Sept 22; 337:a1501. Accessed September 15, 2016. www.bmj.com/content/337/bmj.a1501
25. Montalto M, Dunt DR, Day SE, Kelaher MA. Testing the safety of after-hours telephone triage: Patient simulations with validated scenarios. *Australas Emerg Nurs J*. 2010 May;13(1–2):7–16.
26. Derkx HP, Rethans JJE, Muijtjens AM, Maiburg BH, Winkens R, van Rooij HG, Knottnerus JA. Quality of clinical aspects of call handling at Dutch out of hours centres: Cross sectional national study. *BMJ*. 2008 Sept 12;337:a1264.
27. IBM Research [website]. The Deep QA Project. Accessed September 15, 2016. www.research.ibm.com/deepqa/deepqa.shtml
28. Monegain B. IBM Watson aligns with 16 health systems and imaging firms to apply cognitive computing to battle cancer, diabetes, heart disease. Healthcare IT News [website]. June 22, 2016. Accessed September 15, 2016. www.healthcareitnews.com/news/ibm-watson-aligns-16-health-systems-and-imaging-technology-apply-cognitive-computing-battle

5

補完代替医療
Complementary and Alternative Medicine

Pat Croskerry

はじめに

　"医療" というレッテルが貼られた際，それは診断と治療の双方を提供するということを意味している．実際のところ，補完代替医療（Complementary and Alternative Medicine：CAM）の力点は診断というよりも治療に関するところが相当大きい．診断については正統な方法でなされたものを受け入れるが，治療については代替手段を選ぶ人も多い．しかし，診断に関する専門的知識を偽って主張している代替医療情報源も多く，患者は，症状に対して自ら CAM を求め，正しい診断を得るために正統な医学的意見を求めるのが遅れてしまうかもしれない．そのため，我々は CAM に関して議論する必要がある．

CAM 療法の利用

　補完医療は "共通する全体像に寄与し通説では満たされない需要を満た

し医療の概念的枠組みを多様化させることで現行医療を補足する診断，治療，および予防"と定義されている[1]．CAM 治療に数多くの種類が存在する；主要なものを【表5.1】(Bausell) に示す[2]．2002 年における政府調査の報告では，36％の米国人が何かしらの CAM を利用していた，とされている[3]．2007 年の疾病対策予防センターの国立衛生統計センターの報告によると，米国は CAM に 340 億ドルをかけており，その内，220 億ドルは代替医療製品に，120 億ドルは専門家からのサービスに費やされている[4]．国立衛生研究所国立補完代替医療センター (The National Institutes of Health's National Center for Complementary and Alternative Medicine；NCCAM) は現在，1.21 億ドル以上の年間予算を有している．

この 20 年間で顕著に国民の CAM への関心は高まっている．皮肉なことに，その一因は患者安全推進運動の台頭や 1991 年のハーバードの研究で，健康管理システムの有害事象で年間およそ 9 万人の死亡者が出ており，診断エラーが重大な要因であった，と明らかになったことかもしれない[5]．正統な医療がこの割合で失脚していったならば，代替医療のほうが安全かもしれないという主張が出てくるのはごく自然である．これはこの 10 年間におけるインターネットの成長でさらに加速している．何を探しているのか定かでない状態で地元の図書館で何時間も探し回ることなく，"代替医療" に難なくウェブサイトからアクセスできる人が増えているのだろう．

"補完 (complementary) 医療" と "代替 (alternative) 医療" は統合されて現在では補完代替医療 (complementary and alternative medicine) という言葉であるが，いくつかの点で同義ではなく，互いにかなり異なっているかもしれない．米国では NIH が 1991 年，代替医療局 (an Office of Alternative Medicine；OAM) を設立し，この論争に加わった．1998 年，代替医療局 OAM は国立補完代替医療センター NCCAM に改変された．2014 年，NCCAM の戦略的計画は国立補完統合衛生センター (the National Center for Complementary and Integrative Health；NCCIH) に引き継がれ，NCCAM の名前は再び "代替 (alternative)" という言葉を避けるために NCCIH へと改変された[6]．英国やカナダといった他の国では "代替" という言葉を使い続けている[6]．

補完とは通常，全体に対して追加されるものを指すという意味では，例えば健康的な食事，日常の運動，良好な睡眠，有害物質の回避といったことはどんな疾患の治療の補完にもなると考えられるかもしれない．こうした潜在的に健康的な生活習慣の変化に異議を唱える人はほとんどいないだろう．また，補完することを期待して，正統な病気の治療に追加する人もいるだろう．例えば，溶連菌咽頭炎と診断されている子供の母親は処方された抗菌薬にエキナセア（Echinacea）を追加して治療を補完しようと試みるかもしれない（Echinacea の有益性は証明されていない）[7]．代替医療は対照的に通常の正統な医療が提供しなければいけないものとは違ったものを含んでいる．主に治療よりも癒しに重きを置いているが，新規の診断をするために恣意的な行為がなされているかもしれない．伝統的中国医学，アーユル

表 5.1　米国における補完代替医療（2002 年）

補完代替医療 CAM	CAM 利用者の割合	CAM 利用者数
天然物（ハーブなど）	18.9	38,183,000
深呼吸運動	11.6	23,457,000
瞑想	7.6	15,336,000
カイロプラクティック療法	7.5	15,226,000
ヨガ	5.1	10,386,000
マッサージ治療	5.0	10,052,000
漸進的筋弛緩法	3.0	6,185,000
ビタミン大量療法	2.8	5,749,000
誘導イメージ療法	2.1	4,194,000
ホメオパシー	1.7	3,433,000
太極拳	1.3	2,565,000
針治療	1.1	2,136,000
エネルギーヒーリング（霊気など）	0.5	1,080,000
気功	0.3	527,000
催眠術	0.2	505,000
自然療法	0.2	498,000
バイオフィードバック	0.1	278,000
民間療法	0.1	233,000
アーユルヴィーダ（インド伝統医学）	0.1	154,000
キレーション療法	0.01	66,000

〔Bausell, R. B., *Snake Oil Science : The Truth about Complementary and Alternative Science*, 2007, by permission of Oxford University Press より〕

ヴェーダ医療，直観的診断，虹彩学，アプライド・キネシオロジー，カイロプラクティック，チベット医学，ホメオパシー，その他全ての代替医療は診断と治療を含有したアプローチをしている．

CAM の主張における課題

Beyerstein, Ernst, Bausell, Singh をはじめとした，数多くの優秀な研究者は非科学的で支持されていない，CAM の主張に立ち向かってきた．いくつかの詳細な研究が CAM の診断と治療の効用を調査しており[2, 8-12]，大部分はプラセボ効果を除いては無効であったと認識が得られている[13]．それ自体では，これは病気の治療という観点では時間とエネルギーの浪費にすぎないかもしれない．しかしながら，CAM の診断と治療が（適切な医療アクセスへの）遅れを引き起こしたり，標準的な医学診断や治療に取って代わった際には，患者個人に留まらず，多くの人が危害を被るかもしれない（Case Study 5.1, 5.2）．英国の国民健康保険は英国納税者のお金を 2,000 万ポンド分（2,600 万ドルに相当），2003～2006 年の 3 年間で英国王立ホメオパシー病院（the Royal London Homeopathic Hospital）を改装するのに投資した，と Baum と Ernst は述べている[14]．彼らはこの資金を利用すれば，600 人の乳がん患者の命を救うことができると推定している．

なぜ CAM の診断や治療がこのような幅広い支持を享受し，なぜ人々が依然として効用が証明されておらず高価で時には致死的にもなるかもしれない非科学的な診断や治療を多岐に渡って受けたがるか，多くの人は困惑するだろう．現代医学の課題や複雑性を考慮すれば，従来の医師が CAM 実践者が抱く診断や治療時の不屈の精神や希望的観測に驚くのはもっともである．概して，CAM 実践者は自信にも希望的観測にも満ちあふれている．CAM 実践者の助けとなっているのは人間は通常，懐疑主義者よりは信者になりやすい，という性質である．すなわち，我々は信じないというよりも信じる固有の気質を有しているのである．不信や疑念は "自然な選択肢" ではないのである．その代わり，信用は我々の標準的選択であり，

現代社会に愚行がありふれているのは我々が多様な信念体系を批判なく許容している証拠である.

Case study 5.1

Edith の腰痛

Edith MacDougal は腰痛を訴えて救急外来を受診した，愛想のよい 75 歳女性である．最近，彼女の家庭医が定年退職したため，彼女は別の医師にかかる予定である．彼女は救急外来を受診するのを申し訳なさそうにしているが，痛みのために何かしらの行動を取るべきだと感じたのである．

彼女は数か月前に軽く転んだが，この痛みがその出来事と関連しているのかは定かではなかった．友達からカイロプラクター［訳註：米国のカイロプラクターは X 線を撮影する資格を保有している］は腰の問題を解決してくれると友達から聞いて，それからカイロプラクターにかかっていた．カイロプラクターは腰部の X 線を撮影し，"脊椎不均衡" のために一連の処置を施した．それらは奏効せず，金銭的にも彼女にとって負担となっていった．彼女は 110 ドル/回の処置を 12 回受けた．昨日，依然として腰部の脊椎不均衡が遷延しており追加の処置コースを受ける必要があると伝えられた．

救急医は追加で問診を行った．彼女は活発な生活を送っており，基本的には極めて健康であった．彼女は過去に小手術を受けたのみであり，現在は高血圧と骨粗鬆症で治療を受けている．排便は正常だが，この 1〜2 か月は頻尿となっているが加齢に伴うものだと解釈していた．身体診察上，腰椎や仙骨部に圧痛やギックリ腰を示唆する所見は認めず，骨盤も安定していた．腰の可動域は良好であり，下肢伸展挙上試験は両側とも 80°であり坐骨神経刺激は認めなかった．筋力は両側とも異常なし．下肢の感覚は正常であり，反射は 2＋，脈も良好である．

救急医が指圧師が撮影した腰仙骨部の X 線を見直すと，アライメントは正常で軽度の変性を認めるのみであった．トリアージで尿検体が採取されており，尿検査結果では WBC 50〜100/hpf，著名な亜硝酸塩，軽微な血液混入，中等度の細菌を認めた．

救急医は抗菌薬を開始したうえで 5 日後に再診するよう勧めた．彼女は次回の再診までの間，指圧の 2 コース目を開始するべきか尋ね，救急医は保留するよう勧めた．予定通り，5 日後の再診に来た際には腰痛は完全に軽快しており，尿の再検査は正常であった．

Sam の新しい医師

Sam McAvoy は小さい田舎町に住んでいる 60 歳の建設業作業員である．彼は数か月前に受傷した背中の怪我に対しての保険請求用紙の記載を依頼するためにクリニックに徒歩で来院した．彼のかかりつけ医は退職しており，別の医師が新しく担当医となっていた．

クリニックの医師はなぜ，より適切であろう，新しい担当医に書類の記載を依頼しなかったのかと Sam に尋ねた．彼は新しい担当医に依頼して書類に記入してもらったが，保険会社が "本当の" 医師に書類を記載してもらうよう，書類を返却してきたのだと答えた．Sam はある人の提案でクリニックに来院していたが，彼は新しい担当医が自分は医師であると言っていたので書類が返却されてきたことに少し困惑している様子であった．医師はSam の新しい担当医に関して尋ね，自然療法医であるとわかった．Sam は全ての医師（doctors）が医者（medical doctors）であると考えていたのである．クリニックの医師は快く書類を記載するが，そのためには問診と身体診察が必要だと説明した．Sam は

特に先月から腰痛が増悪してきていると感じていたため，その必要性に同意した．彼の新しい担当医は最近，いくらかの脊柱への処置を施していたものの，症状は増悪してきていた．

　彼は 6 か月前に重い木々を持ち上げて腰を痛めたのだと述べた．腰痛のために仕事量を減らして過ごしているも，両側の下肢は数か月かけて弱っていった．彼はまた排尿に問題があったものの，父親が同様の問題を呈していたために加齢に伴うものだと考えていた．診察上，中心部の腰痛のために両側ともに下肢挙上試験は 45° に制限されていた．反射は減弱していたが，下肢の感覚は概ね正常であった．彼は正しく理解しておらず "ギックリ腰" とは何ら関係はないのではないかと肛門部の診察を受けることに気が進んでいなかったが，最終的には同意した．肛門括約筋の減弱および仙骨部の感覚消失があるようだったので，すぐ精査目的で近くの病院に紹介となった．MRI を撮影して馬尾症候群の診断となり，その日に手術室へ搬送された．

CAM が成功している理由

　思慮深く体系的な分析により，Beyerstein はそのような行動を引き起こす主要な問題を【表5.2】と【表5.3】にまとめた[8, 9]．その表には幅広い精神的，社会的，文化的および他の因子が含有されている．

　Schermer は追加因子として，進化した脳のモジュール性の一部は信念の原動力（belief engine）であり，それはその環境における，物体，事象および，現象間の因果関係を発見する手段の 1 つである，と立論している．加えて，これはダーウィンの進化論に統合されるものであると理論立てている．この "patternicity"（明確な因果関係を見つけること）は生き残るうえで極めて重要であった．傾向を見逃さないことはとても重要であると考えているため，我々は誤った因果関係を捉えがちである．実際のところ，種とし

ての我々の生存はおそらく，それに依存していた（付録1の検索に対する満足，第6章「現代医学にみる石器時代の頭脳：遍在する古代の足跡」参照）．特に相関関係と因果関係を混同している際，何も存在しないところに傾向を見出す．それは迷信的な行動，"神秘的な思考"，そして最終的には自己欺瞞を引き起こすかもしれない[15]．この概念の医学への適用は Oliver Wendell Holmes Senior による，140年以上前のベルビュー病院大学（Belleview Hospital College）の卒業生へおくるスピーチでうまく取り上げられた．

....

　演説内容は以下のようなものであった：どんな成人も自身が病んでいた，もしくは病を克服した友達をもっているものである．病人は皆，軽快する少し前に，誰かのアドバイスによって，または自発的に何か違ったことをしている．行われたこととそれに続く改善を原因と結果として関連づけるのは抵抗し難い傾向がある．これは医療行為における誤謬の大きな原因だ．しかし，医師は自身の拙速な推論を修正できる機会がある．医師は自分の処方が特定の不満の単一のケースを直しただけと考え，20ほどの類似ケースでそれを試してみて効果が認められないことを確認し，最初のケースはおそらく偶然の一致に過ぎないものとして結論づけることができる．一方，（CAMを行う）非専門家の実験者または傍から見ている人は，自身の拙速な一般化を修正できるほど多くの経験を持ちあわせてない．（CAMを行った）彼は彼が採用した手段が自身の治療に影響を及ぼしたと信じたいと思っている．（CAMを行った）彼はそれをアドバイスした人に感謝し，自身を助けた錠剤や薬を賞賛するのが大好きである．そして彼はその有効性に対する生きる証として自分自身に一種の記念碑的な誇りをもっている．よって，どんな町や国であれ，あなたの周りには，なにがしかの医療行為（それはよりよい訓練をつんだあなたならば，有効性があるとは全く思えない）で九死に一生を得たと信じているコミュニティがたくさんあるのに気づくはずだ．彼らの病気は自然治癒しただけで，決して医療という消火器が（病の）火を消したわけではないのだ[16]．

....

表 5.2　補完代替医療の明白な成功の基礎となっている，社会的・文化的要素

Factor	Description
反知性主義・非科学的態度	新時代の専門家は概して信じるものを決める際に経験的基準よりも感情的基準を促進している．すなわち，我々は皆，個々人に働きかける妥当性を創り出すことができるのだろう．
精力的なマーケティング	代替案の促進は積極的であり，ロビーイングに関与しているかもしれない．例として過度な主張がしばしばなされており，インターネットはさまざまなマーケティング策略を促している．
不十分なメディアの吟味や批評	逸話や個人的な証言の他には，CAM の主張はエビデンスを欠いている．人種差別主義者や性差別主義者と捉えられることへの恐れや，CAM の宣伝が報酬の元（利益相反あり）となっている事実から，この問題は十分にメディアで取り上げられていない．
正統医学への不信感の増強	近年，現正統医学の体制への幻滅が増してきており，CAM が医師への大衆の反発につけ込んでいる．
現代ヘルスケア提供への否認	現代医学は技術的，官僚的，非人道的となっているようにみえる．対照的に CAM は大衆向けではなく個々人に合わせた手法を提供することができる．
安全性の推測	CAM の手法の中には自然由来なのだから有害な副作用を起こしにくいだろうといった，"自然主義的" 偏見の上に成り立っているものもある．
信じる意思	人は概して疑うというより信じる傾向があり，固有で変化しにくい気質だが "神秘的な思考" の影響を受けやすい．
論理的誤り・コントロール群の欠如	数多くの決断の落とし穴の根底にあるのは因果関係の勘違いにある．適切な研究デザインがなく，特に不適切なコントロール群を用いては，どんな結論も信用を置けない．
判断の欠点	一般の人々は大抵，補完代替医療の診断や治療の効用に関して直観的に判断する．それはしばしば多くのバイアスや推論の他の薄弱性で混同され，概して，科学的証拠で何が求められているのか気づいていない．
現実への精神的歪み	個人的な信念体系は非常に強力であり，たとえ補完代替医療の効用におけるエビデンスがなくとも，さまざまな精神的理由で恩恵を受けようと自分自身を納得させようとするかもしれない（認知的不協和，再解釈，否認など）．
利己的バイアスや要求特性	利益相反や他のバイアス（思い出したいものを想起する選択的想起など）は補完代替医療の実践者やその患者にとっての現実を歪めている．人々はまた治療契約の社会的要求に応えようとする自然な性向（要求特性）を有している．すなわち，私があなたを診断して治療したら，その治療の奏効に謝意を表して報いる義務を感じるだろう．

〔Beyerstein, B. L., *Sci. Rev. Altern. Med.*, 3, 16-29, 1999 より〕

表 5.3　補完代替医療が奏効していると誤認する他の理由

Factor	Description
病気が自然経過を辿っていたかもしれない	大多数の疾患は完全に自然軽快するものだが，自然軽快よりも前になされた，いかなる介入も治癒に寄与したと評価されうる．
多くの病気は周期的である	改善もしくは明白な再発は単純に疾患の周期的性質に起因するかもしれないが，最近の介入の恩恵であると捉えられるのかもしれない．
プラセボ効果	プラセボ効果は数多くの手段で改善をもたらすかもしれない．補完代替医療の治療はよくプラセボ効果を考慮に入れそびれる．治療側も患者もどちらの治療が行われたか二重盲検されるべきである．
心身疾患	心因性の基盤（心配性）を有している疾患もあり，"医学的"診断を下すことを望んでいる気配りのできる，カリスマ的な治療者からの支援，安心，提案に反応するかもしれない．
対症療法と治癒	数多くの精神的かつ他の理由から補完代替医療は疼痛や不快感の緩和を与えるだろう．患者は疾患の治癒とそれを同等とみなすかもしれない．
補完代替医療の利用	特に標準的な医療への代替医療に"補完"もしくは"統合的"といった名がついた際には1つに絞らず，多様な診断・治療の様式を利用するかもしれない．
自身もしくは医師による誤診	何かしらの病気と自己診断しているが医学的な確証を得ていない人は，補完代替医療で診断（および治癒）を受けやすい．逆に，補完代替医療を利用していて医学的に深刻な疾患と誤診された患者は，疾患の重症化を補完代替医療に原因を求めるかもしれない．
派生効果	患者が受けている標準治療がコンプライアンス改善でより効果的になるように，カリスマ的な補完代替医療者は患者の気分，期待や生活様式を向上させるかもしれない．

〔Beyerstein, B. L., *Sci. Rev. Altern. Med.*, 3, 16-29, 1999 より〕

統合医療

　統合医療は正統な医学と CAM を組み合わせようと試みる手法である．これは治療的手段の両側面で "防護措置" として解釈することができる．患者は CAM は直観的に魅力があり，友達から有力な証拠を聞いているために CAM を利用したいと感じるかもしれない．しかし患者はまた両方を最大限に利用するため，一応，正統な医学の推奨にも従うのである．CAM 実践者は自分たちの手法を強く支持しているかもしれない．一方で背景知識として標準医療を有していることは有益かもしれない，と考えている人もいる．しかしながら多くの人がこの考え方に異議を唱えている．

"短期的には科学のごくわずかな部分（もしくは偽科学）は新世代の CAM 実践者の立場を向上させることや彼らの活動の正当化に寄与しているかもしれない．しかし長期的には科学を霊性よりも下に置こうという試みは科学が克服しようとしている矛盾を引き起こすだろう" と Charlton は述べている[17]．Charlton らは標準治療薬と CAM との統合に反対しており，Ernst も同様の立場であり，下記のように述べている．"顕出したメッセージは明確に思えるが，決して世界で最良のものではない．度々それは明らかに効果のある治療が効果が明らかでなかったり使用が反対さえされている療法に取って変わられることを意味している．エビデンスがどう示されていようと，統合医療は CAM を促進する．これは有効性と経済効果の高いヘルスケアを犠牲にした EBM の原則の皮肉な侵害である．こういったこと全ての被害を被るのは患者であると私は恐れているのである"[12]．

結論

　この章では我々は正統な医学診断の代替となるものを概説した．正統な医療の重要な部分である市民紹介システムとは違い，CAM は正統な医療とは根本的に異なる哲学や概念を持っている．補完，統合，代替医療といった名のもとに様々な団体が運営されている．一般的にこれらの代替手法は正統な科学的手法によって証明されていない．重要なこととして，もし手法自体が実証できないならば，それに付随する診断や治療的手法が安全でないかもしれないということだ．時折，患者はプラセボ効果や精神的な要因（症状改善，気分向上や楽観主義，より健康な食事へのモチベーション向上，運動や睡眠習慣，ストレス軽減，幸福をより感じることなど）から CAM から恩恵を受けているのは確かである．もし CAM が重篤な疾患の最終的な治療を遅らせたり患者にとって過度に高価でないのならば，有益なのだろう．正統な医療は必ずしも正確な診断をするわけではないし，医学は依然として疾患の根幹で解明できていないが，断然，安全な選択である．そのうえ，正統な医療の診断戦略はすべて科学的な綿密な検査のうえに成立しており，安全で倫

理的な方法で行われている.

■ 本章の要約 —— 補完代替医療

・補完代替医療 CAM は大部分が正統な科学的調査では支持され
ていない診断法や治療法を幅広く包含している.
・それにもかかわらず，CAM を利用する人はプラセボ効果や社
会的，文化的，および精神的メカニズムを通して症状が緩和す
ることがある.
・CAM の魅力は部分的には，信じないよりは信じようとする人
間が進化論的に避けることのできない性質のうえに成立してい
るかもしれない.
・統合医療は CAM と正統な医療の組み合わせである. 組み合わ
せることでおそらく患者と CAM 実践者はともに損失を回避し
たり，CAM を通して精神的な恩恵を増やすことができるのだ
ろう. 著名な科学者でそういった組み合わせに強く異議を唱え
ている者もいる.

文献

1. Ernst E, Resch KL, Mills S, Hill R, Mitchell A, Willoughby M, White A. Complementary medicine: A definition. *Brit J Gen Pract*. 1995 Sep;309:107–11.
2. Bausell RB. *Snake Oil Science: The Truth about Complementary and Alternative Medicine*. New York: Oxford University Press; 2007. pp. 1–22.
3. Barnes PM, Powell-Griner E, McFann K, Nahin RL. Complementary and alternative medicine use among adults: United States, 2002. *Adv Data*. 2004 May 27;(343):1–19.
4. Nahin RL, Barnes PM, Stussman BJ, Bloom B. *Costs of Complementary and Alternative Medicine (CAM) and Frequency of Visits to CAM Practitioners: United States, 2007*. National Health Statistics Reports: no 18. Hyattsville, MD: National Center for Health Statistics. 2009. Available at: www.cdc.gov/nchs/data/nhsr/nhsr018.pdf. Accessed January 18, 2011.
5. Brennan TA, Leape LL, Laird NM, Hebert L, Localio AR, Lawthers AG, Newhouse MP, Weller PC, Hiatt HH. Incidence of adverse events and negli-

gence in hospitalized patients. Results of the Harvard Medical Practice Study
1. *N Engl J Med*. 1991 Feb 7;324(6):370–6.

6. NIH complementary and integrative health agency gets new name. https://nccih.nih.gov/news/press/12172014. Accessed August 15, 2016.

7. Taylor JA, Weber W, Standish L, Quinn H, Goesling J, McGann M, Calabrese C. Efficacy and safety of echinacea in treating upper respiratory tract infections in children: A randomized controlled trial. *JAMA*. 2003 Dec 3;290(21):2824–30.

8. Beyerstein BL. Social and judgmental biases that make inert treatments seem to work. *Sci Rev Altern Med*. 1999; 3:16–29.

9. Beyerstein BL. Alternative medicine and common errors of reasoning. *Acad Med*. 2001 Mar;76(3): 230–7.

10. Ernst E, editor. *Healing, Hype or Harm? A Critical Analysis of Complementary or Alternative Medicine*. Exeter, UK: Societas; 2008.

11. Singh S, Ernst E. *Trick or Treatment. The Undeniable Facts about Alternative Medicine*. New York; WW Norton; 2009.

12. Ernst E. Integrated medicine? In: Ernst E, editor. *Healing, Hype or Harm? A Critical Analysis of Complementary or Alternative Medicine*. Exeter, UK: Societas; 2008.

13. Ernst E. Towards a scientific understanding of placebo effects. In: Peters D, editor. *Understanding the Placebo Effect in Complementary Medicine: Theory, Practice, and Research*. Edinburgh: Churchill Livingstone; 2001. p. 246.

14. Baum M, Ernst E. Ethics and complementary or alternative medicine. In: Ernst E, editor. *Healing, Hype or Harm? A Critical Analysis of Complementary or Alternative Medicine*. Exeter, UK: Societas; 2008. pp. 104–11.

15. Schermer M. *Why People Believe Weird Things: Pseudoscience, Superstition and Other Confusions of Our Time*. New York: W.H. Freeman; 1997.

16. Oliver Wendell Holmes Senior: The Young Practitioner [A Valedictory Address delivered to the Graduating Class of the Bellevue Hospital College, March 2, 1871.] Accessed from The Literature Network: www.online-literature.com/oliver-holmes/medical-essays/7/ on September 17, 2016.

17. Charlton BG. Healing but not curing. Alternative medical therapies as valid New Age spiritual healing practices. In: Ernst E, editor. *Healing, Hype, or Harm? A Critical Analysis of Complementary or Alternative Medicine*. Exeter, UK: Societas; 2008.

5 補完代替医療　97

推論の要素

The Elements of Reasoning

6

現代医学にみる石器時代の頭脳：遍在する古代の足跡

Stone Age Minds in Modern Medicine:
Ancient Footprints Everywhere

Pat Croskerry

はじめに

これまでの章で述べてきたとおり，診断推論のほとんどは，意思決定する際に頭の中で起こっていることについて洞察することであった．単純な生物において原始的な神経回路が生まれて以来，人間の脳は何百万年もかけて進化してきた．ダーウィンによって提唱された自然選択の過程で，脳は非常に複雑な臓器となり，心臓や腎臓のように，何百万年も前から脳はその役割を果たしてきている．しかし，それが意味することは，何百万年も前に備わった脳からの刺激が，昔も今も変わらず特定の行動を引き起こしうる，ということなのである．このことは 20 世紀後半，進化心理学において起こった重要な概念である．

進化心理学

進化心理学では，脳の発達における主要な選択圧は，おもに更新世の

約 200 万年のあいだに生じたとみられている．したがって，現代の人間の思考，推論，意思決定および行動のなかには，「我々の祖先の時代に適応していた脳」が生みだすものがある．多くの方々は，我々現代人は 5 万年前の祖先よりも優れた知性をもち非常に洗練された思想家になっている，と考えるかもしれない．しかし少々の例外を除き，ここ 5 万年のあいだは脳に大きな進化はなかったようである[1]．だから，仮に古代の赤ん坊を現代の環境・育て方で養えば，現代の子どもと同じように育つと思われる．実例としては，オーストラリアのアボリジニをとりあげたい．彼らの祖先は 4, 5 万年前にオーストラリアに渡り，脳における選択圧を受けず，ヨーロッパ人が訪れた数世紀前まで狩猟採集を行っていた．それにもかかわらず，現在彼らはエンジニア，パイロット，医師などさまざまな職業に就くことができている．現代の脳の業績（月面着陸、スマートフォン、ミケランジェロの傑作、またはベートーヴェン協奏曲）を考えると、現代人の我々が、洞窟に住んでいた我々の祖先とあまり知的能力が変わらないと考えるのは一見、謙虚すぎる考えかもしれないが、これは事実である。Cartwright が洞察しているように、「現代の我々の頭の中には石器時代の頭脳が入っている」のである[2]．つまり我々の脳の機能のなかには生得的なものがあるが、最終的に、それらの機能は環境や学習から影響を受ける．このことが臨床判断や診断推論にどのようにかかわっているのか，ということを知るためには，まず認知における進化について詳察する必要がある．

経験主義と生得主義

　進化心理学的な考えに反して，経験主義的な見方では，生まれたときの脳はまっさらな石版のようなものであるとしている．ほんの数十年前まで行動科学者たちは，あらゆる我々の行動は学習に由来すると論じていたし，いまも経験主義的な見方を信じている人もいる．これらの経験主義的な強化学習理論は 19〜20 世紀の変わり目のパブロフにはじまり，1960 年代後半のスキナーまでの 70 年間，唱えられていたが，結局いろいろな

表6.1　ヒトの生得的な行動

- ・交感神経系の活性化の結果，パフォーマンスが改善したり悪化したりする.
- ・感情的な起伏が，判断力と意思決定力に影響する.
- ・性的興奮は，モラルを変化させ，意志力を低下させる.
- ・糖と脂肪を必要以上に欲しがる.
- ・排卵時には，女性の社会的・性的活動性が高まる.
- ・排卵時には，女性の食欲は低下する.
- ・恐怖症の存在（ヘビ，クモ，高所，見知らぬ人）.
- ・他人の人柄をおおげさに考える.
- ・近づいてくる音は遠ざかる音よりも近いと判断する.
- ・病気やけがをもつ者から遠ざかる.
- ・男性は女性の性的関心を高く見積もる.
- ・女性は男性の約束をあてにしない傾向がある.
- ・あたりが暗くなると，人種や民族における偏見が増す.
- ・うまく環境をコントロールできると過信する.
- ・他のグループに所属している人々は不親切で危ないと考える.
- ・いろいろな仕事にやりがいをみいだす.

意味で時間とお金の無駄になった「まわりみち」だったといえる．当時で
もこの強化学習理論は完全に受け入れられていたわけではなかったが，
20世紀後半になるまでは，多くの心理学者が自明のことだと考えていた．
しかし，次第に常識的な考え方と生得主義が普及するようになってきた．
Pinker はこれまで人間の生得性を否定してきたことから生じた問題を網
羅的に説明した[3]．おそらく，いま我々は「正しい道筋」にいて，ヒトの
生得的な行動の例がたくさんあることに気づいている．(ボブ・ディランが歌っ
ているように) 古代の足跡はいたるところにあるのだ[4]．生得的と考えられて
いるさまざまな人間の行動が，進化心理学の文献に収められてきた【表
6.1】．ヒトの体と脳は何百万年間もかけて進化してきた果てに得られたも
のだとする生得主義の考え方を受け入れれば，認知と意思決定の進化をよ
り深くみつめることができる.

認知における進化

　いくつかの基本的な反射を除いて，他の動物と同じように我々の行動は
認知によってコントロールされている．進化論的な観点からは，単純な行
動は「本能」に従って起こる——ある刺激が周りの環境に現れ，特定の行

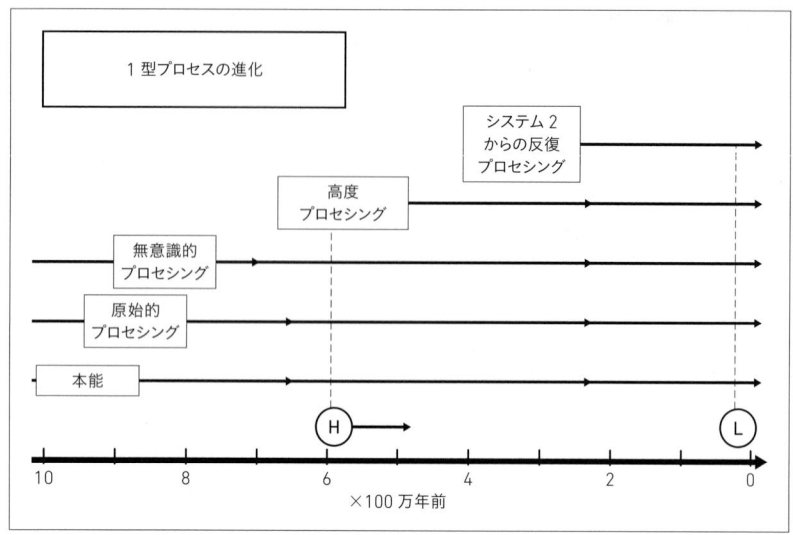

図 6.1　ヒトの認知における発達段階
H は，（少なくとも 20 種以上あった）ヒト科が最初に出現し始めたときを指す．L は最近起こった言語の
出現を指す．我々ホモ・サピエンスは約 20 万年前から存在していた．

動パターンを引き起こす【図 6.1】．そこに意識はかかわらない．渡り鳥の
移動，ネコの狩猟，繁殖期のサケの遡上はどうだろう．こういった複雑な
行動でさえも本能によるものなのだ——そこには目的意識や意思決定はか
かわらない．コマドリの巣は綿密なデザインにみえるが，学習は全くかか
わらないし，計画的に作るわけでもない．親から教えられるわけでもない
が，親とほとんど同じ巣をつくる．本能に従うということ，Hogarth[5] は
認知機能の次の段階を「原始的プロセシング」と呼んでいる——これも生
得的で無意識の反応を含むが，認知がかかわるという点で本能とは異な
る．原始的プロセシングでは，ある出来事やその頻度がどう変動するか認
識でき，また天候や食物，寝床や捕食者についての簡単な推定ができる．
さらに次の段階を「無意識的プロセシング」としている．無意識的プロセ
シングもやはり自動的な性格をもち，意識できない過程で，特に注意も要
さないものだが，環境についての暗黙的学習や，重要な刺激を記憶するこ
とにかかわる．さらに高次の段階は「高度プロセシング」と呼ばれ，意味
や効果と関係がある．

人々が経験に意味と効果を関連付けられる場合には，その人々は帰納的な経験にまつわる「個人的な」考え方の型をもっていることになる．つまりは，人それぞれに意思決定しはじめるということになる．高度プロセシングはヒトの本質であると Hogarth は提唱しているが，他の動物にも高度プロセシングがみられるのではという意見もある（カラスがその例である）．高度プロセシングの段階に至れば，経験に学び，重要なスキルを身につけられるようになるだろう．

　しかしながら，進化には非常に長い時間がかかる．実際，比較的高度な精神運動スキルを要する石器の作製を，人類は 250 万年前ほど前には既に行っていたのだから．その後 245 万年間もほとんど変化がなかったのには戸惑いを隠せない．つまり，単に高度プロセシングができるということでは運動スキルの急速な進歩は起こらなかったということになる．

　分析的思考（2型プロセス）は比較的最近になって現れたようにみえる．その本質的な特徴の 1 つは，言語化されうる作業に対して抽象的思考を行うということである．したがって，ここ 10 万年間のホモ・サピエンスの進化をもたらしたのは分析的思考であるといえる．分析的思考がなされると，反復によって，学習を通じて得た種々のスキルが直観的なものになってゆき，最終的に 1 型プロセスとなる（【図 6.2】参照．この図は【図 3.1】で示したスキームの初めの部分を拡大したものである）．こうしてさまざまな種類の推論の進化を俯瞰すると，いかに古代の思考が現代の意思決定や診断推論に影響を与えているかということが理解できるようになる．

直観的な意思決定法の特徴

　第 3 章「診断プロセスへの現代の認知的アプローチ」で述べられた 1 型プロセスに代表される，直観的な意思決定の型を理解することは重要である（第 8 章：「合理的な診断医とは」）も参照のこと）．ここに最も多くの時間がかかり，また最も多くのエラーが起こると考えられている．分析的思考に基づく 2 型プロセスは現代医療にとって非常に重要であり，このプロセ

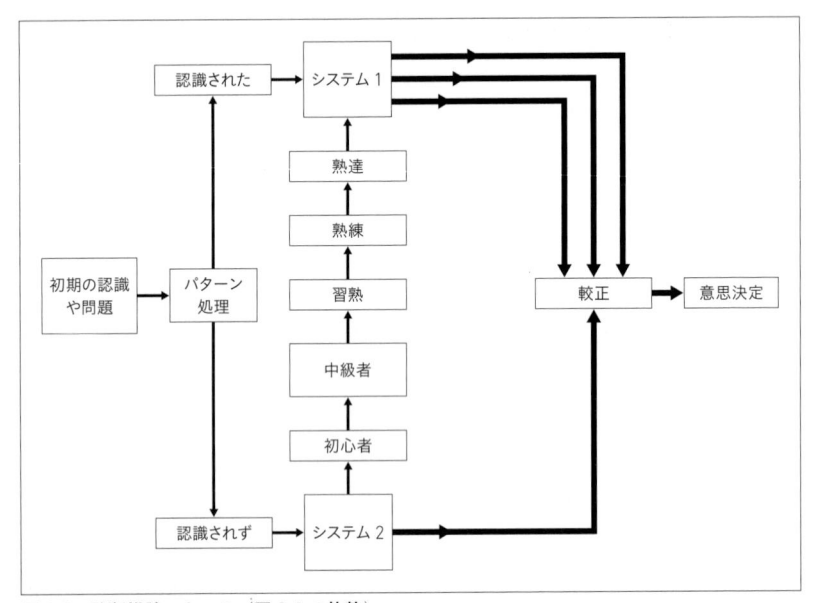

図 6.2　診断推論スキーム（図 3.1 の抜粋）
学習を通じて得たスキルや習慣をする際に反復されるプロセスを通じて，新たに積み重ねられシステム 2 からシステム 1 へ進展していく認知の変遷.

スでは，診断推論における診断エラーの懸念は生じにくい.

　直観的思考に対する入力ソースは 2 種類ある．1 つは【図 6.2】で示されている．よくわからない症状と症候のパターンと組み合わせはシステム 2 で処理されるが，処理が反復されていくと，次第に症状・症候を認知できるようになり，習熟し，熟練に達していく．このような過程を経ると，再び同じような症状・症候をみた場合にシステム 1 でも正確に対処できるようになる．もう一方は，本能や，原始的で意識に上らないが，高度プロセシングに基づいた生得的な反応である．ﾞ Case Study 6.1 にその例を示す.

　この例を通じて，「search satisficing（検索に対する満足）」による，現代起こりうる思考過程のミスをみてとることができる．「search satisficing」は経済における意思決定過程の研究でノーベル経済学賞を受賞した Herbert Simon によって提唱された[6]．Satisficing は satisfy（満足）と suffice（十分とする）をかけた語である．ヒトは検索したことが目的にかなうと満足する．進化心理学的には，進化という観点からは search satisficing には利点もあ

るとする説もある．`Case Study 6.2` の例を考えれば，検索を早めに切り上げたものは，次世代に遺伝子を残す確率が高くなるのだ．

　古代における意思決定である，進化心理学者がいうところの進化適応環境（environment of evolutionary adaptedness：EEA）は，進化におけるギャンブル（evolutionary probability gambling）のようなものだと考えられてきた．Richard Dawkins は，著書『虹の解体』で，どのように自然選択が偽陰性（ある物事が実際にあるのに，ないとしてしまうこと）よりも偽陽性（ある物事が実際にないのに，あるとしてしまうこと）を（差異的に）選択してしまう直観的な意思決定（システム1）に作用してきたかについて論じ，ある種の人間の行動（たとえば，迷信，恐怖症，神秘的思考など）を偽陽性の証拠として説明した．Cartwright と同様に，Dawkins は「ヒトの脳の直観的な処理を司る部分は石器時代から変わっていない」と述べている[7]．生存にはパターン認識とパターンマッチングがかかわっていて，偽陰性よりも偽陽性を重視するほうが有益である．Search satisficing は最上の戦略ではないが，生存の可能性を増やすには有効である．

　進化心理学にはエラーマネジメント理論（error management theory：EMT）という説がある．現代にみられる「思考の失敗」が，過去に重用されたがゆえに，ヒトに生まれつき備わっている自然選択された行動パターンによって引き起こされるという考え方である[8]．換言すると，二重過程理論とはこういった思考過程の失敗が，認知バイアスやヒューリスティックスの具体例であり，直観ではそういったことが非常に起こりやすいと説明するものである．

　第3章でも述べたように，これらのヒトにおける生得的な行動の特徴は，人類学の書籍で「普遍的なもの（universals）」，すなわち地球上のあらゆる文化に共通のものとして紹介されている（例えば，ヘビに対する警戒など）．それらの特徴は，ヒトには，約200万年前のアフリカ起源の共通の祖先ホモ・エレクトゥスから受け継いだ，生まれつきのものが備わっているという根拠となる．全ての文化，人生におけるヒトの意思決定には普遍的な特徴があるが，局所的な偶然の出来事や，周囲の環境の要因，文化的問題が影響していると思われることもある．例えば，Nisbett[9] は，東洋の文化

に対する弁証法的な理論づけのいくつかの主要なバイアス（根本的帰属の過誤，確証バイアス，文脈バイアス）に対する影響を指摘している．しかしながら，フエゴ諸島（訳注：南米大陸南端に位置する諸島．文化の多様性を示唆する例として用いられている）の住民も，カナダ北方のイヌイットも，全人類の意思決定の基盤には，強い類似性が認められる．1986 年，人類学者ブラウンは 300 を超えるヒト行動の「普遍的なもの（universals）」を示した．嫉妬や育児，ヘビに対する警戒，不正の認識など，その他全ての文化で共通のものを挙げており，そのリストは増え続けている[10]．イヌイットがヘビに対する嫌悪を示すというのは，普遍的なもの（universals）の存在を強く支持する証拠である——北極では変温動物は生息できず，見たことのないヘビに対して畏れを抱くには理由が必要である．これら考え方と行動の総体は「集合意識」の例である．集合意識のもとは，脳と脳の発達をコントロールする遺伝子である．

Case study 6.1

現代の search satisficing

　45 歳女性．興奮状態で救急外来を受診した．患者は空のアスピリンの瓶をもち，「全てお終いにするために」数時間前に全ての錠剤を飲んだという．頻呼吸，頻脈あり．他の症状に，嘔気と耳鳴があると言った．薬物スクリーニングを含め採血検査を行い，静脈路を確保したうえで，サリチル酸中毒の治療が開始された．1 時間もしないうちに，血中サリチル酸濃度が毒性域にあることが判明した．

　当初，状態は若干改善していたが，2 時間後に救急医が再評価したところ，思っていたよりも症状がよくなっていなかった．混乱していたし，モニターをみると著しい頻脈が続いていた．救急医が患者の状態について熟考していたところ，患者のパートナーが様子を尋ねてきた．

　その救急医は，患者の状態が思ったほど改善していないことを

説明し，またサリチル酸中毒であることを考えると，安定するまでにはもう少し時間がかかると伝えた．すると患者のパートナーが三環系抗うつ薬の空のビンをポケットから取り出し，「仕事から帰ったら寝室の床にこのビンが落ちていた」と言った．彼にはそれが重要なことかどうかわからなかった．

　直後，患者の血圧が低下し，心電図モニターは QRS 幅の広い心室内伝導遅延の波形および，1 度房室ブロック，QT 延長を示した．次いで患者は痙攣し，気管挿管され集中治療室へ移動した．

　コメント：救急医と看護師は，はじめ患者の話と空になったサリチル酸の薬瓶，そして急性サリチル酸中毒の症候にとらわれてしまい，患者が飲んでいる可能性のあるその他の薬について尋ねなかった．また初期に行われた毒物スクリーニング検査では，サリチル酸，アセトアミノフェンおよびアルコール濃度だけが測定され，サリチル酸濃度が上昇していたことが，自分たちがみているのはサリチル酸中毒であるという考えをさらに強くした．その結果単独の原因の中毒を治療しているとだけ考えてしまい，他の中毒の合併がないかどうか検討するのをやめてしまった．もしも，他の薬も飲んでいないかどうかを患者に尋ねていれば，より重症になりうる三環系抗うつ薬の過量服薬についても発見できただろうし，もしくは他の中毒の合併を調べるべく種々の尿中薬物検査を行うことにより，三環系抗うつ薬を検出できたかもしれない．

Case study 6.2

古代の search satisficing

　7 万 5 千年前，前期更新世の時代．2 人の原始人が食物を得ようと丈の短い草原を林に向かって歩いていた．2 人とも，前方から草がサラサラと揺れる音を聞いた．1 人は，何か危険なものが前方にあるに違いないと，ただちに音から離れて遠回りした．も

う1人は，あまり確証はなかったが音の正体は風で揺れた草が
たてた音だろうと考えた．そのまま林に向かっていったところ，
（当時は）致死率100％の毒をもつ毒蛇，ブラックマンバに咬まれ
てしまった．

　前者は，行く先には危険があるはずだとすばやく考え，直ちに
回避した．彼の遺伝子は次世代へとつながった．後者は危険が差
し迫っているということはないと考えた．彼の遺伝子は途絶え
た．

　コメント：100万年前から進化してきたヘビは，現代の哺乳類
に対するはじめの重大な捕食者だったであろう．それゆえに，ヘ
ビの発見と忌避に伴う判断は生存と遺伝子の伝達に非常に重要な
ことだったのだ．

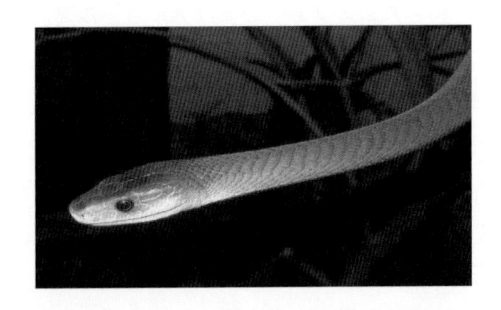

診断推論とは

　我々は，我々自身の日常的な思考が意図的でかつ合理的，客観的であ
り，医学においては（望むらくは）エビデンスに基づいていると思っている．
しかし，全ての意思決定を形成・構成するもののうち95％は，自覚でき
ている意識の表面下にあるというのが認知科学者たちの共通認識である[11]．
我々の行動は，単に我々の体が何をしているかによって決まっている——
車の運転をしている際，行動に関してなされる決定の多くは自動的で，か

つ反射的な1型プロセスを経ている．時折，注意を要する物事に出会う——新たな道路工事や，ハイドロプレーニング現象など——しかし，たいていの場合は，運転はいちいち考えてする必要はなく，自動的なものである．どんな日でも，たいていの場合通勤自体のことは覚えていられない．同様に，食事をするときに，食べものを，どれくらいの大きさに切れば口に入りやすいだろうか，どれくらい噛んだら食べ物のひとかたまりが食道をつっかえずに通るのかなど，いちいち意識してはいない．このような問いや意思決定は，ほとんどの場合無意識に行われる．Pink Floyd の表現を借りると[12]，我々は慣れ親しんだものに対して「心地よい無感覚」になっていく．技術の過剰学習は余裕を生んで思考と行動を省くようになり，無意識の状態にいたる．

これまで述べてきたように，1型プロセスのもう1つの主要な基質は自然選択の結果によるもので，ゆえにヒトの進化の過程で重要な役割を果たした反射的な行動パターンである．この行動パターンは現代の環境でも役に立っている——山をスキーで降りているときに雪崩がほとんどの滑降経路をふさいでいたことがわかったときには，分析的思考（システム2）を行っている余裕はない．事故や怪我を避けるために行われるべきなのは，迅速な回避行動（システム1）である．窮地を脱するのに必要なのは，生来備わっている，こういった1型の逃避プロセスである（畏れ，交感神経緊の緊張，反射運動，search satisficing など）．

医学教育における立ち位置

これまで展開してきた議論は，どのようにして医学生・レジデントに教えるか，そしていかにして医学教育を続けていくかということに関して重要なものであった．以前から，Tooby と Cosmides は現在我々が行っている教育モデルに対して強く反発してきた．これまでは，医科学における教育への取り組みは，20世紀における standard social science model（SSSM）の伝統的な概念的枠組みに準じて行われてきた．このことは文化によって

規定されるという，「まっさらな石版」的な，たいていは記述的で経験主義的なみかたを含んでおり，ヒトの感情や思考，行動における，生物学的，進化論的な「もと」となるものを欠いている[13]．一方で，経験主義における「まっさらな石版」の支持者はいまやほとんどいないが，SSSM に基づいた教育への取り組みの遺産が，依然として医学教育の伝統に深く刻み込まれてしまっている．

今，患者とそのケアを行う人々の人間性につながる進化メカニズムの理解のために必要な，新しい試みが待ち望まれている（第14章「医学教育と診断プロセス」）．その取り組みを通じて，診断推論プロセス（特に誤診の背景では何が起こっているのかということについて）を深く理解できるようになるだろう．

小説家 Lawrence Durrell は，ヒトの行動に全てにおけるこの挑戦について，老荘思想への精神的・哲学的な探求の中で詳述した．「判断する際には最大限慎重に臨み，意志の向上にも全力でもって挑む．我々の無意識の澱にひそむ前史時代の動物のように進歩のない，我々のもつ乱暴なオートマティズムと，それらの姿勢を置換するべきである」[14]．

■ 本書の要約 —— 現代医学にみる石器時代の頭脳：偏在する古代の足跡

- 思考における進化は，現代の意思決定を理解するのに必要である．
- 考察，推論，意思決定は単純ではなく，単独のプロセスではない．
- ヒトの脳の直観的プロセスは，動物のような本能から，高度プロセシングへと，何百万年もかけて進歩してきた．
- 全ての文化に通ずる行動の「普遍的なもの（universals）」があることは，それが共通の祖先から受け継いだものだという証明になる．
- 分析的推論はこの 10 万年間と極めて最近になって進歩してきたものであり，おそらくは言語の発達とともに進歩してきた．
- 意思決定の多くは無意識かつ自動的に行われる．

- ・無意識的な思考と行動は4つの要素からなる。主要な2つの要素を挙げる。1つはダーウィンの自然選択を受けた意思決定と行動で、もう1つはシステム2からシステム1に至った、過剰学習・行動である。
- ・多くの生得的な意思決定と行動は、それらが生存に有利な場合は、進化適応環境（environment of evolutionary adaptedness：EEA）によって選択される。
- ・一般に、ヒトのEEAは180万年以上前の更新世紀から存在していたと考えられている。
- ・医学的決断の中には、脳の生得的な傾向（例：search satisficing）から影響を受けるものもある。
- ・これらの概念は医学教育や診断推論を行う際にも取り入れられるべきである。

文献

1. Tooby J, Cosmides L. Conceptual foundations of evolutionary psychology. In: Buss DM, editor. *The Handbook of Evolutionary Psychology*. Hoboken, NJ: Wiley; 2005. pp. 5–67.
2. Cartwright J. *Evolution and Human Behavior: Darwinian Perspectives on Human Nature*. 2nd ed. Cambridge, MA: MIT Press; 2008. p. 151.
3. Pinker S. *The Blank Slate: The Modern Denial of Human Nature*. New York: Penguin Putnam; 2002.
4. Dylan B. When I paint my masterpiece. Big Sky Music, 1971. http://bobdylan.com/songs/when-i-paint-my-masterpiece/
5. Hogarth RM. *Educating Intuition*. Chicago, IL: University of Chicago Press; 2001.
6. Simon HA. Rational choice and the structure of the environment. *Psychol Rev*. 1956 Mar;63(2):129–38.
7. Dawkins R. *Unweaving the Rainbow: Science, Delusion and the Appetite for Wonder*. New York: Houghton Mifflin; 1998. p. 178.
8. Haselton MG, Buss DM. Error management theory: A new perspective on biases in cross-sex mind reading. *J Pers Soc Psychol*. 2000 Jan;78(1):81–91.
9. Nisbett RE. *Mindware: Tools for Smart Thinking*. New York: Farrar, Straus and Giroux; 2015. p. 240.
10. Brown DE. *Human Universals*. New York: McGraw-Hill; 1991.
11. Lakoff G, Johnson M. *Philosophy in the Flesh: The Embodied Mind and Its Challenge*

to Western Thought. New York: Basic Books; 1999.
12. Pink Floyd. Comfortably Numb. *The Wall*. Harvest Records, United Kingdom. 1979.
13. Barkow J, Cosmides L, Tooby J. *The Adapted Mind: Evolutionary Psychology and the Generation of Culture*. Oxford: Oxford University Press; 1992.
14. Durrell L. *A Smile in the Mind's Eye*. London: Granada; 1980. p. 19.

114   **section 3** 推論の要素

7

認知と感情バイアスと論理的な失敗
Cognitive and Affective Biases, and Logical Failures

———

Pat Croskerry

はじめに

　もし全ての人の思考が客観的であり，合理的であり，また首尾一貫しておりなおかつ特に意外性のないものであったなら，この世はより単純で危険のない世界であったであろう．我々が特定の質問をするときはいつも，ほぼ同じあるいは似たような答えが得られるであろう．しかしあいにく，実際はそうではない．例えば，テネシー・テンプル大学の文学部の学生が人間の存在の起源について問われたとしたら，彼はインテリジェント・デザイン［訳注：生命体や宇宙の非常に複雑な構造は，ある「知性的な存在」により創造されたとする主張］，若い地球説［訳注：Young Earth creationism：創造論の1つで，旧約聖書創世記の記述のとおり，紀元前数千年前から1万年前の間に地球は神により6日間で創造されたとする説．進化論の観点から地球の歴史を約45億年とする「古い地球説」と相対する主張］，超自然的影響の枠組みに沿ってその質問に答えるだろうが，同じ質問を生物学専攻のコペンハーゲン大学の学生にしたとすれば間違いなく，宗教的概念にとらわれずにかつ科学的に，おそらくダーウィンの進化論（そしてより創造論で言われているよりはるかに長い地球の歴史について）を引用しながら，その

質問に答えるであろう．同じヒト科のホモ・サピエンスの一員であり，同じような知性と年齢の個体であるにもかかわらず，両者の説明は互いに全く異なっている．

　しかし，両者はともに自身の説明は真実であると信じて疑わない．いかにして生物学的に似通った個体が，このように対立した異なるアウトプットを生み出し得るのであろうか？　答えは，人間の脳は根本的に偏っており[1] 柔軟だからである．我々の脳は強い力をもった素晴らしい自然のコンピューターであるが，時にそれは全く間違った結論を導き出すことがある．人間の脳は，解剖学的，生理学的には同じものだが，全く異なった機能を示し得るのである．この違いにはおそらく利点もあるであろう．デンマークの生物学者は，さまざまな環境に適応し生物が繁栄していくために進化には多様性が必要であると述べるだろうが，しかしそれは悲しいかな，合理性とは相容れないようである[2]．

「生まれ (nature)」と「育ち (nurture)」

　脳における認知に影響を与えるものとして一般的に2つの要素があるとされるが，それが「生まれ (nature)」と「育ち (nurture)」である．「生まれ」の観点からいうと，身長，体型，眼の色，そしてさまざまな身体的特徴が遺伝するということが明白であるように，我々の認知的アウトプットが決まった思考回路を辿るということは，多くの証拠によって示されている．つまり，我々の決断や行動の一部は，遺伝子的に決定されているということである．前章で述べた通り，これは進化心理学の領域の話である[3]．この基本的理念は，我々の今日の行動のうちのいくらかは，これまでの長きにわたる進化の過程の中で，生存のために生物学的に選択され，DNAを通し現代の我々の脳まで受け継がれてきたものが影響している，というものである．これに対し，「育ち」からくるアウトプットは遺伝とは関係のないものである．個人は，環境とのかかわりを通し，さまざまな行動を（それとなくあるいは明確に）学習する．生物学的器質と環境との間に現在進行

形の相互作用があり，それが次世代に遺伝することのない行動につながるという考えは一般的に受け入れられているものである．

ヒューリスティックスとバイアス

　我々の環境の中でも予測可能で一定している部分が，日常生活において同じパターンの繰り返しを生み出し，それぞれのパターンに対応する特定の傾向へとつながる．この反応のセットパターンがバイアスと呼ばれるが，これはまた一方で，ヒューリスティックスに起因する．どちらの言葉も説明が必要であろう．ヒューリスティックスは，「問題の解決をより簡単にするために，情報検索を誘導し，問題の捉え方を修正する戦略」と定義されている[4]．これは言うなれば，情報処理のルールである．ヒューリスティックスは，簡略化された意思決定の形式であり，これにより物事を大まかに捉えたり省略したりすることを通し，合理的結論に達することができるのである．そのため，ヒューリスティックスは，一連の前提を通し演繹的推論を重ねるという面倒な作業の代わりに，時間と労力を省くことが可能である．

　例えば，仕事に傘を持っていくか決めるとき，自分が天候パターンについての全ての知識を結集し，気象学に関する権威ある文献を読み，雲の形態について学び，その地域の地理的状況を評価したうえで雨が降るかどうかの予想をたてるとすると，時間と労力がかかるうえに，さほど信頼できるものではないだろう．代わりに，街頭を見渡し何人が傘を持っているか確認するほうがいいだろう．これがヒューリスティックな行動であり，過去に信頼がおけそうだと証明された観察に基づいている．医療におけるヒューリスティックスの例としては，バイタルサインが正常であっても具合が悪そうな高齢者にはより注意を払う，などである．我々は日常診療での意思決定において実に多くのヒューリスティックスを用いている——これにより多くの時間と労力を省くとともに，何かが起きそうだという合理的見積りを可能としている．このヒューリスティックスはしばしば気づか

れずに働くが，ひとたびそれがうまく働かないと，バイアスと呼ばれる傾向がある．

「バイアス」という言葉は，ネガティブな意味を含んでいる．人種による偏見，年齢による偏見，性別による偏見，肥満者への偏見，精神疾患患者への偏見，中毒者への偏見など世の中にはさまざまなバイアスがある[5]．これらは全て意思決定者の不当な認識を示しており，これにより特定の患者が不利益を被ったり平等に診療を受けられなかったりする可能性がある．これら特定のバイアスの背景にあるさまざまなヒューリスティックスが何なのかはよくわかっていないが，それは他のバイアスにおいても同じである．面白いことに，バイアスのもともとの意味の1つは，ただ単に有益な結果の可能性を高めるということであった．例えば，イングランドで人気のあるローンボウリングというスポーツで使用される球は，ボウルの重心が意図的に偏って作られており，偏心球と呼ばれている．このため，右へ左へと転がる方向が変わり，プレイの多様性が増しているのである．つまりこのボウルは，ただ単にまっすぐ転がるよりも多くのものをもたらすのである．特定の状況下では，実際的な目的を果たすためにバイアスがあったほうが好まれるのかもしれない．医療におけるポジティブなバイアスの例は，例えばどんな患者においても常に単独診断ではなく鑑別診断を挙げることであり，逆にネガティブなバイアスの例は，例えば胸部単純X線写真を見るときに，1つ明らかな所見が見つかったら，それ以外の所見を探すのをやめてしまうといったようなことである（search satisficing）．これは，一度受け入れやすい所見がみつかったら，他の重要な所見が見つかる可能性は非常に低くなり，それを探そうと努力する価値がなくなるというヒューリスティックスが背景にあり，そのため検索するのをやめてしまうのである．我々のバイアスの多くは建設的かつ実用的であり，患者の健康を支持するものではあるが，全てがそうであるわけではない．ヒューリスティックスやバイアスの重要な特徴は，常に無意識のうちに起きるということであり，反射的で自律的である1型のプロセスをたどることが多い（第3章「診断プロセスへの現代の認知的アプローチ」参照）．それゆえ，我々はその存在に気づかないこともある．この特性が，バイアスについて人に教

え伝えることを困難にしているのである．人は自分たちの行動の中にある
バイアスやヒューリスティックスをおそらく認識しておらず，仮にしてい
たとしても，その重要性を過小評価しており，それについて教育するとい
うことにはあまり意識が向かないであろう．

　ヒューリスティックスやバイアスに関する実験的研究は，1970 年代中
期にプリンストン大学の認知心理学者であった Daniel Kahneman と Amos
Tversky の 2 人によって始められた．

　当初は，意思決定の際に偏った判断につながりうるヒューリスティック
スのほんの一例を示しただけであったが[6]，その秘密は明らかにされた．
その数は年月を経て次第に増えていき，今も認知科学者たちの手により，
人の意思決定における恣意性がより深く掘り下げられ，新たなバイアスが
増え続けている．もし，一貫性があり予測可能であり「規範的意思決定」
から逸脱する考えが見つかれば，それは新しいバイアスとなるであろう．
心理学者は，意思決定における「規範的」とされる推論に基づき，各個人
が合理的で，高い精度の計算の能力を有していて，良質な睡眠をとれてい
て，適切な動機づけがなされていて，十分な情報が与えられているとする
ならばできるかもしれない最良の決断を引き合いに出すのである．Dobel-
li は，非専門家のために 100 近くの一般的なバイアスとその対処法を示し
ており[7]，また Jenicek は 110 のバイアスを彼の著書である『Medical Er-
ror and Harm : Understanding, Prevention, and Control』（2010 年)[8] でリス
トアップしている．最近のウィキペディアには，103 の認知バイアス，27
の社会バイアス，49 の記憶バイアスが掲載されているが[9]，他の出典で引
用されているものの多くは含まれていない．この分野を新たに学ぼうとす
る学生は，その増え続けるバイアスの前に絶望を覚えるかもしれない．し
かし，医学生の向けの臨床意思決定に関する古典的教科書の最新章で
Cooper は，過去に出版された論文にもともと挙げられていた 30 のバイ
アス[11] の中から，12 の一般的バイアス[10] に焦点を当てている．これを読
むのは全てのバイアスを覚えていなければならないという義務を回避する
賢明な手段であろう．多くを知ることは武器をもつことであり，さらにそ
こに何があるか我々の注意を促すことになるであろう．一般的な認知バイ

アスについては付録Ⅰでリスト化がされている.

　全てのバイアスは，いくらか感情的な要素を含んでいるようである．それゆえに，認知と感情を分けて考える必要は必ずしもないであろう．しかし，しばしばバイアスは，その主要な特徴をより簡単に表すためにこのような方法で描写される．患者に対して我々がしばしば最初にもつ感情的反応が，反射的に起こるものであり，その後に情報処理，決断，意思決定に影響を与えるものであるということは注目に値するかもしれない[12]．Mamede らは，近年，患者対応が「困難」だというごく単純な一言を患者の病歴に加えるだけで，診断的意思決定の精度が低下するということを示している[13]．心理学・社会学領域では，認知学者によって，過去 40 年以上にわたり，バイアスの性質と程度に関する広範な研究がなされてきた．このトピックに関しては，膨大な数の書籍や数百の学術論文が存在する．これらはまた一般大衆の興味を捉え，ここ 20 年間で一般向けの本が次々と出版されてきたが[14-25]，今後もこれは続くであろう．ここでの問題は，ただどれほど人間の脳は非合理的になり得るのかという点である．人間は，その合理性によって他の種と区別されるが，その中でも明らかに他よりも合理性に優れた人物がいることは明白である．個々人には明確な違いがあり（第 9 章「臨床上の意思決定と診断における個々人の変動性」参照），それゆえに意思決定のなされかたは，衝動的に，短時間で，情報不足の中で行われるものから，思慮に富み，計画性があり，エビデンスに基づいているものまで実にさまざまである.

　Stanovich ら[2]は，非合理性とは，認知バイアスに対する脆弱性であると明確に定義した．どの程度合理的かどうかは，個人が示すそのような認知バイアスの数や程度の観点から評価することができる．逆に，認知バイアスを呈さないことは合理的思考の尺度となる.

　認知科学分野から応用性が高くかつ説得力のある知見が数多く示されているにもかかわらず，正常な脳は合理的思考から著しく逸脱してしまう可能性があることを受け入れられない人が，少数派ではあるが確実に存在する．この例は日常生活の中に多くある．占星術，エイリアンの侵略，タロットカード，第六感，ホメオパシー，その他さまざまな形式や外見をと

る多くの神秘的な思考がそうである．歴史的に，宗教的原理主義者の非合理性は，他の信念の追随を許さないスケールで人間の苦しみや死をもたらしてきた．

　もっと細かくいえば，最適とはいえない意思決定の例というのは多く存在する．Stanovich は，人間の思考が合理的でないことに関してさまざまな文献を挙げており，「物事に対する人間の反応は，さまざまな推論課題において，規範的とされる行動からしばしば逸脱する．例えば，何かの可能性を誤って評価してしまったり，ある仮説を十分に検証しなかったり，効用理論［訳注：個人や企業が合理的行動をとることを前提に，モノやサービスを買うことで得られる満足度を「効用」として数値化し，効用と費用のバランスでどのような行動を個人や企業がとるかを検討する論法］の摂理を損なったり，自身が信じ込んでいることをうまく補正できなかったり，関係のない状況の影響を受け選択してしまったり，データ分析の際に（帰無仮説に対する）対立仮説を無視してしまったり，その他さまざまな情報処理バイアスを呈する」と述べている．「ヒューリスティックスとバイアス」の初期の研究において非合理性を実験的に実証することは，心理学の学生の選択的研究かつまたは実験室におけるアーチファクト［訳注：過程において生じる不要な人工物］であるとして，却下されることもあった[26]——今はもう終わらされたように見えるが，全員がそのことに満足しているわけではないように見える[27]，風刺画的な位置づけである．

論理的誤謬

　臨床医と患者，あるいは医療者同士が互いにコミュニケーションをとるときや情報交換をするとき，それはほとんど口頭でなされる．相手が言っていることを，相手の見た目や身振り手振りとともに認識し理解する中で，その解釈にバイアスをかけうるさまざまな要素の影響を受ける．例えば，かなり基本的なレベルでいえば，我々に与えられた情報の中で何を覚えているかは，最初に聞いたことや最後（最近）に聞いたことを思い出し

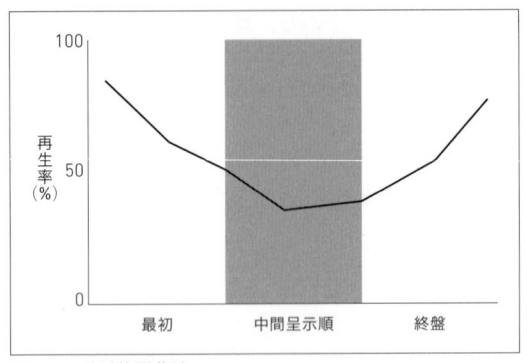

図 7.1　系列位置曲線
記憶の再生率は系列位置によって U 字型の曲線を描く.

やすいといったように，情報の系列位置の影響を受けやすく，これを系列
位置効果という【図 7.1】[28]．さらに，発言の中で，あるアイディアやコン
セプトともう一方を並べることで，2 番目にきたアイディアの受け手の解
釈に影響を与え得る．すなわち，意識的でない言外の影響をもっているの
である．これは，バーバル・プライミングと呼ばれ，人が物事に対する信
念や行動を表現する方法に影響を与える戦略として用いられる．例えば，
誰かにただ単にその人が今いる場所の天気を聞いたとしたら，その次にす
る全く関係のない質問に対する答えにも影響を与える可能性がある[29]．

　しかし，我々の理解をゆがめうる情報の前後関係によるバイアスより
も，さらにはっきりしたバイアスが存在する．例えば，患者は，芝生を
刈っている最中に左肩を痛めたから肩の X 線写真を撮ってほしいと言う
かもしれない（ Case Study 14.1 ）．しかし医師は，患者の行動と痛みとの相
関関係のさらに先，左腕の運動とそれに誘発される痛みとに因果関係があ
る可能性に注目し，肩の痛みが心臓に由来している可能性がないか考え
る．因果関係と相関関係の混同は，前後即因果の誤謬の一例である．これ
はすなわち，A の後に B が起きたからといって A が B を引き起こしたこ
とにはならないということである．間違った推論や誤解，コミュニケー
ションの失敗に至る誤謬の例は多々ある（付録Ⅱ）[30]．誤謬の中には，それ
自身が認知バイアスや感情バイアスと関連しているものもある．例えば，

ある患者が痛いと訴えても，その患者がメサドンで治療中の麻薬中毒者で
あることを理由にその訴えが信用されなかったとしたら，医師は，人身攻
撃［訳注：人身攻撃（ラテン語：ad hominem, argumentum ad hominem）：ある意見や思想，
主張などに対して，その主張自体に反論するのではなく，その主張をした人物の個性，人格な
どを攻撃する論法］という名の誤謬，つまりある疾患の一症状として痛みを客
観的に解釈するのではなく，情報の発信元を信用していないという誤解に
とらわれているということになろう．メサドンを使用している麻薬中毒者
も，他の患者と同じように痛みを感じるかもしれない．これはまた社会的
汚名，あるいは社会的バイアスの例でもある[5]．認知バイアスや感情バイ
アスが示すように，多くの人々は，単純にバイアスに気づかず，知らず知
らずのうちに非合理的結論に達してしまうのである．

「改善主義者」と「パングロス主義者」

合理性大論争（The Great Rationality Debate）［訳注：「人間は合理的か否か」という心理
学や認知科学における一大テーマ］における議論の中で Stanovich は，この論争を
「改善主義者」と「パングロス主義者」という対立する二者の争いとして
いる[2]．「改善主義者」は，人間は不合理な存在であるとしつつその合理性
は，全てではないが教育的介入によって改善の余地があると考えている．
　一方で「パングロス主義者」*はまた異なった視点をもっている．これ
まで示してきたバイアスやヒューリスティックスの特徴は必ずしも非合理
的ではなく，むしろ情報処理の最適化の過程であり，人間は合理的な存在
であるとした立場をとっている[31-33]．Gigerenzer らは，日常生活における

*「パングロス」という言葉は，Gould と Lewontin によって最初に使われたようで[37]，Vol-
taire の小説「キャンディード（Candide）」（1759）に登場する哲学者パングロス博士に由
来している．「鼻は眼鏡をかけるために作られており，それゆえ私たちには眼鏡がある」と
いう同作のパングロス博士の台詞は有名である．パングロス主義者の視点において，合理
性とは最適な情報処理のための進化の過程での適応と定義されている．つまり人間の合理
性がどんなものに進化しようとも，それが合理性のあるべき形であり，専門家によって定
義されるものではないのである．

ヒューリスティックスの一般的実用性について論じており[34, 35]，多くの人は賛同するだろうが，ヒューリスティックスのほとんどは我々の役に立つということを主張している．しかし，哲学者であるHorton[36]は，この日常生活における利便性ゆえに，「そのような『ヒューリスティックス』に我々は惑わされることがあり，特に十分に省みる時間があるときや目の前にある問題が重要なもののときには，『ヒューリスティックス』があるかもしれないという可能性を考慮にいれることは賢明である」としている．これが重要な点である．医療におけるヒューリスティックスは，臨床現場において，特に診断的推論において，非常に幅広い実用性を有しているが，それに惑わされないようにするためには警戒心と省察が必要である．

「自身の直観に従う」という「パングロス主義者」の視点は，医学文献において，臨床推論に対して直観的にアプローチするか分析的にアプローチするかという対立する意見を交わしていく中で，近年見直されつつある[38-41]．もっとも，この二者の対立は案ずるほどではない．問題の1つは，何が直観なのかということに対して異なる人々が異なる視点をもっていることである（第8章「合理的な診断医とは」参照）．医療における「改善主義者」が明言したわけではないようだが，the pro-intuition camp（＝直観肯定派）は，直観は診断の間違いに直結する信頼に欠ける思考プロセスとして過度に非難されてきたとする視点をとっているようである．「改善主義者」は，ミスの多くは直観的な方法のときに起き，我々はそれが起きるであろうことを予測すべきであり，分析的方法を取っているときと比して，そこに多くの時間をとられることになる，と主張している．意図的に注意深く科学的ルールにのっとってなされた分析的方法では，よりミスが起きにくいのに対し，近似として機能するヒューリスティックスは，時にミスにつながることが予想される．一方どちらかというと，医療における「改善主義者」の共通認識は，むしろ，医療的意思決定は，環境的および文脈的影響によって決まる直観的意思決定と分析的意思決定のバランスをうまくとることが必要だということである．最適なアプローチは，直観の限界や，感情および認知バイアス・利害の対立・論理的な失敗[42]のもつ危険性や落とし穴を認識しつつ，より直観の精度を上げることにある[43]．一方で，

推論や問題解決において，必要があればさらなる考察を行うというオプションを常に保持している必要がある．したがって，臨床推論は認知的介入（例えば批判的思考や合理的思考訓練）によって改善しうるという見解は，直観システムのパフォーマンスを改善することを目的としたものなのである．

　医学のあらゆる分野，いくつかの副分野において，今や臨床推論における認知バイアスの力は認められている（第14章「医学教育と診断プロセス」参照）．これらに共通する視点は，臨床意思決定は，論理的な失敗と同じく認知・感情バイアスに弱いが，しかし同時に改善しやすいものであるということである．そして重要なことに，最近の論文は，どのようにバイアスを見つけ出しその影響を緩和するかといったことを，放射線科[44]，小児科[45]，神経内科[46]，脳神経外科[47]，法医学[48]など特定の診療科ごとに，あるいは患者安全[49]に関して教示するようになってきている．同時に，生物学[50]，ビジネス・コミュニティ[51]，司法制度[52]，NASA[53]，アメリカ外交政策[54]，より広い科学の世界[55]，アメリカ合衆国国家情報長官オフィス内の組織である知能高等研究計画局（IARPA）のシリウス・プログラム[56]などといったさまざまな分野において関心が高まっている．誰しもが，認知バイアスの問題を解決する方法を見つける必要があることを痛感しているのである．1990年代にEBMが重視されはじめたときにそうであったように，臨床医のパフォーマンスを向上させる余地があるという共通認識ができつつあるといってよいであろう．実際，臨床医らが変えることに抵抗を感じていた，臨床推論の場におけるEBM戦略のもつ潜在的改善効果については Guyatt ら[57]により何度も言及されてきた．彼らは面白いことに，EBMにより直観というものの立ち位置を低くした一方で，それを排除するべきではないという，「改善主義者」のアプローチ法と合致する視点を取っているのである．

医療における「改善主義」普及の障壁

　人間の努力の数々の分野に「改善主義者」的視点は存在しているにもか

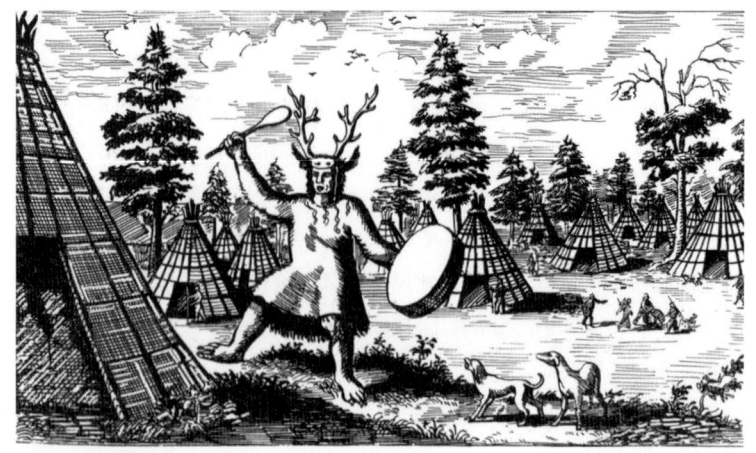

図 7.2 悪魔の司祭
オランダの冒険家である Witsen によって，サモエディック語やトゥングース語を話す民族に関する旅行記の中で 1962 年に描かれた，もっとも古いシャーマンの描写として知られているシベリアのシャーマン．「悪魔の司祭」というタイトルが付けられており，その悪魔に取りつかれたような特徴を鉤爪のついた足で表した．
〔Wikipedia, https://en.wikipedia.org/wiki/Shamanism より〕

かわらず[58]，医学分野での普及はごく最近まで遅れていた．これによって我々の診断エラーに対する理解は妨げられてしまった．数々の障壁の存在が指摘されているが[1, 59]，皮肉なことに，特に 3 つのバイアスが「医療改善主義」の浸透を妨げているのである．それは，NIH バイアス，ブラインド・スポット・バイアス，マイサイド・バイアスである[60]．

Not Invented Here（NIH）**バイアス**：医学は非常に長きにわたり我が道を行くという歴史を歩んできた．臨床医は，純科学研究や啓蒙思想が起こるよりずっと前から生きた実践的医学を作り上げてきた．病気を治療するという使命の起源は，我々の脳の中に「意識」が芽生えた何千年も前に遡る．例えば，ネアンデルタール人は，体が不自由な仲間の世話をしたとされているが，それはただ単に彼らを保護し食事を与えるということのみに留まらなかったという記録が残っている．そして，診断家の走りといえる，シャーマンという形で病気の人々を治療する専門家が後に現れた．シャーマンが存在したという考古学的記録は少なくとも 3 万年前に遡る【図 7.2】[61]．

医学における問題解決は，長らく自給自足の歴史を歩んできており，このために臨床医は，どのように意思決定がなされるのかを理解すべく，専門外の分野に目を向け助けを求めるということに抵抗を感じているのかもしれない．意思決定のセオリーに関して認知科学の知見を受け入れるということにいくらか不本意な部分があるのは，医学者が新たなアプローチの方法を創出してこなかったという事実に由来しているのかもしれない．時代は変化しているにもかかわらず，認知科学は現代の臨床的意思決定とは関係がないといまだ非常に多くの現代臨床医が信じている．しかしながら，現在，医学における多くの分野において，この知見に新たに門戸を開き，受け入れる姿勢を見せつつある．臨床意思決定においてバイアスの存在を認知しようとする警戒心が高まっているだけでなく，それに対抗する戦略に必要な武器も揃いつつあるのである（第15章「認知バイアスを軽減する：よりよい診断医になる」参照）．

　ブラインド・スポット・バイアス：他人が意思決定を行う際に生じるバイアスを認識することは多くの人ができるにもかかわらず，自分自身が意思決定を行う際には，その警戒心と効力を発揮できないものである．このメタバイアスは，相当な個人差があるが[62]，もともと Pronin らがバイアス・ブラインド・スポットとして提唱したものである[63]．人のことを評価するときは外部から観察可能な行動に基づいて行われるのに対して，自分の臨床意思決定を評価するときは，自身の思想や感情に多くを頼っている[64]．他人の知覚は，個人的な興味や忠義，環境というよりはその人個人の要因などさまざまな影響を受けているということを認識できるが，我々は，自分の知覚は真の本物を反映している（素朴実在論）と思い込む傾向が強い．この過程で，意思決定においてそれが有能な手段であったとしても[62]，我々は他人のアドバイスにはあまり従えないのである[65]．

　重要な問題は，バイアスに対する脆弱性はブラインド・スポット・バイアスを多少なりとも呈しやすくするのかどうかという点である．West ら[66] は，6つの一般的な認知バイアスに関するテストを通して，高度な知能を有していてもブラインド・スポット・バイアスに対する脆弱性は弱まるわけではないということを明らかにした．しかし一方で，Scopoletti

ら[62]は，バイアス・ブラインド・スポットに対して強い疑心をもっている場合，それは根本的な帰属の誤り［訳注：他人の失敗はその人の能力のなさが原因で起こると感じる傾向にあるのに対し，自分の失敗は状況が悪かったせいだと感じる傾向があるといったように，他人の行動を説明する際にその人の性質や個性などを重視しすぎて，環境的な要因を軽視する傾向のこと］という強固なバイアスを回避するトレーニングの障壁となってしまうと主張している．バイアス・ブラインド・スポットの重要な点は，猜疑心の強い人ほど，人の助言を取り入れたり矯正訓練を受けたりして意思決定の方法を改善しようとする戦略を取りにくく，訓練そのものに抵抗がある人が多い場合があるという点である[62]．

　マイサイド・バイアス：人はエビデンスを精査，創出し，仮説を検証する際に，自分自身が事前に言った意見や取った態度に引っ張られてしまう傾向があるということである[67]．すなわち，人は自分の見解を支持するように選択的に情報を集め，選択的に記憶を呼び起こしているのである．これは，人は自分たちのみたいものをみるという診断バイアスの1つの形であり，個々人のインテリジェンスとは関係しないようである．批判的思考において重要な点は，意思決定者がエビデンスを評価するときや問題に関して議論するときに自分の信条や意見と切り離して考えられる能力であり，意思決定の際に特にこのバイアスは懸念事項となる．バイアスは，個人のレベル，集団のレベルいずれにおいても障壁となる．個々のレベルで起きるこの問題を見つけるのはさほど難しくないが，しかしマイサイド・バイアスの影響はグループシチュエーションのほうがより増大する．例えば，フットボールファンは，ホームチームの失敗は目に留まらないが，対戦チームのひどいプレイの数々には過敏に反応する．ファンの集団が種々の集団的思考[68]現象を通じてそのバイアスを増幅させていることは想像に難くない．すなわち，個人のマイサイド・バイアスは，グループメンバーシップによって増幅され得るのである．これは identity protective cognition[69] といわれる，親密なメンバーの中に起きやすい思考の偏りに類似している．それゆえ，自分たちが属していると認識する特定のあるグループの価値観に合致し，同調するような方法でエビデンスを解釈するのである．誰もが高い知性をもった人々は，そのような「集団的思考」の脆

弱性にはあまりとらわれないと思ってしまうが，ブラインド・スポット・バイアスがそうであったように[62]，集団の中でもより知能の高いメンバーであればあるほどよりエビデンスをこのように間違って解釈してしまうようである[70,71]．「改善主義者」と「パングロス主義者」の例においては，個人はそれぞれのグループから強さを得るとともに，1人でいるときよりもずっと偏見に満ちた立場をとってしまうのである．このような対立によって行き詰まりを招き，臨床推論のプロセスを理解することにおける進歩を妨げることが懸念される[72]．他の要因も臨床意思決定における認知科学の浸透を妨げていたかもしれないが，この3つのそれぞれ独立した特定のバイアスの組み合わせは大きな壁となっていた可能性がある．臨床意思決定の場におけるバイアスの影響力を受け入れることに嫌悪感を示す人々は，特にバイアスに対し脆弱であろう．

結論

　約10年前，EBMの土台を築いたDavid Eddyは1970年代に臨床意思決定に関して次のように述べている．

　『40年前まで，診療上の意思決定は，医師ら自身の手により非常にうまくなされていた，あるいは皆がそう思っていた．この自己満足は，厳格な医学教育，その後の継続的教育，医学雑誌，個人的経験，そして他の医療者との交わりを通して，臨床医がいつも正しいことを考え，正しいことをしているという基本的仮定に基づいていた．それは，医師が患者に直面したときに，「医術」だとか「臨床的判断」だとか呼ばれている根源的に人間的な過程に沿って，臨床医が患者に関する全ての重要な情報や，関連する研究，過去の経験症例を統合し，最適な行動を選択するという考えである．研究分野として価値のある「医療的意思決定」は存在していなかったのである』[73]

　臨床医をトレーニングするプログラムの中には，以前とほぼ変わらず，Eddyの主張が現在もなおそのままになっているものもある．しかしなが

ら，言い換えれば，今こそエビデンスに基づいた臨床意思決定の複雑な戦場にいる臨床家の一般的スキルの1つとして，臨床意思決定とそれに伴う全てのプロセスについて学ぶ必要がますます高まっているようである[74]．面白いことに，意思決定におけるバイアスを自然かつ最適化係数として見ようとする人々が抱いている抵抗感は，19世紀早期に科学的な啓蒙主義に対抗してロマン主義が繁栄した歴史を想起させる．ここ20年の間で，認知・感情バイアスや論理的な失敗，臨床推論や意思決定に関する研究に含まれる合理性を妨害するさまざまな要因への理解が深まり，医療啓発と呼ばれているものが大きな進歩を遂げたのである．

■ 本章の要約 —— 認知と感情バイアスと論理的な失敗

- 異なった人々が物事をみる際には実に多様な見方がある．脳の操作機能は通常偏っている．
- 脳の特定の機能に影響を与える主な因子として，遺伝的要因（我々の両親から受け継ぐもの）と環境的要因がある（脳が成熟するにつれて環境から学ぶもの）の2つがある．
- 多くの研究がヒューリスティックス（知的ショートカット）とバイアス（ヒューリスティックスとその他の予測可能な合理性の破綻）は我々の意思決定に大きな影響を与えることを示している．
- 我々が何かを推論する方法は，論理的かそうでないかのどちらかであろう．人が情報を扱ううえでの論理的な失敗は一般的に起こりやすいものである．
- 合理性大論争（The Great Rationality Debate）ではヒューリスティックスとバイアスに対する姿勢の局在を示した．主に対立する2者として「改善主義者」（推論や意思決定ははしばしば最適とはいえない方法で行われるが，改善が可能であるとする考え）と「パングロス主義者」（バイアスのネガティブな影響は過度に誇張されたものであり，多くのバイアスは有益なものであるとする考え）の2つが示された．
- 「改善主義者」と「パングロス主義者」の対立には Not

Invented Here（NIH）バイアス，ブラインド・スポット・バイ
アス，マイサイド・バイアスの主に3つのバイアスが主に寄
与した.
・その進歩は非常にゆっくりではあるが，臨床推論や意思決定の
背景にある多様で複雑なプロセスを理解することは必須である
という意識が育ちつつあるようである.

文献

1. Croskerry P. Bias: A normal operating characteristic of the diagnosing brain. *Diagnosis*. 2014 Jan;1(1):23–7.
2. Stanovich KE. On the distinction between rationality and intelligence: Implications for understanding individual differences in reasoning. In: Holyoak KJ, Morrison RG, editors. *The Oxford Handbook of Thinking and Reasoning*. New York: Oxford University Press; 2012. pp. 343–65.
3. Barkow JH, Cosmides L, Tooby J. *The Adapted Mind: Evolutionary Psychology and the Generation of Culture*. New York: Oxford University Press; 1992.
4. Goldstein DG, Gigerenzer G. Models of ecological rationality: The recognition heuristic. *Psychol Rev*. 2002 Jan;109(1):75–90.
5. Croskerry P, Nimmo GR. Better clinical decision making and reducing diagnostic error. *J R Coll Physicians Edinb*. 2011 Jun;41(2):155–62.
6. Tversky A, Kahneman D. Judgment under uncertainty: Heuristics and biases. *Science*. 1974 Sep 27;185(4157):1124–31.
7. Dobelli R. *The Art of Thinking Clearly*. New York: HarperCollins; 2013.
8. Jenicek M. *Medical Error and Harm: Understanding, Prevention and Control*. New York: Productivity Press; 2011.
9. Available at https://en.wikipedia.org/wiki/List_of_cognitive_biases. Accessed March 4, 2017.
10. Cooper N. Clinical decision making in medicine. In: *Davidson's Principles and Practice of Medicine*, 23rd ed. (forthcoming).
11. Croskerry P. The importance of cognitive errors in diagnosis and strategies to minimize them. *Acad Med*. 2003 Aug;78(8):775–80.
12. Zajonc RB. Feeling and thinking: Preferences need no inferences. *Am Psychol*. 1980 Feb; 35(2):151–75.
13. Mamede S, Van Gog T, Schuit SC, Van den Berge K, Van Daele PL, Bueving H, Van der Zee T, Van den Broek WW, Van Saase JLCM, Schmidt HG. Why patients' disruptive behaviours impair diagnostic reasoning: A randomised experiment. *BMJ Qual Saf*. 2017; 26: 13–18.
14. Konnikova M. *Mastermind: How to Think Like Sherlock Holmes*. New York: Viking; 2013.

15. Markman A. *Smart Thinking; Three Essential Keys to Solve Problems, Innovate, and Get Things Done*. New York: Perigree; 2012.
16. Chabris C, Simons D. *The Invisible Gorilla. How Our Intuitions Deceive Us*. New York: Crown; 2010.
17. Lehrer J. *How We Decide*. New York: Houghton Mifflin Harcourt; 2009.
18. Hallinan JT. *Why We Make Mistakes: How We Look without Seeing, Forget Things in Seconds, and Are All Pretty Sure We Are Way above Average*. New York: Broadway Books; 2009.
19. Thaler RH, Sunstein CR. *Nudge: Improving Decisions about Health, Wealth, and Happiness*. New York: Penguin; 2008.
20. Brafman O, Brafman R. *Sway: The Irresistible Pull of Irrational Behavior*. New York: Broadway Books; 2008.
21. Ariely D. *Predictably Irrational: The Hidden Forces that Shape Our Decisions*. New York: HarperCollins; 2008.
22. Wolpert L. *Six Impossible Things before Breakfast: The Evolutionary Origins of Belief*. New York: W.W. Norton; 2007.
23. Tavris C, Aronson E. *Mistakes Were Made (But Not by Me): Why We Justify Foolish Beliefs, Bad Decisions and Hurtful Acts*. Orlando: Harcourt Inc.; 2007.
24. Myers DG. *Intuition: Its Powers and Perils*. New Haven, CT: Yale University Press; 2002.
25. Piattelli-Palmarini M. *Inevitable Illusions: How Mistakes of Reason Rule Our Minds*. New York: Wiley; 1994.
26. Kahneman D, Klein G. Conditions for intuitive expertise: A failure to disagree. *Am Psychol*. 2009 Sep; 64(6):515–26.
27. Norman G. Editorial: A bridge too far. *Adv in Health Sci Educ*. 2016; 21:251–6.
28. Colman A. *Dictionary of Psychology*, 2nd ed. New York: Oxford University Press; 2006. p. 688.
29. Schwarz N, Clore GL. Mood, misattribution, and judgments of well-being: Informative and directive functions of affective states. *J Pers Soc Psychol*. 1983;45(3):513–23.
30. Available at: http://changingminds.org/disciplines/argument/fallacies/fallacies_alpha.htm. Accessed April 24, 2016.
31. Cosmides L, Tooby J. Are humans good intuitive statisticians after all? Rethinking some conclusions from the literature on judgment under uncertainty. *Cognition*. 1996;58:1–73.
32. Gigerenzer G. *Gut Feelings: The Intelligence of the Unconscious*. New York: Viking Penguin; 2007.
33. Marewski JN, Gaissmaie W, Gigerenzer G. Good judgments do not require complex cognition. *Cogn Process*. 2010 May;11(2):103–21.
34. Gigerenzer G, Todd PM, ABC Research Group. *Simple Heuristics That Make Us Smart*. Oxford: Oxford University Press; 1999.
35. Gigerenzer G. *Adaptive Thinking: Rationality in the Real World*. Oxford: Oxford University Press; 2000.
36. Horton K. Aid and bias. Inquiry: An interdisciplinary. *J Phil*. 2004:47(6):545–61.
37. Gould SJ, Lewontin RC. The spandrels of San Marco and the Panglossian paradigm: A critique of the adaptionist programme. *Proc R Soc Lond*. 1979;205(1161):581–98.

38. Norman GR, Eva KW. Diagnostic error and clinical reasoning. *Med Educ*. 2010 Jan;44(1):94–100.
39. Igen JS, Bowen JL, McIntyre LA, Banh KV, Barnes D, Coates WC, Druck J, Fix ML, Rimple D, Yarris LM, Eva KW. Comparing diagnostic performance and the utility of clinical vignette-based assessment under testing conditions designed to encourage either automatic or analytic thought. *Acad Med*. 2013 Oct;88(10):1545–51.
40. McLaughlin K, Eva KW, Norman GR. Reexamining our bias against heuristics. *Adv Health Sci Educ Theory Pract*. 2014 Aug;19(3):457–64.
41. Dhaliwal G. Premature closure? Not so fast. *BMJ Qual Saf*. 2017 Feb;26(2):87–9.
42. Seshia SS, Makhinson M, Phillips DF, Young GB. Evidence-informed person-centered healthcare part I: Do "cognitive biases plus" at organizational levels influence quality of evidence? *J Eval Clin Pract*. 2014 Dec;20(6):734–47.
43. Croskerry P, Petrie DA, Reilly JB, Tait G. Deciding about fast and slow decisions. *Acad Med*. 2014 Feb;89(2):197–200.
44. Bruno MA, Walker EA, Abujudeh HH. Understanding and confronting our mistakes: The epidemiology of error in radiology and strategies for error reduction. *Radiographics*. 2015 Oct;35(6):1668–76.
45. Jenkins MM, Youngstrom EA. A randomized controlled trial of cognitive debiasing improves assessment and treatment selection for pediatric bipolar disorder. *J Consult Clin Psychol*. 2016 Apr;84(4):323–33.
46. Vickrey BG, Samuels MA, Ropper AH. How neurologists think: A cognitive psychology perspective on missed diagnoses. *Ann Neurol*. 2010 Apr;67(4):425–33.
47. Fargen KM, Friedman WA. The science of medical decision making: Neurosurgery, errors, and personal cognitive strategies for improving quality of care. *World Neurosurg*. 2014 Jul–Aug;82(1–2):e21–29.
48. Dror IE, Thompson WC, Meissner CA, Kornfield I, Krane D, Saks M, Risinger M. Letter to the editor—Context management toolbox: A linear sequential unmasking (LSU) approach for minimizing cognitive bias in forensic decision making. *J Forensic Sci*. 2015 Jul;60(4):1111–12.
49. Sibinga EM, Wu AW. Clinician mindfulness and patient safety. *JAMA*. 2010 Dec 8;304(22): 2532–3.
50. Sleath J. The dual process theory as applied to bryological identification. *Field Bryology*. 2011 Nov;105:33–6.
51. Stenner T. Why the average investor is so bad at it. *The Globe and Mail*. July 1, 2016. Available at: www.theglobeandmail.com/globe-investor/investor-education/why-the-average-investor-is-so-bad-at-it/article30728320/. Accessed September 26, 2016.
52. Guthrie C, Rachlinski JJ, Wistrich AJ. Blinking on the Bench: How Judges Decide Cases. 2007; Cornell Law Faculty Publications. Paper 917. Available at: http://scholarship.law.cornell.edu/facpub/917. Accessed September 26, 2016.
53. SIDM wins NASA grant. Available at: www.improvediagnosis.site-ym.com. Accessed October 12, 2016.
54. Yetiv SA. *National Security through a Cockeyed Lens: How Cognitive Bias Impacts U.S. Foreign Policy*. Baltimore, MD: Johns Hopkins University Press; 2013.
55. Editorial. Let's think about cognitive bias. The human brain's habit of finding what it wants to find is a key problem for research. Establishing robust methods to avoid such bias will make results more reproducible. *Nature*. 2015 Oct 7; 526(7572):163.

56. Sirius program of IARPA: www.iarpa.gov/index.php/research-programs/sirius.
57. Guyatt G, Cairns J, Churchill D, et al. Evidence-Based Medicine Working Group. Evidence-Based Medicine. A new approach to teaching the practice of medicine. *JAMA*. 1992 Nov 4;268(17):2420–5.
58. Nuzzo R. How scientists fool themselves—and how they can stop: Humans are remarkably good at self-deception—But growing concern about reproducibility is driving many researchers to seek ways to fight their own worst instincts. *Nature*. 2015 Oct 7;526(7572):182–5.
59. Croskerry P. Perspectives on diagnostic failure and patient safety. *Healthc Q*. 2012;15 Spec No. 50-6.
60. Croskerry P. Our better angels and black boxes. *Emerg Med J*. 2016 Apr;33:242–4.
61. https://en.wikipedia.org/wiki/Shamanism.
62. Scopoletti I, Morewedge CK, McCormick E, Min HL, Lebrecht S, Kassam KS. Bias blind spot: Structure, measurement, and consequences. *Manag Sci*. 2015;61(10):2468–86.
63. Pronin E, Lin DY, Ross L. The bias blind spot: perceptions of bias in self versus others. *Pers Soc Psychol Bull*. 2002 Mar;28(3):369–81.
64. Pronin E. How we see ourselves and how we see others. *Science*. 2008 May 30;320(5880):1177–80.
65. Liberman V, Minson JA, Bryan CJ, Ross L. Naïve realism and capturing the "wisdom of dyads." *J Experiment Soc Psych*. 2012 Mar;48(2):507–12.
66. West RF, Meserve RJ, Stanovich KE. Cognitive sophistication does not attenuate the bias blind spot. *J Pers Soc Psychol*. 2012 Sep;103(3):506–19.
67. Stanovich KE, West RF, Toplak ME. Myside bias, rational thinking, and intelligence. *Curr Dir Psychol Sci*. 2013 Aug;22(4):259–64.
68. Whyte WH. Groupthink. *Fortune Magazine*. 1952.
69. Kahan DM, Braman D, Gastil J, Slovic P, Mertz CK. Culture and identity-protective cognition: Explaining the white male effect in risk perception. *J Empirical Legal Stud*. 2007 Nov;4(3):465–505.
70. Kahan DM. Ideology, motivated reasoning, and cognitive reflection. *Judgm Decis Mak*. 2013 Jul;8(4):407–24.
71. Taber CS, Lodge M. Motivated skepticism in the evaluation of political beliefs. *Am J Pol Sci*. 2006 Jul;50(3):755–69.
72. Rotgans JI, Low-Beer N, Rosby VL. The relevance of neuroscientific research for understanding clinical reasoning. *Health Professions Education*. 2016;2:1–2.
73. Eddy DM. Evidence-based medicine: a unified approach. *Health Aff (Millwood)*. 2005 Jan–Feb;24(1):9–17.
74. Seshia SS, Makhinson M, Young GB. "Cognitive biases plus": Covert subverters of healthcare evidence. *Evid Based Med*. 2016 Apr;21(2):41–5.

8

合理的な診断医とは
The Rational Diagnostician
—

Pat Croskerry

はじめに

　医療における意思決定において，合理的であるとはどういうことか．この10年前後の認知科学の著しい発展によって，この問いへの解答が劇的に提示されるようになってきた．合理性とは，合理的な判断者がもつ合理的な性質のことである，という共通認識が形成されるようになった[1]．意思決定者が合理的にみえるか否かというよりは，むしろ合理性とは規範のようなものである．我々は，理想的な基準や類型に関して，一般的に規範的もしくは正しいと考えられる見解をもっているのである．すなわち，合理的であるというのは個々の多様な性格の1つであるので，診断医はより合理的であってほしいと期待されることになる．合理的であるためには，いくつかの条件がある：医学知識の程度，知性，批判的思考，そして個人の性格である【図8.1】.

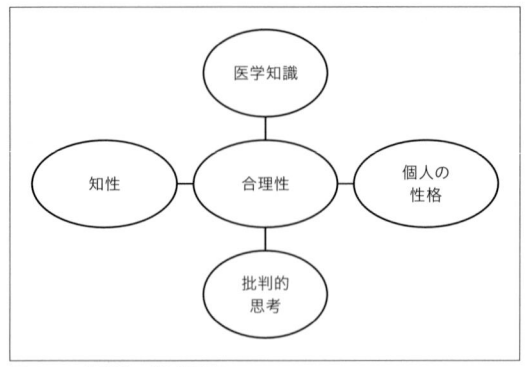

図 8.1　合理性の構成要素

合理性を形作るもの

　疾患に対する知識の乏しい臨床医は，いかなる認知的活動を行っても合理的判断を下すことはできないだろう．知識を深めることは重要であり，避けて通る余地はほとんどない．知識が不適切であれば，意思決定が損なわれる．しかし，診断エラーの原因という点では，知識の欠如は考えられているほど重要でないことが，いくつかの研究で示されている．プライマリケア[2]，一般内科[3]，救急[4]，入院診療[5]，集中治療（intensive care unit；ICU）[6]における研究からいえることは，診断エラーが発生しているのは，ほとんどの場合，頻度が高く，医師が十分な知識を備えて熟知している状況である．ICU では患者は一般的に状態がより悪く，診断的アセスメントはより積極的かつ徹底することが求められる．しかし，45 年間の剖検 5,863 例における Class I 診断エラー（診断機会の逸失が死因もしくは死亡に起因したもの）を検討したところ，見逃された診断名として，多い順に肺塞栓症，心筋梗塞，肺炎，アスペルギルス症が挙がった[6]．どのようにしてよくある疾患が見逃されるのか，原因がいくつか指摘されている．まず，多くの疾患は複雑であり，患者は複数のプロブレムを抱えている．そのため，症状や症候が重なり合っているのである．また，非特異的な所見を示すこともある．おそらく我々の疾患の知識は十分に確立されていないため，現代科学の力をもってさえも診断機器や手法が万全ではない．しかし，診断エラー

の原因は，医師の知識の欠如よりもむしろ医師の思路によって生じるようである．歴史的に，医学教育は，将来の臨床家たちに必要な知識を伝達することに長けていた．しかし，詳細に得たその知識をどのように用いて考察するかについては，十分学習させられていなかったのである（第14章「医学教育と診断プロセス」参照）．

　合理的であるためには，一定の知性も求められる．一般的には，知能が高いほどより多くの物事を把握できるので，現実の出来事や有り様についての見識もより深く，そしておそらくより容易に考察を進められるはずと考えられている．しかし，必ずしもこれが正しいわけではない．

　知的な人々であっても思考力に長けているわけではないことは，さまざまな研究成果が示している．IQ を例に挙げてみよう．IQ テストはあらゆる認知能力を対象にしており「優れた思考」全般を測定していると，世間一般のみならず多くの科学者が認識している[7]．しかし，IQ の高い人々が必ずしも優秀でない例は，枚挙にいとまがない．カナダのメンサ（IQ が人口の上位2%以内の者を対象とした会員制団体）会員を対象にした調査では，51% がバイオリズムを信じ，44% が占星学を信じ，56% が地球外生命体を信じている[8]．これらの事項はいずれも十分なエビデンスが示されていない．このように，まっとうな知性をもっていても合理的に考えることができない状態を合理性障害（dysrationalia）という[9]．第9章「臨床上の意思決定と診断における個々人の変動性」に示すように，医学のキャリアを追い求めようとする人々は，IQ テストでは上位に位置するはずなので，思考の障害は知性の欠如によるものではない．しかし，Stanovich が記すように，IQ が高くても，必ずしも合理性が保証されるわけではない．なぜならば合理性は IQ の上位概念であり[10]，高い IQ よりもむしろ望まれる属性といえる．つまり，よき診断医になるためには，平均的な IQ（100 が平均）は必要条件であるが，求められる合理性としては不十分なのである．

　批判的思考（CT）のもつ特徴の多くは合理性の維持にとって有益であり，また求められるものであるが，しかし批判的思考も，必要条件ではあるが，よき合理的思考にとっての十分条件とはいえない．よい批判的思考（精緻であること，的を射ていること，正確であること，論理的であること）を行えるから

といって，適切な意思決定に必要なその他の認知的特性（確率統計的に合致した推論，科学的な理路，論理的に一貫し妥当な思考）を十分会得しているとは限らない[10]．つまり，批判的思考を行う者であっても誤った判断を下しうる．それゆえ，批判的思考とは「合理的な思考の亜種」といえる[10]．

第4の要素は，個人の特性である．知性があり，適切な知識を備えた批判的思考家たちと一口にいっても，実際には性別，年齢，性格，特性，認知スタイルなどの面でかなり多様な集団である（これらの点については第9章「臨床上の意思決定と診断における個々人の変動性」で詳述する）．特に1つ取り上げると，積極的でオープンマインドな思考（actively open-minded thinking）は合理的な思考と高度に相関する[1]．

医療における合理性

合理性とは「事実や根拠に基づいた，妥当な状態やその質」と定義され，ある人の信念や行動が，その背景にある理由とどの程度整合していたかを指す．英語のrationalityは経済学，社会学，心理学，進化生物学，政治学ではそれぞれ別の意味をもつ語である[11]．医療界では，古くはヒポクラテスが「合理的」な意思決定を神のものとすることをよしとせず，それ以後2000年にわたり，医療における合理的な意思決定には何が必要かを理解するための試みが少しずつなされてきた．しかし，「医療における合理性」の認識は医療界の中でも極めて多様であり，研究者や教育者の中でこの概念について今なお統一した見解が打ち立てられていない．

Stanovich[1]と同様に，BornsteinとElmer[12]は，非合理的な意思決定をバイアスの影響と同等のものとみなしている．そのうえで，バイアスへの自覚を向上させることで合理性の向上が得られると提唱している．それゆえ，認知バイアスを克服するトレーニングは，バイアスの影響を低減し，合理性を向上させるかもしれない．さらに彼らは，エビデンスに基づく医療（EBM）が意思決定の向上を促すとも指摘し，こう述べている．「入手可能な中で最も関連があり，最も客観的な経験的情報を収集し，臨床的経

験，検査結果，患者の特性と共に統合する．これによって，医師が直観に頼りすぎ，他の有意な情報を無視してしまうことによるバイアスの多くは回避できるだろう」．一方で，Rao の「Medical Decision Making」[13] において，合理性に関する言及は，題材の選択やシステマティックレビューを行う前のバイアス（出版バイアス，掲載バイアス）に限られており，一般的な認知バイアスについては扱われていない．Rao は臨床疫学や医科統計といった診療上の意思決定における計量的側面を取り上げたのであって，この重要な分野を詳細に扱ったことを批判する意図はない．これらの分野は，診療上の意思決定において重要な側面を担っており，本書においても第2章「医療における意思決定」と第14章「医学教育と診断プロセス」で言及している．しかし，計量的な意思決定は，医療における合理性のあるべき姿について，著しく異なった見方をもたらしている．

　類似した指摘がJAMA の長寿連載「rational clinical examination」の中でなされている．1993年の開始以来，この連載は，数多くの高頻度の医学的状況について，非常に貴重で最新の，かつ根拠に基づいた診断アプローチを提供しており，書籍化もされている[14]．その目的は，病歴，症状，症候を精密さと正確さをもって適切に解釈できるようにすることにある．しかしながら，医師の思考における合理性の面については十分に記載されていない．医療面接を実施して病歴を解釈し，患者像を形成し，情報の確実さ・信頼度を評価していくプロセスは，その後に続く身体診察に大きな影響を与える．事実，JAMA の本連載の第1回において，著者のSackett は，アルコール臭をただよわせて整形外科外来を受診した患者にみられるこの問題について，次のように記している．「正確な病歴と身体所見を得るためには，それらはまず精密でなければならない．つまり，2人の医師が同じ患者に互いに症状（例えばCAGE 質問の各項目）や徴候（例えば胸壁のくも状血管腫）の有無を確認し，所見が一致する必要がある．これらの臨床所見における精密さ（しばしば文献上では「観察者の裁量」に委ねられる）は計量的に判断できる」[15]．

　この点からすれば，観察者間のばらつきのうち少なくとも一部は，個人の合理性のばらつきによって説明できる．患者の病歴をいかに精密に引き

出せるかは，医療面接のまさに出だしの段階でほとんど決まりうる．例え
ば，患者を「困難事例」と捉えたり[16]，患者に微笑みかけられるだけで
も[17]，患者への態度は変容し，診断の結果に影響しうる．それゆえ，合理
的な身体診察に直結しないようにみえても，医師が患者の病歴をどのよう
に合理的に捉えるかは非常に重要である．個人の合理性に影響する因子，
さまざまな促進因子と阻害因子（後述）は，患者の特性や環境因子（認知負荷，
時間，チームワーク，職場の人間工学的要素）とともに，患者を評価する際に影響
を与える．

合理性の種類

　それでは，診断プロセスに最も関連するのはどのような合理性であろう
か．本書は，臨床家が疫学や統計学の知識を得ることは重要かつ必要であ
るが，第7章「認知と感情バイアスと論理的な失敗」で記したような認
知エラーを克服するための適切な技能を身につけることも極めて重要であ
るとの見地に立っている．合理性に関する専門知識は，認知科学に由来し
ている．それゆえ，深慮して意思決定を行うには，どちらも必要とされ
る．

　合理性は，人間の認知機能の中で最も重要な特性の1つであり，道具
的合理性（instrumental rationality）と認識的合理性（epistemic or evidential rationality）
の2つに大別される．道具的合理性とは，最大限利用可能な資源に基づ
いて，我々が最も必要としているものにたどり着こうとする思考習慣であ
る[18]．本書の文脈では，利用可能な資源を駆使して最も正確な診断を得よ
うとする思考習慣を指す．我々の総括的な目標は，正確な診断を遅れるこ
となく得ることにあるので，この思考習慣は目標に最も適したものといえ
る．一方の認識的合理性とは，我々の信念をいかにして現実世界に展開す
るかを指す．言い換えれば，「利用可能なエビデンスと同等な」信念の体
得である[19]．

　それゆえ，正確な診断を下すという我々の目的のためには，疾患概念と

疾患像を根拠とする適切な信念を抱き，それに基づいて行動せねばならない[14]．当然の帰結として，根拠の質（および，我々が真実とみなしており，意思決定に用いている科学と事実の質）を損なうとすれば，意思決定者が制御する因子の影響に他ならない．2つの合理性をより実践的に説明するなら，何が真実か（認識的合理性），そして何をすべきか（道具的合理性）ということであり，お互いに作用し合っている．

Stanovich は，臨床における妥当な意思決定を支援する合理性の重要な構成要素について論じている[10]．合理性の性質について，【表8.1】にまとめた．左列には，合理的な思考について Stanovich が示した概念的構造を表している[10]．ここで強調されているのは，合理性とは単一の精神的構成概念ではなく，さまざまな概念から成り立っているということである．合理性は認知の様式と傾向の集合体とみなせる．そして個々の属性についての臨床的な具体例は容易に挙がる．これらは表の右列に示した．この表が示しているのは，合理的な医師によくみられる性質と一連の技能である．

臨床上の意思決定においては，合理性を向上させる因子（促進因子）と減衰させる因子（阻害因子）がある．合理性を最適化する促進因子のいくつかを【表8.2】にまとめた．重要な点として，合理性は意思決定者が特別な修練を経て得ることのできる特定の知識領域（マインドウェア）を活用することで促進される[19]．

マインドウェア

マインドウェアとは David Perkins が提唱した概念で，記憶されており意思決定や問題解決の際に検索されるルールや手順，その他の知識を指す[20]．Nisbett は近年この概念について探索し，理想的な意思決定のためのさまざまな基本的マインドウェアを扱った[19]．その結果，多くは合理的思考の促進因子となることを見出している．

臨床疫学と医科統計学を用いた医療の意思決定では，合理性の促進因子は，明確に教示されている（第14章「医学教育と診断プロセス」参照）．Gigerenzer

表 8.1　合理的な意思決定者に求められる特徴の例

特徴	臨床的ふるまい
情報処理がおろそかにならないよう心がける	患者もしくは家族などから病歴を収集するよう心がけ，また十分な時間を割く．最小限化，早期閉鎖，現状維持バイアスを避ける．事前確率の無視に陥らない．リスクと利益は別個に判断する
独りよがりの考えに陥らず，正確な自己評価を行う	過信を避ける．患者に公平に接する．診断の可能性について幅広い視野をもつ．人間の限界とバイアスを知る．代替の可能性や見方があることを認める
不適切な状況の影響を排除する	状況に影響を受けることを自覚する．気を散らせるような患者の特徴に捉われずに，ステレオタイプな判断を避ける．例えば，「常連さん」のようなレッテル貼りを避ける．フレーミング，アンカリングに注意する
柔軟に思考する．積極的でオープンマインドな思考を備える	鑑別診断は包括的に挙げる．診断プロセスの中でも，思考と必要に応じた診断の変更により多く時間を割く．初期診断を変更することは弱気の証拠ではない
理由付けと真実を重んじる	目的と論理的な推論が診断を最適化する鍵であると心得る．バイアスに左右されないエビデンスを求める．診断プロセスにおける批判的過程を重んじる．合理性の原則を理解する
積極的に情報収集し，思考を楽しみ，情報を十分処理する	診断推論という知的挑戦を受け入れ，注力する．患者に積極的にかかわる．検査は具体的に実施する．患者から包括的な病歴を得て，適切な診察を行う．チームメンバーとよく交流する
客観的な推論スタイル	推論のバイアスを認識し，回避する．物語からの意見・エビデンスと事実を混同しない．論理的誤謬を知る
矛盾に敏感になる．信念と言動が一致する	患者や同僚からの情報を無視しない．患者の病態について，個人の信念と客観的推論が一致しているか確認する．対立する複数の見解があれば，どちらにも耳を傾け，見る努力をする
自己効力感を抱く	自分の能力は臨床推論に足るものであると信じる．権威勾配に屈しない勇気をもち，実践する．自分自身の誠実さを重んじる
将来の見積もりに慎重になる	最悪のシナリオを想定し，除外することでエラーを回避する．もし診断が異なっていたときに，他の診断がないか想起できるよう備える．もし患者が改善しない場合に，診断が異なっている可能性を患者自身が考慮できる手立てを整える
自己調整スキルを身につける	特定の患者，同僚，チームメンバーに対する本能的バイアスを認識し，建設的に扱う．拙速に患者を診療して主訴を過小評価し目先の利益を拾うのではなく，徹底的かつ誠実な診療によって患者安全を最大化し，長期的な安心を目指す
微細かつ抑制的に感情を制御する	自分自身の精神状態と，なぜそうなっているのかに留意する．患者との対応には，幅広い感情で応答する必要があることを認識する．マインドフルネスの原則を知る
報酬に関連した感情を制御する	診療上のやりとりにおける自分自身の感情について考え，認識する．そして自分自身より患者の利益を優先する．複雑な診断困難例を解決し，患者のためになったことに満足を得る．「簡単な」症例ばかり選り好みするのを避ける

〔Stanovich K.E. et al., Cambridge Handbook of Intelligence, Cambridge University Press, Cambridge, UK, 2012 より〕

表8.2 合理的思考の促進因子の例

促進因子	臨床での例
確率による推論	臨床疫学と医科統計学を知る．ベイズ推定，サンプルサイズとバイアスの重要性，基準比率の自覚，感度と特異度，検査の特性，尤度比，number needed to treat（NNT）などについて理解する
質的決定理論の理解	医学の不確実な面を理解する．すなわち定量的な決定は必ずしも行えるわけではなく，合理性は情報をどこまで入手できるかによって制約を受ける 少なくとも見落とせない疾患は必ず除外する，特定しない診断名を用いる（例：診断未確定の胸痛と定義する）といった一般的な決定のルールを適用する．状況を考慮に入れる
科学的な推論の知識	実験的デザイン，サンプルとサイズの選択，対照群の必要性，盲検化，因果変数の孤立といった基本原則を理解する プラセボ効果，共変量，信念バイアス効果，仮説の生成と検定，仮説の反証可能性の重要性を理解する 収斂する証拠を認識する，個人の観察や一症例の経験に基づく判断の限界，リスクの認識などについて理解する
論理的な一貫性と妥当性のルール	主な論理の誤謬を自覚する．例えば，相関と因果を区別する，個人攻撃的推論を避ける（中毒患者が薬物探索行動ではなく真の症状を示すこともある）など
経済的な思考	診断時にサンクコストを避ける，治療の利益と損失を理解する，疾患の自然軽快を理解する，検査は賢明に選択してオーダーするなど

〔Stanovich K.E. et al., Cambridge Handbook of Intelligence, Cambridge University Press, Cambridge, UK, 2012 より〕

は臨床上の意思決定に失敗する医師の例をいくつか示している[21]が，その多くは不適切な知識，技能修練の失敗，能力保持の失敗によるものである．

　合理性は低下したり，抑制されることもある．その主因として，処理の問題と内容の問題が挙げられる【図8.2】．意思決定者が入手する情報は全て適切に処理される必要がある．もし（個々人や環境の因子に影響を受けた結果として）意思決定者が十分処理しなかったならば，合理性は損なわれるであろう．情報を表面的にしか扱わなかったり，自分の経験だけをもとに判断したり〔いわゆる WYSIATI（what you see is all there is）〕[22]，十分に認知的機能を働かせなかったりすれば，合理的パフォーマンスは低下するだろう．一方，業務に対して適切な認知的機能を働かせたとしても，マインドウェアがさまざまな乖離（例：問題特異的な知識の欠落，科学的思考の不足，確率論の知識の欠如，

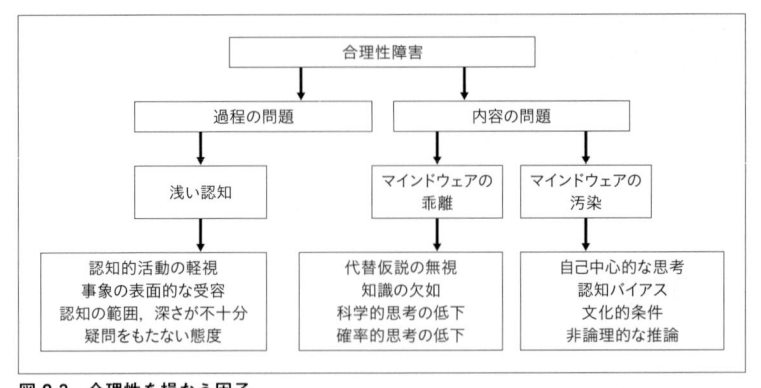

図 8.2 合理性を損なう因子
〔Stanovich K.E., Rationality and the Reflective Mind, Oxford University Press, Toronto, 2011 より〕

誤った推論など）をきたしていたならば，これまた合理性は損なわれるだろう[23]．さらに，意思決定者が問題解決のために用いるマインドウェアが何らかの悪影響を受けているために，問題解決に不適切になっている場合もある．そのまま意思決定を行えば，合理性を欠く結果になるだろう．悪影響を与える主要かつ不可避な原因として，認知バイアスがある．合理性の抑制因子【表8.3】のいくつかについては第7章「認知と感情バイアスと論理的な失敗」で言及しており，これらは不適切な意思決定をきたす．前述の通り，個人の合理性がどの程度損なわれるかは，影響した認知バイアスの数と程度で推し量れる[10, 12]．代替医療（第5章「補完代替医療」参照）の診療に合理性がみられないことは，そのような合理性の阻害因子が多く伴っており，かつ促進因子がほとんど存在していないことで説明できる．しかし【表8.3】に実臨床での例を示した通り，狭義の医療の担い手もまた，阻害因子の影響を受けやすい．基本的に，この世界は極めて秩序だって科学的に動いており，そしてある程度の適切な合理性を身につける必要がある．その得るべき合理性こそが事の本質であるのだが，しかしマインドウェアの抑制因子がしばしば障害する．心理学者 Richard Nisbett の著書『Mindware：Tools for Smart Thinking』[20] の最後に，合理的な思考を抑制する主な因子のいくつかに言及している．例えば：

表 8.3　合理的思考の阻害因子の例

阻害因子	臨床での例
超常現象への迷信，信念	救急外来を受診する精神科患者数は満月の影響を受けるという信念 臨床現場での幸運に関する信念 運・不運に関する信念：「引く」医師と「引かない」医師がいる 救急外来で誰かが「落ち着いている」と言及するのを否定する （外来が「落ち着いている」と言うと，逆に忙しくなるという迷信） 手術室に特定の楽曲を儀式的に流す 特定の衣服が幸運をもたらすという信念
直観を優先する信念	十分な証拠が体系的に集まる前に，信念に基づいて患者を診断する 患者の第一印象を過剰に信頼する
通俗的知識や通俗心理学への過信	証拠がないにもかかわらず，見聞きした方法をそのまま実践する 例：角膜剥離に対して眼帯をさせる 診断成功例を鼻にかけ，失敗例は黙殺する 意思決定におけるさまざまな種類のバイアスの影響を無視する， または信用しない
専門性への信念	有用性に関するエビデンスが示されなかったとしても，代替医療 （鍼やホメオパシー）はプラセボ効果以外にも治療的効果がある に違いないとする信念
修正困難な内省 （自分自身の内省力を過剰に 楽観視する憶測）	個人の変化できない信念を過度に信じる 他人のバイアスを認知する一方，自分自身がバイアスを受けやす いことは認めない（信念バイアス） 自分の直観的診断能力を過信する
個人的信念の機能不全	薬物依存は疾患ではなく個人の誤りであるとする信念（根本的帰 属のエラー） 一部の疾患，特に新たな疾患に対する不合理な信念 （多くの医師は心的外傷後ストレス障害や炎症性腸疾患の重症度， 胃潰瘍の細菌学的病因などに懐疑的である［訳注：欧米における *Helicobacter pylori* の保菌率は低いためであろう］）
自己中心的な情報処理をもたらす 自己観	自分自身の診断能力の過信 技能の過信 一部の外科系専門医は，特に心臓移植のような革新的手術につい て，絶大な治療的効果を発揮すると信じるようになる．このよう な信念は，自己中心的な情報処理につながる

〔Stanovich K.E. et al., Cambridge Handbook of Intelligence, Cambridge University Press, Cambridge, UK, 2012 より〕

- この世界のあり方や，我々が日々存在するためのあり方について抱く我々の信念は，「著しく誤って」いる．そのうえ，その信念を獲得する過程は，明らかなものもそうでないものも含め，しばしば「根本的に汚染されている」．
- 我々の感情，信念，行動は，我々自身が気づかないところでさまざまな

種類の影響を受けている．店で買い物をするといったごく単純なことでさえ，我々を操作している技法にほぼ無自覚である．

- 専門的なトレーニングを積んでなければ，我々のほとんどは，自身の心の中で起こっていることを知り，自分自身や他の人にそれを表現するなどといった内省が非常に苦手である．我々は認知プロセスを利用できず，またそれらが我々の行動に与える影響についても知ることができない．
- 我々は物語や逸話に過度に影響を受けている．我々の多くは，信頼できるデータを収集することの重要性とサンプルサイズの影響を理解していない．
- 我々は，文脈の果たす役割を，自覚しているとしても，過小評価している．
- 我々は，自身の意思決定が社会に与える影響について，しばしば無自覚である．
- 我々は，現実社会で起きていることを理解していると無邪気にも信じ込んでいる．このような浅はかなリアリズムがはびこっている．
- 我々は，日々の業務の大半をなすために，無意識のうちにさまざまなヒューリスティックスを用いている．
- 我々は，出来事ごとの関連性を解釈するのにはあまり長けていない．
- 我々は直観に頼る科学者のように，汚染された存在である．世界のあり方を理解するためのエビデンスをいかに上手く集められ，そしてそれを用いていかに優れた推論を行えるかについて，過信している．

Nisbettは本質的に改革論者である．彼が合理性の促進因子について語ったことは，我々をおおいに勇気づける．主要なバイアスや文脈の影響を自覚するなど，基本的ルールを学んで活用できるようになれば，現実に起きていることをより正しく理解し，そしてより合理的になれるであろう．彼はこのことを自身の研究で示した．彼の考えは，バイアスはなくならず，マインドウェアの乖離は直らず，汚染されたマインドウェア（訳注：contaminated mindware. 造語である．エビデンスに基づかず，真実とは言えない内容を信じているような

心理状態で，かつ周りへ容易に伝播する）が元に戻ることもない，と考えていた人たちとは対称的である（第15章「認知バイアスを軽減する：よりよい診断医になる」参照）.

　まとめると，合理的思考の概念的構造が示す枠組み[1, 10]に Nisbett のアプローチを組み合わせることで，医師が診断時の意思決定をする際の合理性を評価し，修正するための有用なツールを提供することができる．理想的な意思決定ができるかどうかは，医師の思考パターンに含まれる合理性の抑制因子をどう制御するか次第である．しかし，促進因子もまた主要な要素である．特に，医師が自身の直観をどう扱うか（第7章「認知と感情バイアスと論理的な失敗」参照）は，合理性を補う重要な要素の1つであり，我々はこの「直観」という語が何を意味するのか，より詳しく検討する必要がある.

直観

　直観は一人ひとり異なっている．根拠の乏しいものからより科学に基づいたものまで，我々は幅広いスペクトラムの直観を日々使用している．最も根拠に乏しいものの中には，「直観的インスピレーションはしばしば，誰かがそれぞれの活動に強く注力し楽しみ満たされていると，まさに活動の中で『融合する』かのように現れる．創造性はそのよい一例である．直観は鍛錬できるものであり，それを極めればチャネリングという，その場にいない人と意識的にやりとりすることもできるようになる」と語られるものもある[24]．他にも，根拠の乏しい直観は，宝くじを買ったり，占星術に従ったり，タロット占いのお告げやその他の神秘的思考に惹かれる際にみられる．直観は，第6感，インナーセンス，勘，魂の導き，その他さまざまな曖昧な言葉で記される．Myers は直観に関する書籍を記しており，その中で根拠の乏しい直観に関する12の大罪[25]を挙げている.

　もう一方のスペクトラムに位置する直観として，何かが複雑であったり理解しがたい場合の初期的な対応がある．このようなとき，人は単純に「己の信念に基づいて」行動しており，たいていは，深い思い込みのこと

を，「信念」と表現している．あるいは，常識を指していることもある．人は「直観的」な論理に従って正しいと感じた行動をとる．これは過去の暗黙知，形式知の結果として，自分自身が正しいことをしているような気になるのである．あるいは，具体的なデザインの善し悪しによる．すなわち，人間工学的に用途によく合致しているかである．自動車工学では，走行中や変化する状況の中で備わった機能を最大限発揮できるよう設計されることを，「直観的」であると表現する．さらに別の観点では，こちらもデザインに関係しているが，ユーザーフレンドリーさがある．デザインが意識されようがされまいが，最終的にうまくいくというのが，よいデザインがもたらすものである．「直観」をより一層洗練させるのは至難であるが，神経科学者の Firestein による例示を持ち出せば，「私は神経科学と量子物理学を……我々の脳にとっていかに直観的でないかという点で比較した．もう一歩踏み込んで現代物理学と脳科学の違いについて語るならば，物理学で行わなければならない非直観的思考は，数学的言語によってなしうるものである」[26]．おそらくこれは，その場にいない人とのチャネリングとは対極にあるものだろう．

Gigerenzer は直観を「信念」と定義し，「(1) 意識下で速やかになされる判断，(2) 背景にある理由を十分にわかっていないがなされた判断，(3) 行動するに足るだけの判断」とした．信念とはきまぐれでも第6感でもない．もちろん千里眼や神の声でもない．直観とは，無意識の知性といえる[21]．Myers にとっては，単純に「直接的知識の保有量であり，観察や理由によらずただちになされるもの」であり，直観のスペクトラムのうち，より確からしいものとして，直観の力を示すエビデンスを挙げている[25]．

認知科学の言葉を借りれば，直観は1型プロセスとして一層明示される（第3章「診断プロセスへの現代の認知的アプローチ」参照）．もともと単一のチャネルとみなされていたが，その後4つに分解されている[23]．それゆえ，直観的プロセスは (1) 先天的であり，(2) 感情に影響され，(3) 形式知と実践に起因し，(4) 暗黙知にも影響を受ける【図8.3】[27]．直観の意味を理解することで，直観プロセスと分析プロセスの議論の誤解を解決するとともに，おそらく合理的思考や意思決定における直観の役割をより理解するの

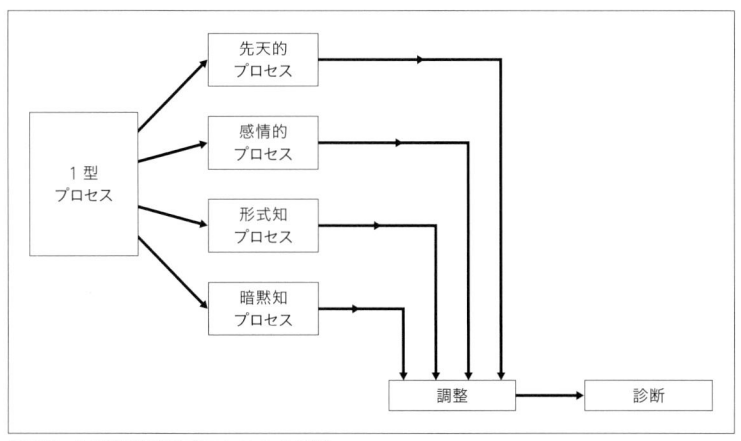

図 8.3　1 型情報処理プロセスの 4 分類

〔Croskerry P. et al., BMJ Qual. Saf., 22, ii58-ii64, 2013. With permission from BMJ Publishing Group Ltd. Based on Stanovich, K.E., Rationality and the Reflective Mind, Oxford University Press, NewYork, 2011 より〕

に有用である.

結論

　意思決定は動物界の全ての行動を決定づけ，最終的に生存を決定づけるための動力源である．人類は，洗練された分析システムと強靱な直観システムを併用することで，意思決定の極みを獲得した．医療は，意思決定の有用性を研究するのにまたとない機会を提供する．認知科学は，意思決定を司る複雑な過程に関する現時点での理解と，医療における意思決定業務を測定する基準を提供してきた．しかしながら，その取り組みは未完のままであり，合理的思考を形作るもの，特に合理性の根源と医療における合理性の促進因子・抑制因子について，さらなる知見が必要である．これらは成果が現れはじめているが，それでもなお医学教育者にとって，認知科学の最近の進歩を取り入れるとともに，合理性こそが妥当な臨床推論と，その帰結である診断プロセスの決定者であると認識する責務を止めるわけ

にはいかない．真に理想的な診断家とは合理的な存在であると見出すことになるだろう．

▌本章の要約 ── 合理的な診断医とは

- さまざまな領域のエビデンスによれば，診断エラーは医師の知識不足よりも，思考過程が原因となる．
- 合理性は認知を特徴付け，診断家の思考を修正する際に主な役割を担う．
- 合理性には道具的合理性と認識的合理性があり，いずれも重要である．
- 道具的合理性は，最大限利用可能な資源に基づいて，我々が最も必要としているものにたどり着こうとする思考習慣であり，何をすべきかを示す．
- 認識的合理性は，我々の信念をいかにして現実世界に展開するか，何が正しいかを表す．
- 合理性はさまざまな認知的技能で成り立っており，意思決定が適切に調整されるよう支援している．
- 合理性が損なわれる原因には，情報を扱う際の過程の問題，マインドウェアが乖離している（必要となる知識の主要部分が欠けている）内容の問題，汚染されたマインドウェアの問題（各種のバイアスに修飾されている）がある．
- 合理性の促進因子は，臨床疫学と医科統計学を用いた医療の意思決定では明確に教示されている．一方，抑制因子は典型的には認知バイアスや論理の誤りに起因する．促進因子がよい意思決定を支援することもあれば，抑制因子によって合理性を損なわれることもある．
- 直観の定義は人によりさまざまである．直観について議論する際には，どのような意味で用いているのかを定義するのがよい．

文献

1. Stanovich KE, West RF, Toplak ME. *The Rationality Quotient: Toward a Test of Rational Thinking*. Cambridge, MA: MIT Press; 2016.
2. Singh H, Giardina TD, Meyer AND, Forjuoh SN, Reis MD, Thomas EJ. Types and origins of diagnostic errors in primary care settings. *JAMA Intern Med.* 2013 Mar 25;173(6):418–25.
3. Schiff GD, Hasan O, Kim S, Abrams R, Cosby K, Lambert BL, Elstein AS, Hasler S, Kabongo ML, Krosnjar N, Odwazny R, Wisniewski MF, McNutt RA. Diagnostic error in medicine: Analysis of 583 physician-reported errors. *Arch Intern Med.* 2009 Nov 9; 169(20):1881–7.
4. Okafor N, Payne VL, Chathampally Y, Miller S, Doshi P, Singh H. Using voluntary reports from physicians to learn from diagnostic errors in emergency medicine. *Emerg Med J.* 2016; 33(4):245–52.
5. Zwaan L, de Bruijne M, Wagner C, Thijs A, Smits M, van der Wal G, Timmermans DR. Patient record review of the incidence, consequences, and causes of diagnostic adverse events. *Arch Intern Med.* 2010 Jun 28;170(12):1015–21.
6. Winters B, Custer J, Galvagno SM Jr, Colantuoni E, Kapoor SG, Lee H, Goode V, Robinson K, Nakhasi A, Pronovost P, Newman-Toker D. Diagnostic errors in the intensive care unit: A systematic review of autopsy studies. *BMJ Qual Saf.* 2012 Nov; 21(11):894–902.
7. Stanovich KE, West RF. What intelligence tests miss. *The Psychologist.* 2014;27(2):80–3.
8. Chatillon G. Acceptance of paranormal among two special groups. *Skeptical Inquirer.* 1989; 13(2):216–67.
9. Stanovich KE. Dysrationalia: A new specific learning disability. *J Learning Disabilities.* 1993 Oct; 26(8):501–15.
10. Stanovich KE, West RF, Toplak ME, editors. Intelligence and rationality. In: Sternberg R, Kaufman SB, editors. *Cambridge Handbook of Intelligence.* 3rd ed. Cambridge, UK: Cambridge University Press; 2012. pp. 784–826.
11. https://en.wikipedia.org/wiki/Rationality. Accessed July 17, 2016.
12. Bornstein BH, Emler AC. Rationality in medical decision making: A review of the literature on doctors' decision-making biases. *J Eval Clin Pract.* 2001 May;7(2):97–107.
13. Rao G. *Rational Medical Decision Making: A Case-Based Approach.* New York: McGraw Hill Companies; 2007.
14. Sime D, Rennie D. *The Rational Clinical Examination: Evidence-Based Clinical Diagnosis.* New York: McGraw-Hill; 2009.
15. Sackett DL. A primer on the precision and accuracy of the clinical examination. In: Simel D, Rennie D, editors. *The Rational Clinical Examination: Evidence-Based Clinical Diagnosis.* New York: McGraw-Hill; 2009. pp. 1–8.
16. Schmidt HG, van Gog T, Ce Schuit S, Van den Berge K, LA Van Daele P, Bueving H, Van der Zee T, W Van den Broek W, Lcm Van Saase J, Mamede S. Do patients' disruptive behaviours influence the accuracy of a doctor's diagnosis? A randomised experiment. *BMJ Qual Saf.* 2017 Jan;26(1):19–23.
17. Kline JA, Neumann D, Hall CL, Capito J. Role of physician perception of patient smile on pretest probability assessment for acute pulmonary embolism. *Emerg Med J.* 2017; 34: 82–88.

18. Stanovich KE. *2010: Decision Making and Rationality in the Modern World*. New York: Oxford University Press; 2010.
19. Nisbett RE. *Mindware: Tools for Smart Thinking*. New York: Farrar, Straus and Giroux; 2015.
20. Stanovich K. *What Intelligence Tests Miss: The Psychology of Rational Thought*. New Haven, CT: Yale University Press; 2009.
21. Gigerenzer G. *Risk Savvy: How to Make Good Decisions*. London: Penguin Books; 2014.
22. Kahneman D. *Thinking Fast and Slow*. New York: Farrar, Straus and Giroux; 2011.
23. Stanovich KE. *Rationality and the Reflective Mind*. Toronto: Oxford University Press; 2011. p. 99.
24. http://timeforchange.org/definition-of-intuition-intuitive. Accessed August 22, 2016.
25. Myers DG. *Intuition: Its Powers and Perils*. New Haven, CT: Yale University Press; 2002.
26. Firestein S. *Ignorance. How It Drives Science*. New York: Oxford University Press; 2012.
27. Croskerry P, Singhal G, Mamede S. Cognitive debiasing 1: Origins of bias and theory of debiasing. *BMJ Qual Saf*. 2013 Oct; 22 Suppl 2: ii58–ii64.

9

臨床上の意思決定と診断における個々人の変動性
Individual Variability in Clinical Decision Making and Diagnosis

Pat Croskerry

はじめに

　個々人の意思決定に関する研究（差異心理学）は認知科学の領域に分類される．心理学は認識，記憶，認知，推論といったさまざまな心理過程と，これらの心理過程と行動の関係についての学問である．前述したさまざまな心理過程は意思決定や我々の生き方に時々刻々と影響する．朝起床してから夜就寝するまで，我々は意思決定し続けている．心理過程の複雑さは，シャワーを浴びたり着替えたりする際のようにほとんど無意識に自動的に行うような行為から，毎年の確定申告のように最初から最後まで集中と熟慮を保たなければならない行為まで多岐にわたる．意思決定は我々の存在にまさに不可欠な要素である．もし我々が皆全く同じ遺伝的背景と経験で構成されていれば，我々の行動は働きアリの日々のルーチンのように予測可能だろうが，我々の遺伝的多様性，さまざまな学習環境，長期の発育期間が組み合わさることで人間の行動はどの種の中でも最も複雑なものとなっている．この章の根底にある考えは，全ての医師は個々人で異なっており，異なった種類の決定をする可能性が高いということである．心理

学では"個々人の異なる視点に基づいて実行された研究がないことによって，予測，選択／プロファイリングのための有用な指標が適切に用いられていない"ことが観察されている[1]．医療上の診断的意思決定における個々人の違いの評価にも同様の制約が当てはまる．個々人の違いが意思決定に与える影響は依然として正当に評価されておらず，研究が不足している分野である．この問題は部分的ではあるが詳細に議論されてきている[2]．

　個々人の意思決定者に関していえば，個々人の違いが意思決定に与える影響はタスクの性質に大きく依存する．例えば，ロケット科学の分野では意思決定の柔軟性は最小限となる．つまり，意思決定には科学と論理の厳格な規則が伴わなければならず，宇宙船を軌道に乗せるために独自性や個々人の解釈が入る余地はわずかもない．対照的なのは美術学校のインストラクターの仕事である．確かに，従うべきルールや，組織からの業務に関するさまざまな要求はあるが，作品はクラスごとで大きく異なってもよい．医療に関する意思決定を行う者にとって困難なことは，彼らの仕事がアートでもあり科学でもあることである．前世紀にかけて，特に，エビデンスに基づいた医療の発展を通して，医学は科学としてより大きな信頼と結果を得てきたが，患者を担当する医師のアートもかつてと同様に価値のあるままである．ここでいうアートとは，気遣い，共感，思いやり，援助，倫理的配慮，同情，コミュニケーション，人道主義，慈善，保証，傾聴，そして擁護を含む．医師が科学的情報を機械的に運ぶだけの者だとすれば，意思決定にはほとんどバリエーションはないだろう．上記のような状況ではさまざまなシチュエーションに対処するための種々のアルゴリズムが生み出されるだろうが，援助と癒しには科学とアートの両者が必要であることを我々は知っている．内科医のアートな部分こそが数多くの多様な意思決定を生むのである．人間の行動は無限に多様性がある．我々は全て個々に大きく異なっているが，医学教育の根底にある考えは，医学研修生は集団としては比較的均一であり，彼らにインプットされたものは吸収され，後に彼らによって公平に忠実に後進へと再生産されるだろうというものである．一方で，性別，人格，加齢，知能，批判的思考，人種などの人間の行動の中心的な面を形成する因子が重大な影響を及ぼすとは一般的には考

表 9.1 意思決定に影響を与えうる因子

個々の因子
性別
宗教
認知能力
加齢
経験，コンピテンス，専門知識・技術
人格，状態，特性
認知スタイルと意思決定スタイル

えられていないが，心理学者たちはこの領域は興味深く，重要で，研究する価値があると捉えている．"臨床医は客観的な科学に基づいた中立な実践者であり，個人的な因子に影響されないことが医学文献上では強く想起される．しかしながら，医師の臨床実践パターンは個々人の背景的特徴に影響を受けており，患者ケアは1組の医師-患者間の背景の一致または不一致の度合いに影響を受けることを示す研究が数多くある"と Berger は述べている[3]．これらの背景因子は臨床上の意思決定や医師の診断過程において特に重要である可能性があるが，この分野はあまり注目されていない．多くの場合，医師の意思決定は一貫して，客観的で，中立的で，予測可能で，一定のものであるようにみえる．しかし，現場をくまなく探し求めなくとも上述のようではないことはすぐわかる．この章は，診断の較正に影響を与えうる，臨床上の意思決定における個々人の変動性の要因を探る【表 9.1】．

性別

歴史的に，医師の圧倒的人多数が男性であった時代，臨床上の意思決定において性別は問題ではなかった．"パターナリズム"が優勢であった時代，つまり，患者の何が悪く，何が最良の治療かを決めるのは医師であったという点で医師は親のようであり，親の役割のほとんどが男性に限られていたという点で医師は父のようであった．パターナリスティックな手法

を用いることは，患者にとって何が最良かを決める治療的特権が医師にあり，ある場合には，患者は事実を知りたくないだろうと想起することを意味していた．つまり，患者の自律よりもケアに焦点が置かれていた．例として，1961 年に行われた研究では，88％の医師は癌の診断を患者にルーチンでは告知しないだろうと答えている[4]．ここまでの程度のパターナリズムは現在では不適切とみなされているが，医療のある種のシチュエーション，特に患者の意思決定能力に問題がある場合には，ある程度のパターナリズムは適切なこともある．パターナリスティックな介入の必要度合いは自律性の程度に反比例するという経験則に基づき，"非対称のパターナリズム"が提唱されてきている[5]．医師にもっと背中を押してもらう必要がある患者もいるだろう[6]．

　Elizabeth Blackwell の出現によって医療界は変わった．イングランドのブリストルからアメリカ合衆国への移民である彼女は，1849 年にアメリカ合衆国で初の女性医師としてニューヨークの Geneva 医科大学を卒業した．なお，イギリスの初の女性医師は，1809 年にエディンバラ大学医学部を卒業した Margaret Bulkley であったが，彼女は James Barry という男性を装うことで医師となった[7]．医学部に入学する女性の数は現在増えている．過去 10 年，カナダの複数の医学校では女性の入学者数が男性の 3 倍多かった．このような状況で，女性医師と男性医師の医療内容を比較する研究も出はじめていることは驚くべきことではない．

　まず始めに浮かぶ疑問はきっと，患者に対する臨床的実践において女性医師が異なる行動をすることを示すエビデンスは存在するのか，であろう．答えは明らかに yes である．女性医師は男性医師よりも不安が強くて自信が低く，よく悩むことがわかっているが[8]，患者との関係に男性医師よりも強い満足を感じることも報告されている[9]．また，女性医師は患者のニーズや意見により重点を置き，患者と協力関係を築くことに長けていて，患者から質問されやすいことも示されている[10]．さらに，女性医師は男性医師よりも積極的に心理社会的問題について検討し，より包括的に患者の状態を調べようとする傾向にある[11,12]．

　次に浮かぶ疑問は，医師の行為に性差があるとすれば，この性差は意思

決定に影響するのか，というものである．これは予期される質問であり，すでに複数の研究で確認されている．男性医師と比較すると，女性医師はより多く患者を他医へ紹介し[13, 14]，医学の不確実性に強い不安を抱き[15]，ガイドラインの推奨を遵守し，慢性心不全の患者に効果的な処方を行い[16]，女性患者のホルモン補充療法を検討することが少なく[17]，終末期患者に安楽死につながる薬剤を用いやすく（オピオイドの集中的な使用や単純な治療の中止や差し控えと比較して），意思決定能力のある患者とは人生の終末期についての話をすることが少なく[18]，高齢女性患者の乳癌の治療選択に影響を与え[19]，患者の帝王切開の要求に同意しにくく[20]，患者に対して人種のバイアスをもちにくく[21]，予防的対応をより多く行い[22-25]，診断的画像検査をより多く行いやすい[26]．

　このように，性差が意思決定に影響を与えることを示す強いエビデンスが存在するが，意思決定への性差の影響は診断パフォーマンスを変化させるのだろうか．ある実験的な研究では，女性医師は男性医師と比較して病歴に関する質問が多く，精神疾患の診断をつけやすく，精神疾患の診断に確信をもちやすい傾向にあった[27]．机上の症例を用いた別の研究では，女性医師は男性医師よりも精神科への紹介が多く，つまり，女性医師は精神科疾患の診断を考慮しやすい傾向にあった[28]．一方で，オーストラリアの一般医家を対象とした調査では，女性医師は男性医師と比較して，男性患者のうつ病の診断に難しさを感じていることが示された[29]．スイスで行われた冠動脈疾患（coronary heart disease；CAD）の臨床研究では，心臓病専門医の冠動脈疾患診断精度に性差がみられた．病歴聴取のみでは，全体の診断精度に性差はないにも関わらず，女性の心臓病専門医の診断精度の正確さは，男性患者が女性患者より 20％ も高かった（85％ vs. 66％）[30]．

　男性医師は女性医師と比較して 2 倍ほどキャリア中に訴追されやすいことを示すデータから，誤診においても性差があることが示唆されているが，このデータは医学的エラー以外の要素が関与している可能性がある[31, 32]．例として，アメリカ合衆国[33, 34] とオーストラリア[35] で行われた研究は，女性医師は男性医師とは異なる系統の問題をみているという，臨床行為のパターンの差を示した．アメリカ合衆国で行われた，救急部門を

受診した患者を対象とした研究において，女性患者は女性医師から受けた
ケアにより満足しており，女性医師のほうが思いやりに優れており，女性
医師とより多くの時間を過ごしたいと評価した[36]．同様に，女性医師と患
者の間のコミュニケーションはより好ましいものであったことも観察され
ており，おそらくその理由単独でも女性医師が訴追を受けにくいのだろう
と考えることはできる．しかしながら，検体検査をオーダーし損ねること
が診断エラーの重大な要因であることを示唆する Schiff らの観察[37]と，
女性医師はより多くの診断的検査をオーダーしやすいという報告[26]をも
とにすると，医師の性別は診断エラーの重要な因子でありうるように思わ
れ，さらに，このことを示す直接的なエビデンスが存在する．主治医（家
庭医，内科医）が男性の場合，患者が子宮頸部細胞診検査，乳房診察，マン
モグラムをスクリーニングとして受ける機会は，主治医が女性医師の場合
と比較して少なく[22,38]，潜在的な疾患を診断される可能性が低くなるだろ
う．さらに，一般的に男性は女性と比較してリスク回避行動をとらない傾
向にあることから，不確実な状況において男性医師は女性医師よりも大き
なリスクをとりやすいと想起されるが，このことに関して報告した研究は
現在まで存在しない．

　診断の失敗の決定因子に関する研究は過去数年で本格化しはじめたばか
りであり，診断の失敗における性別の影響に関する直接的な臨床研究はい
まだにほとんど存在しない．しかしながら，数多くの研究が臨床上の意思
決定における性差を示し，実験的研究は男性医師と女性医師で異なる診断
嗜好があることを示し，ここで吟味した臨床研究は医師の性別が診断的意
思決定において重要な因子であることを強く示唆している．

宗教・信仰

　西洋医学は一般的に客観的，科学的，非宗教的であることを求められる
が，医師の強固な宗教的信念が臨床実践に影響を与える可能性があること
は驚くことではない．Berger の記述によれば，"医師の役割，特に臨床ケ

アにおける医師の背景的特徴の影響は比較的見過ごされている"[3]. 医師は背景的に均一ではなく, "中立的な実践家たち" と推測することはできない[2]. Medscape が行った 2016 年の調査では, 霊的あるいは宗教的な信念をもつ医師ともたない医師で患者に対するバイアスに統計学的差異はなかったと報告された[39]. しかしながら, 個人的な信念と態度が, 心理学者と精神医学者の意思決定にバイアスをもたらすことが示されている[40]. 2005 年の調査で, アメリカ合衆国の医師の 55% は宗教的信念が医療内容に影響を与えると考えていた[41]. 割礼, 中絶, 緩和ケア, 終末期などの特定の問題に関する医師の決定に宗教的信念が影響することは容易に理解できるうえに, 真実を伝えるか否か, 善行, パターナリズム, 診断と予後を全て開示するか否かも信仰に影響され得るというエビデンスも存在するのである. イスラムの倫理では, 神の赦しを得たときのみ死は起こるという考えが信じられている[42]. よって, 非宗教的な関係, あるいは少なくともどちらか一方に信仰的制約がない場合と比較して, イスラム教を信仰する医師と患者の間で行われるコミュニケーションは, 閉鎖性や非客観性が強くなる. これまでのところ, 医師の背景的要因が診断結果に及ぼす直接的効果の研究はなされていないようだが, 医師の背景的要因が臨床実践に及ぼす明らかな影響を考慮すると, 医師の背景的要因が診断結果に影響することは想像に難くない.

認知能力：知性，批判的思考，合理性

　Laqueur によって書かれた思索に富んだエッセイの中で, 政治的知性を研究する試みと臨床的判断の試みの間には相同性があり, 政治的知性の解析者は「医学診断の原則」を上手に考えることができるだろうということが示唆されている[43]. 確かに, 診断プロセスの複雑さの程度はとても低いものから極端に高いものまで幅が広く, 診断に直結するようなわかりやすい病的所見の解釈には特別な心理的負荷を必要としないかもしれないが, 不明瞭で鑑別がつかず不確実な度合いが高い病的所見の解釈には特別な心

理的負荷を要する．診断をつける作業は一般的には全く知的負荷を要さない．認知能力の関連要因と認知能力が及ぼす結果は相当の政治的過敏を引き起こしてきたが[44]，それでも，診断の失敗を起こしやすい医師と比較して，卓越した診断能力を有する医師がより高度の認知能力を備えているかどうかを問うことは合理的に思われる．認知能力といっても幅が広いが，中でも最も傑出したものは流動性知能と結晶性知能という指標であり，この流動性知能と結晶性知能は，知識，推論能力，判断，そして意思決定のレベルと関連がある2つの幅広い能力分野を定義づけている．

医師の思考過程は精確な診断能力と大きく関連している可能性はあり，正しく思考するためには少なくとも通常程度の知能を要することは想像に難くない．通常，医学部に入学できる段階で，入学者は医科大学入学試験（the Medical College Admission Test；MCAT）とそこまでの途上で複数回にわたって知的能力を示していく．学業成績には多くの因子が関連するが，一般的知能（general intelligence；g）が重要な役割を担っているようだ．Gottfredson は一般的知能（g）を「推論，問題解決，意思決定，そして他の高次思考スキルを促進する高度な一般的情報処理能力」と記述しており[45]，一般的知能（g）は多くの診断的決定に関する複雑性を扱うためには必須であるだろう．

仮に知的能力が診断能力の高さの制限要因の1つであると証明されたとすれば，知能指数（intelligence quotients；IQs）が最も高い範囲にあるグループが医師の集団であったという大規模研究の結果[46]を改めて追認することには少なくともなるだろう．この研究では，一般人口の平均 IQs が 100 であるのに対し，医師の IQs は 106（10 パーセンタイル）から 133（90 パーセンタイル）に分布することを示した．

また，学業成績が知的能力と関連する限りにおいて，医学トレーニング全体を通してさらに学業成績による複数の分類がなされ得る．10 年間にわたり 883 人の医学部卒業生を対象とした研究では，学業成績〔grade point average；GPA と the United States Medical Licensing Examination（訳注：米国医師国家試験）の steps 1 と steps 2 の点数によって測定される〕はキャリア選択と相関していた[47]．低いレベルの学業成績と一般領域の専攻（家庭医療，一般内科，産婦人科，一般小児科，一般精神科）は有意に関連している一方で，高いレベルの学業成績は特

殊領域の専攻〔放射線診断医学, 外科, 麻酔科, medicine pediatrics（訳注：一般内科も小児科もできる人）, 眼科, 病理, 救急医学, そしてその他の外科領域のサブスペシャリティー〕と関連していた[47]. 専攻選択と学業成績の関係にはおそらく多くの他の要因が影響していると考えられるが, 専攻選択と学業成績の関係を踏まえると, 少なくとも, 特殊な医学領域における診断は, より困難でより多くの知的負荷を必要とするのか否かという疑問が浮かぶ. 認知バイアスに対する脆弱性は知的能力と関連していることが示され, 解析的処理（システム2）を行う傾向がバイアスと負の関連があることも示されていることを踏まえると[48], 診断的問題が最も分化していない領域（家庭医療, 一般内科, 救急医療）で働いている専攻医が最も多く診断の失敗を起こすという報告や[49], 患者に対してバイアスをかけているという自己報告が最も多いのもこれらの領域である（救急医療で62%, 家庭医療で47%, 一般内科で40%）【図9.1】という報告があることも興味深い[50].

　認知における第2の重要な要素は批判的思考（訳注：クリティカルシンキングと呼ばれるもの）である. 近年, 多くの分野で批判的思考の概念, そして批判的思考が問題解決, 推論, 意思決定に及ぼす影響が認められ, 普及し始めている. 批判的思考は全体の合理性に大きくかかわる因子であり, この本の他の3つの章でも述べられている：第2章「医療における意思決定」, 第8章「合理的な診断医とは」, 第14章「医学教育と診断プロセス」.

　合理性は臨床における意思決定のあらゆる範囲で重要である. 知能の素朴心理学は推論や問題解決などの知能特性の信頼できる指標とされるIQテストにおけるパフォーマンスを合理性の指標として捉えるが, この見地に反論する意見もある. 我々は皆, 知能の高い人々が質の低い判断や意思決定を行ったという数多くの例を挙げることができる. IQテストは認知機能の重要な領域を評価し損ねる可能性があるようだ. IQテストは対人技能, 共感, 心の知能指数（訳注：EQと呼ばれるもの）, そして他の社会情緒的能力といった種々の特性を測定しないだけでなく, 認知機能の最重要項目の1つである合理性も測定しない[51]. Stanovichは2型プロセスの2つの主要な特徴について記述している. それは, 省察的精神とアルゴリズム的精神である[52]. 重要なことに, 合理的思考の個々の変動性の大部分は,

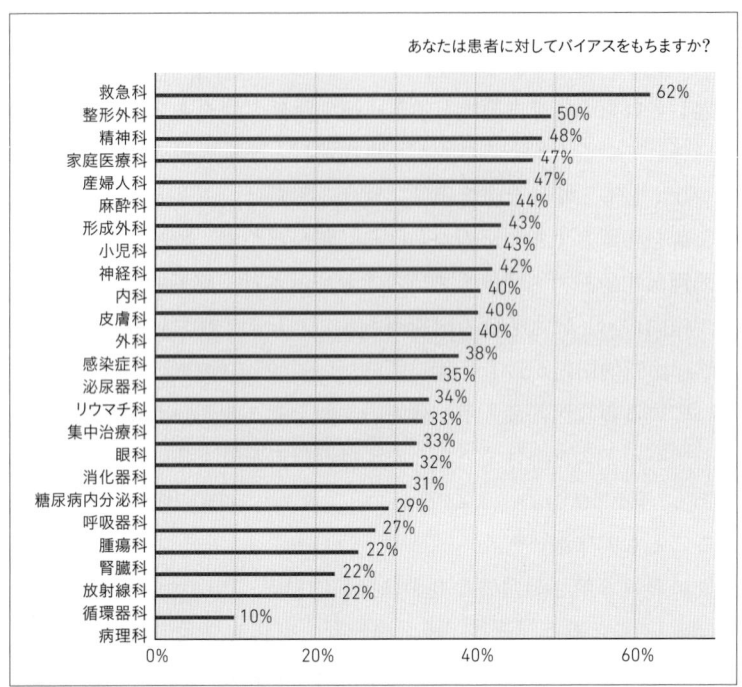

図 9.1　専門科別の患者に対するバイアスの自己報告
〔www.medscape.com/features/slideshow/lifestyle/2016/public/overview より〕

複数の領域にまたがって推論する能力である流動性知能（Gf：処理的知能）を特徴づける省察的精神の変動性により生じる．対照的に，アルゴリズム的精神は IQ テストによって測定されるものであり，学習経験を通して習得する認知スキル（一般知識，語彙スキル，言語的理解）である結晶的知能（Gc：知識的知能）として言及される．合理性や行動の根底にある思考態度とは，決心を固める前に情報を集める傾向，結論に至る前に複数の観点を模索する傾向，反応する前に問題について広く考える態度，利用可能なエビデンスの程度に対する個人の意見の強さの程度を較正する傾向，行動に移す前に未来の結果について考える傾向，意思決定の前に状況のプラス面とマイナス面を明確に重みづける傾向，微妙な差異を探して絶対主義を避ける傾向，であると Stanovich らは論じている[51]．

　もし我々が最適な診断的問題解決，推論，意思決定を求めているなら，

必須な知識や情報，批判的思考スキルをもつだけではなく，上述した合理的特性をもつ者を間違いなく欲するだろう．よって，一定レベルの結晶性知能は必要だが十分ではなく，一方で，流動性知能の良質なバックアップがあることが調整のとれた診断医にとって不可欠である．我々はまた，意思決定者は有能な批判的思考ができる者であるということも知りたいと思うだろう．まとめると，我々は批判的思考ができて合理的である聡明な医師を必要とするのである．現状は，RQ（rationality quotient；合理性指数）テストはまだ利用できないが，このトピックに対する急激な関心の高まりと知識の発展が起きている．合理性は知能に対してと同様に批判的思考に対しても上位にあり[51]，究極的には最適な診断的意思決定におけるカギとなる要素であると証明される可能性がある（第8章：「合理的な診断医とは」を参照）．

加齢

　一般的に，年長の医師は少なくともある程度は賢いと我々は考える傾向にある．確かに，医師は年を重ねるに従い多くの経験を積む．そして，経験は知恵に結び付くと我々は想定する．しかしながら，診断的意思決定における加齢の影響と経験の影響を区別することは時に困難である．同様に，加齢による認知障害が学習，推論，批判的思考スキルの蓄積だけでなく経験で得たものによっても隠されたり補われたりするように，加齢と経験は交絡する場合もある．

　診断エラーの過半数はさまざまな認知の失敗によるものであることから[53-56]，認知障害と関連するものが診断パフォーマンスの悪化につながることが考えられる．認知症，アルツハイマー病，前頭側頭型認知症，血管性認知症，一過性全健忘などの加齢に関連する一部の神経変性疾患や症候群[57]は程度の幅はあるものの全て認知障害と関連があり，それぞれ異なった形で，特異的な脳の領域とその領域に関連する認知機能に影響を与えるだろう．これらの神経変性疾患や症候群による脳への影響はすぐに明らかになると思われるであろうが，早期の変化はわずかで，倦怠感，ストレ

ス，不眠，その他の因子に影響を及ぼす程度の場合もある．"臨床技能の真の低下が明らかになるのは，大抵は疾患が長期にわたって悪化して重度になってからである"といわれる[58]．疾患の診断がついた場合，脳の障害部位の特定や機能評価のために神経心理学的評価を行うことは有用であり，神経精神病学的評価によって疾患と精神症状の関連に焦点を当てることができる．しかしながら，神経変性疾患の診断は難しいこともあり，解剖学的な病変部位を特定するために陽電子放出断層撮影（positron emission tomography；PET）スキャンを要するケースもある．そのため，重要な点は，医師が加齢に関連した神経変性疾患に罹患した場合には，認知の障害が意思決定能力を低下させ，神経変性疾患の診断がつく前に診断エラーを起こす可能性があるということである．

他の領域で認められたように[59]，修練を完了した後の約 10 年間は医師の専門的技術の発達が外面的にはわかりにくいと仮定すれば，加齢による影響がその期間（約 10 年）を超えてから露わになる可能性もあるだろう．25 歳頃に医学部を卒業し，30 歳頃までに専門トレーニングを修了したとすれば，40 歳頃に"専門知識・技能を身に付けた状態"に至ることになる．医療以外の分野では伝統的に 65 歳で突如現役を引退することになるが，医療現場ではこの慣習には従わないことが多い．医師は 65 歳よりも後に引退することも多いようであるが，60 代で業務量を減らす，または非臨床的な責務を引き受けるようになり，70 歳前後またはさらに後まで引退時期を適切に延ばす．よって，我々が目を向ける重要な期間はおおよそ 40〜65 歳の間である．

一定の教育を受けている健康な成人では，20 代中頃から加齢に伴う認知機能低下が始まり，60 代中頃から低下速度が加速する【図 9.2】[60]．記憶力，全般的な思考速度，空間的可視化能力，推論能力は全て加齢と単調な負の関係にあり，これは成人早期から始まる．61 歳から 96 歳までこの低下速度は加速する[60]．

蓄積性の知識（語彙，一般情報）などの他の認知機能の領域については，少なくとも 60 歳まで能力が向上することを認識しておくことが重要である[60]．

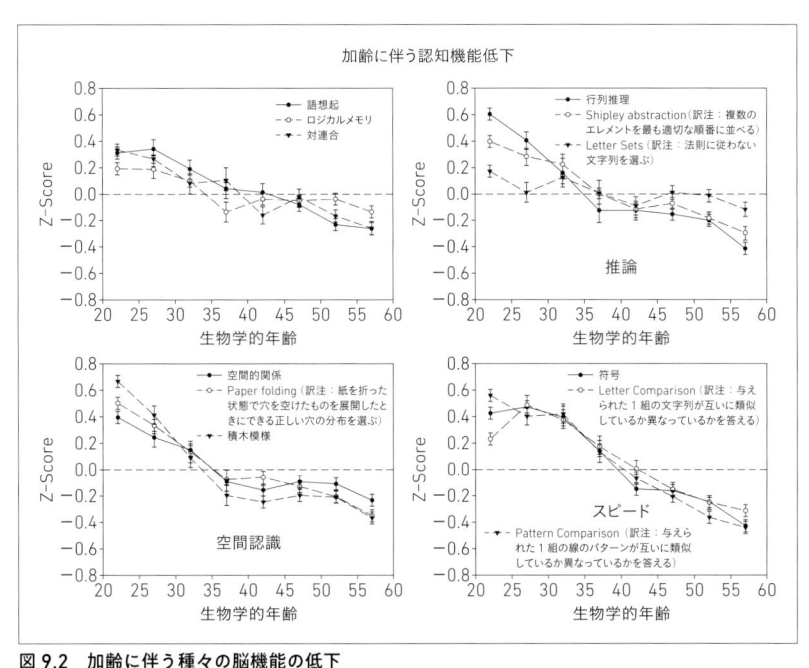

図 9.2　加齢に伴う種々の脳機能の低下
〔Neurobiology of Aging, 30（4）, Salthouse, T. A., When does age-related cognitive decline begin? より〕

　一般知能も加齢とともに低下する．前述したように，一般知能は流動性知能と結晶性知能によって構成される．流動性知能は若年でピークを迎え，結晶性知能よりも速く能力が低下する【図9.3】[61]．これは通常の発達と加齢の関係として想起されるパターンに従う．よって，学習や推論の形成期を流動性知能のピークに合わせ，結晶性知能と関連するスキルはピークを遅らせ，その後数年かけて持続させることが望ましい．最終的に，実臨床の複数のセッティングで要求される重要な要素である認知機能と運動機能のマルチタスク能力は中年期を通して低下する[62]．いわゆる "年寄りの物忘れ" は，気をそらすものを無視するための脳の容量が加齢に伴って減少することによるとされる．高齢者では気をそらす物事から離れることや，気をそらす物事が起きる前にしていた作業に戻ることが困難となる[63]．
　要約すると，懸念される期間（40〜65歳）に，認知機能の大半の領域で機能低下が起こる．重要な疑問は，この認知機能低下が診断の失敗に至るか

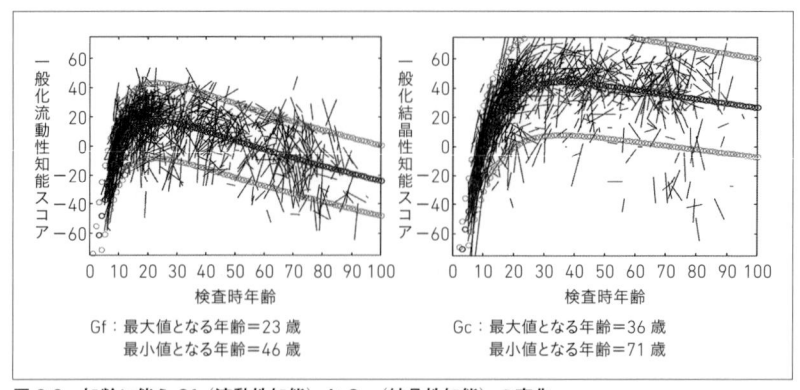

図9.3 加齢に伴う Gf（流動性知能）と Gc（結晶性知能）の変化

〔McArdle, J.J. et al., Developmental Psychology, 38 (1), 133, 2002, American Psychological Association より〕

もしれない臨床推論能力の低下につながるかどうかということである．現在まで，この期間（40〜65歳）に診断の失敗が増加することを直接的に示した研究報告はない．また，以下に述べる複数の理由から上記の現象は起こりにくいように思われる．第一に，蓄積性の知識や技術は60代まで向上するうえに，長年かけてさまざまな効率のよい方法が臨床実践に盛り込まれることも想像に難くない．臨床推論に関していえば，記憶や思考速度のような特定の機能の障害は推論能力に負の影響を与えにくい．なぜなら，特定の疾患の表現形式を長年かけて繰り返し経験する中で，覚えておくべき項目がよくまとまるからである．また，大抵の状況に合わせることができる洗練されたパターン認識が十分に確立されることも期待されるからである．さらに，コンピューター化された情報（チェックリスト，臨床ガイドライン，意思決定支援ツール）をどこでもすぐに入手して利用できる機会も増えているため，記憶に頼らなければならない状況は著明に減り，それどころかパフォーマンスの全体的な改善につながりさえする．流動性知能はこの期間（40〜65歳）に衰えてくるが，この期間に重大な価値を有する結晶性知能は遅れてピークを迎え，ゆっくりとしか衰えない．加齢が及ぼす臨床推論能力への影響は特定の医療環境に大きく依存する．放射線科，皮膚科，臨床病理科のようなパターン認識が有用な専門科では診断推論における加

齢の影響は最小限となりうる一方で，救急医療のようなセッティングでマルチタスクをこなし，スピードを維持し，機能的な働きをすることは加齢とともに難しくなり，診断の失敗が起こりやすくなるだろう．

経験，コンピテンス，専門知識・技術

　我々は若いエキスパートを多くは知らない．我々は通常，専門知識・技術は年長者のものと考える．前述のように，加齢，経験，専門知識・技術は全て相伴う．専門知識・技術が領域ごとに異なることは明らかである．一般的に，強固な科学的基盤を有する領域では，信頼できて測定可能な専門知識・技術が発達する．核物理学者の専門知識・技能のパラメータはとても明確に記述され得ることがその例である．一方で，科学性や合理性がより低い他の領域，例えば景気予測や政治科学では，精度の低さが深刻であり，エキスパートのパフォーマンスは非常に悪くなることや，役に立たないことすらありうる[64]．医学はこの両極端な要素を併せもつ．現在，医学の大部分は科学的であり，科学的な領域の専門知識・技能はより予測可能なものとなっている．しかしながら，医療実践の多くは非科学的であり，アートなものとして解釈されている．現在，このアートな領域の専門知識・技術は記述や測定が困難である．我々の大多数は高い名声をもつ診断医を知っているが，たいていの場合，彼らの専門知識・技術は医学の科学的側面の知識だけによるものではないことは明らかである．

　いずれの領域においても活動の範囲が同様に重要である．限定して特化された領域では，専門技術・知識はより高度なレベルに達することができる．最も特化されたキャリアの1つであるヒヨコの雌雄鑑別職は複雑な視覚的パターン認識スキルを要するが，2～3年のトレーニングで100％の正確さに達する専門知識・技術を獲得することができる[65]．対照的に，皮膚科医がヒヨコの雌雄鑑別士の鑑別成功率に近い領域の正確さに到達するまでには，医学トレーニングを修了した後に，雌雄鑑別士がエキスパートになるまでに要する時間の2倍の年数とさらに数年を要する．ヒヨコ

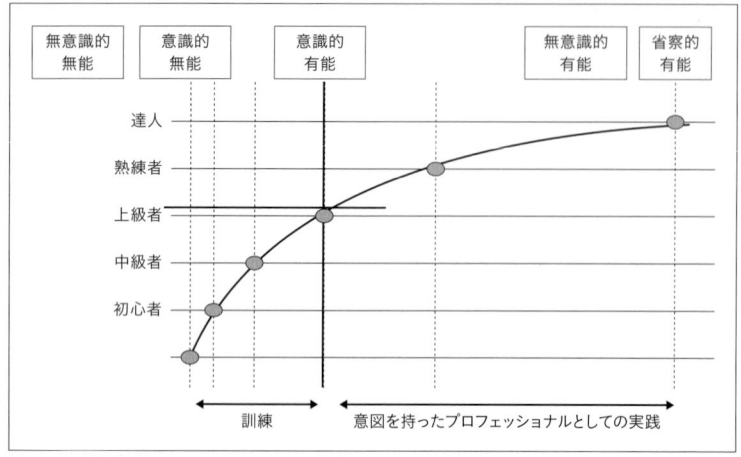

図 9.4 学習曲線とコンピテンシーの段階
初期の 4 段階は 1970 年代に Gordan Training International で勤務していた Noel Burch の業績によるものであり，5 段階目は 2004 年の Baume の発表によるものである
〔Robinson, W. L., *The Personnel Journal*, 53（7），538-539, 1974, および Adams, L., *Learning a New Skill Is Easier Said than* Done ［Internet］, Gordon Training International, Solana Beach, CA, c2016 より〕

の雌雄鑑別士がわずかな数の肛門形状を認識するだけでよいのに対して，皮膚科医は遥かに広範なパターンを認識するために学ばなければならない．非常に限られた種類の疾患のみに特化した専門病院で働く専門医は少ない合併症発生率と高い成功率を達成することができる．例として，カナダ，トロントにある Shouldice 病院はヘルニア修復術以外を行わず，年間に 7,000 例以上のヘルニア修復を行って非常によい成績を出している．通常の病院ではヘルニア手術は約 90 分かかることが典型的で，10〜15％は失敗するが，Shouldice ではその半分の時間で手術することができ，失敗率も 1％である．さらに，コストも通常の病院の約半分で済ますことができる[66]．

　専門知識・技術の獲得は 2 相性である．初めに，基本的な型を学習する基礎トレーニングの短いフェーズがあり，次に，主に経験から成り立ち，型を徐々に精錬させながら学び続けることが要求される長いフェーズがある．医学生は初めのフェーズの早い段階で患者を診て，経験のフェーズを早期に始めることが望ましい．【図9.4】はトレーニングに費やす時間

と実践の関係を示す．横軸は対数目盛となっている．医学部に入る前，医学部候補生はほとんどが意識的無能の状態，つまり，彼らが何を知らないかを理解している状態にある．それから3〜4年経つと，彼らは学習曲線の急峻な部位，意識的有能と表現するに値する状態に移行する[67,68]．

　医学部卒業後に経験を積みながらさらなる学習をするにつれて，彼らは，精神運動的タスクのパフォーマンスが完全にシステム1処理に移行しうる無意識的有能のフェーズに達し，場合によっては，システム1から無意識的にアウトプットされたものを振り返る，またはチェックするためにシステム2処理を使うことができる省察的有能という最終段階に到達する．

臨床的専門知識・技能の発展

　疾患のパターンに関する段階的詳細化は，初期の心理学者達によって開発されたスキーマ理論を連想させる．初期のスキーマは確立されており，認知的な足場（スキャフォールド）によく似ている．このスキーマは使用と経験を通して徐々に詳細化され段階的に精錬される[69]．

　Schmidt と Rikers の記述によれば，そのプロセスは，生物学，解剖学，病理学の知識の足場作りから始まり，この足場の上で，疾患の原因と帰結を説明する因果関係ネットワークが詳細化される[70]．この爆発的に増える知識の反復的な応用と患者の臨床的問題への曝露を通して，このネットワークは徴候と症状を説明するために使われる診断的標識へと要約される．要約された知識になる他の標識としては，症候群，徴候，疾患のプロトタイプ，診断的特徴，トキシドローム（中毒症候群）などがある．これらの標識は，問題になっている疾患の根底にある詳細な病態生理を要約し，コミュニケーションの速度を上げるための省略表現の一種となる．

　次の段階では，要約された知識を再編成してイルネススクリプト（訳注：過去の経験や教科書・文献などの知識によって形成された疾患のパターン）に落とし込むことになる[71]．イルネススクリプトには，疾患を支持する条件に関する，

重要で臨床的に意味のある情報が含まれる．診断プロセスの経過中に，ある イルネススクリプトが患者のプレゼンテーションとマッチし，スクリプトの検証の過程で事例を通した裏付けがなされる．つまり，特定の疾病単位を表現するイルネススクリプトの妥当な代表例（具体例）として特定の患者の病が採用される（あるいは却下される）．

　Ericsson らは専門知識・技術の獲得には 10,000 時間の計画的な訓練を要すると見積もった[72]．大部分は，モチベーション，知能，理性，人格，またはこの章で述べたその他の因子といった個人の特性と，支援の質，フィードバック，資源，チームメンバーのパフォーマンスなどといった訓練者が働く場所の環境的特徴に依存する．医師が臨床現場でより多くの患者を診るほど，特定の疾患に関連する有効条件の数や深みが増し[73-76]，イルネススクリプトのパターンはますます精錬され洗練される．経験の浅い医師の要約的知識と診断的標識は疾病の典型的な表現に基づいたものであるが，医師が経験を経る中で，特定の疾患のわずかな有効条件と非典型的な表現型について徐々に認識するようになる．医師は自身の専門分野の疾患の明示的知識を計画的に維持拡大するだけでなく，暗黙知も同様に獲得する．患者が多く来る臨床環境に単にいること自体が，患者や疾患に関する追加知識の受動的蓄積（暗黙的学習）につながる．このプロセスの中で，医師は徐々に無意識的有能の状態に向かって進み，それに伴ってシステム 1 を利用する時間も増えていく【図 9.5】．システム 1 を使うことによって医師はより速く，より少ない資源を使うようになり，診断もますます正確になる．すでに述べたように，意思決定者が自身および他者の無意識的有能について注意を向けて振り返る能力を有していれば，省察的有能の状態に辿り着くことができる．省察的有能は，システム 1 による無意識的なアウトプットを監視して必要に応じて修正するために必要である．この能力は合理的思考者に必須であり，認知バイアスの軽減に不可欠である（第 15 章「認知バイアスを軽減する：よりよい診断医になる」を参照）．

　コンピテンスと専門知識・技術は個々の意思決定者にとって重要な要素として捉えることができる．エキスパートになるために，先に述べた専門知識・技術獲得の 2 つのフェーズを単に完了するだけでよければ問題は

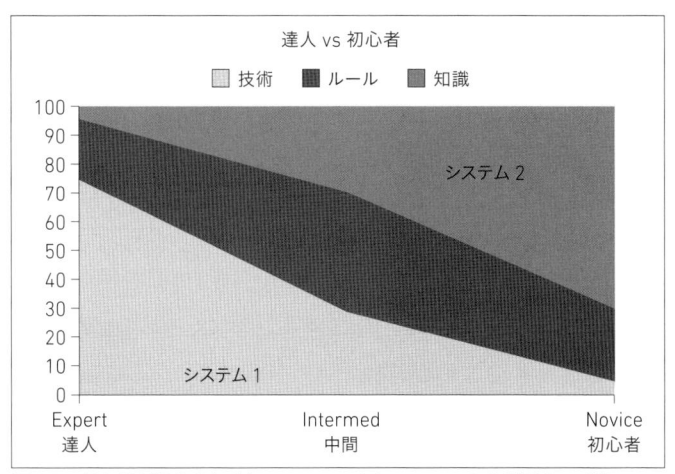

図 9.5　初心者と達人それぞれのシステム 1 とシステム 2 を利用する時間
〔Courtesy of Catherine Lucey. Adapted by Catherine Lucey from Reason J. Overview of unsafe acts. Presented at the Second Halifax Symposium on Healthcare Error, 2002, Dalhousie University, Halifax, Nova Scotia, Canada より〕

ないだろう．しかしながら，専門知識・技術を獲得するためには経験だけでは不十分であることはわかっている．最適な診断的決定を行わない，経験を積んだ非エキスパートも存在する．さらに，過信，過度の慣れ，バーンアウト，自己満足，精神的に安定した状態からの変化，モチベーションの低下など，経験が逆効果を及ぼす現象もある．数多くのこのような問題が臨床的意思決定のコンテクストにおいて議論されている[77]．

人格：特性と状態

行動パターン，認知，感情は個々の人間ごとに顕著に異なる．我々は，それぞれの職場において，陽気で，楽観的で，疲れ知らずで，注意深く，徹底していて，感じのよい同僚を思い浮かべることができる一方で，悲観的で，軽率で，内向的で，表面的で，感じの悪い同僚や，その中間に位置する同僚も思い浮かべることができる．そのような個々の特徴に臨床的意思決定が影響されないはずがない．実際，人格が一般的なパフォーマンス

に影響し，我々の意思決定方法にも影響することを示す十分なエビデンスがある[78]．"人間がどのように推論し決定するかということに関して，人格が重要な役割を果たしている可能性がある．我々が能動的に情報を集めてエビデンスを利用する方法と関連した個々の違いを特定することで，人間の論理的思考のよりよい理解と予測可能性の向上につながる"と Bensi らは述べている[79]．全体として，リーダーシップ，仕事のパフォーマンス，キャリアでの成功は全て人格的特徴と関連する[2,80]．

　一般的に，人格は時間が経過しても変化せず，5つの主要な特性に分けることができる．その5つの特性とは，統制性 (conscientiousness：C)，経験への開放性 (openness to experience：O)，外向性 (extraversion：E)，協調性 (agreeable-ness：A)，神経症傾向 (neuroticism：N)（または情動性）である（訳注：これらをビッグ5と呼ぶ）．恐れ，幸せ，喜び，興奮，落胆などの"状態"は数時間または数日しか持続せず素早く変化するような，その瞬間だけのものであり，一方で，共感，マインドフルネス，メタ認知，自信，信頼性などの特性（上記のビッグ5に加えて）はより恒久的なものである．

　ビッグ5のうち，外向性は衝動的な意思決定と関連しているので[81]，外向性が高ければコンピテンスが低いと考える人もいるだろう．神経症傾向（情意の安定）もまた，救急医療隊員の適切な意思決定と関連する[82]．統制性は診断的意思決定にとって特に重要であるように思われる．統制された個人は注意深く徹底していて，さらに重要なことに，計画的である．つまり，統制された人は行動の前に考え，一過性で，衝動的で，反応的な行為をする可能性が低い．統制性は大抵の領域における仕事のパフォーマンスの重大な予測因子であり，外向性は統制性に続く仕事のパフォーマンスの重大な予測因子である[83]．統制された意思決定者はより注意深く徹底的なので，もし選ぶことができるなら，大多数の人は，自分の診断についての意思決定を誠実な意思決定者に下してもらうことを望むだろう．統制性は，医学生の臨床前トレーニングにおける試験合格の予測因子である[84]．統制性は，合理的思考を優先する傾向の重大な予測因子でもあり，直観的思考の負の予測因子である．

　特定の医学の専門領域と特徴的な人格は関連している[8,85-87]．麻酔科医

は一般的にシャイで引っ込み思案で内気で冷たく，外科医は自信家で傲慢で攻撃的であることが示されている[88]．外科医は麻酔科医と比べて，ストレス，疲労，個人的問題が意思決定やパフォーマンスに影響するということに賛同しにくいようである[89]．この外科医と麻酔科医の認識の違いは，決断疲れに伴い，判事はより執行猶予を決定しやすくなる可能性を示したイスラエルの研究結果に照らし合わせると興味深い[90]．1日のうち早い時間に事件が扱われた囚人のうちの70%が好ましい判決を受けたのに対し，午後の遅い時間に彼らの主張が聞かれた囚人のたった10%しか好ましい判決を受けていなかった．この現象は"自己消耗"として言及されており[91]，側坐核（1型プロセスを行う部位）の活性化と衝動の調節に働く扁桃体の活動低下と関連しているとされている．個々の意志の力や自制心を維持するためのエネルギーの貯蔵は有限であることが，前述のものも含めた複数の研究によって示唆されている[92]．意志の力や自制心が消耗するにつれて，我々は定着した習慣に逆戻りし，そのままの状態を維持しようとする傾向がある．また，このプロセスの中で，我々は2型の意思決定を使用しなくなる．自己消耗の基質の一部としてグルコース値が関与しているようである[93]．自己消耗と同様の現象が医学的意思決定に影響を与えることが2つの研究から示唆されている．477件の大腸内視鏡検査を対象とした研究によれば，午前中の早い時間に大腸内視鏡を受けた患者では，同日の遅い時間に検査を受けた患者よりもポリープの発見数が多く，検査施行時刻が遅くなるにつれて腺腫の検出率と診断の尤度は低下した[94]．プライマリケア医を対象とした別の研究では，急性呼吸器感染症に対して適応が微妙な，あるいは不必要な抗菌薬を医師が処方する傾向は診察の順番が後になるにつれて有意に増加した[95]．1つのメタアナリシスによると，多大な労力，困難と感じること，陰性感情，主観的な疲労，血糖値のいずれも自己消耗と有意に関連していたことが判明した[96]．よって，臨床医学の他の領域で，決断疲れ，自己消耗，自制心の低下とともに1日の後半にかけて診断の失敗が増加することを示すことはそれほど困難ではないだろう．

　人格が意思決定にバイアスをかける別の例が，刑事犯に対する評価の傾向が個々の人格の特性と関連していることを示した研究で挙げられてい

る[97]．別の研究では，医師の人格の因子と，患者をうつ病と診断する尤度が関連していた．人格検査（Neuroticism-Extraversion-Openness Personality Inventory：NEO-PI-R）で義務に忠実で傷つきやすいと評価された医師は，標準化された患者に対してうつ病と診断しやすい傾向にあった[98]．Boerebach らは広範囲にわたる文献レビューを行い，臨床医の人格と対人的な行動が患者ケアの質に及ぼす影響について調査した[99]．アウトカムとして主に測定されたものは患者満足度，患者の不安の減少，患者のコンプライアンス，患者の健康行動の変化，評価者によって採点されたケアの質などであった．診断結果についてはごくわずかにしか報告されていないが，医師の人格が重要な変数ではないとすれば驚くような結果であった（重要な変数である）．特に，マインドフルネス，認知欲求（need for cognition：NFC），内省的コーピング（reflective coping：RC），メタ認知的意識などのいくつかの人格特性は，診断的意思決定に影響すると考えられる[100]．

　マインドフルネスは特別な状況における気づきと注意の両方を必要とし，周囲の環境や一般的な人生経験に対する注意や意識を高める能力を反映する．一般的に，マインドフルネスは開放的で，中立的で，全体的に受容性のある態度と関連する．マインドフルネスは自動的で衝動的な行動と対極にあり，実行機能と情動調整の2つの側面を反映していることが研究結果から示唆されている．実行機能と情動調整は前頭前野の機能的統合に依存した重要な認知機能であり，認知バイアスの軽減（cognitive bias mitigation：CBM）などの2型プロセスは前頭前野で生成される[101]．マインドフルネスをトレーニングすることにより，サンクコストバイアス[102]，年齢や人種に対する暗黙的なバイアス[103]，ネガティビティバイアスの影響[104]が減ることが示されている．興味深いことに，Sibinga と Wu はマインドフルネスと CBM の臨床上の関連を提唱している[105]．よって，マインドフルネスは診断的意思決定の成功の重要な予測因子となりうる．マインドフルネスは the Mindful Attention Awareness Scale を用いて測定することが可能である[106]．

　認知欲求は労力のかかる認知活動に楽しんで取り組むためのモチベーションを上げる[107]．つまり，我々が思考者と呼ぶものにより近い状態に

近づける．陪審員の認知欲求は彼らの法的判断に影響する[108]．認知欲求はメタ認知[109]，学術的モチベーション[110]，学業成績[111] と関連する．認知欲求が低い人は 1 型プロセスを働かせる認知的倹約家になりやすく[112]，労力のかかる 2 型プロセスの必要性を考えようとしにくい．よって，認知欲求が高い人は診断的失敗に陥りにくいことが予期される．ある研究では，産科医の認知欲求と優れた母体および新生児アウトカムの関連が示されている[100]．

　内省的コーピングは the Proactive Coping Inventory 内の下位尺度の 1 つである[113]．内省的コーピングの項目は最適な意思決定に焦点が当てられており，ブレインストーミング，手元の問題に関する解析的思考，代替案とその有効性の熟考，資源の活用，行動の仮案の想像，が項目に含まれている．Dunphy らによる研究は，内省的コーピングの高い産科医が，分娩第 2 期開始前に早期により効果的に臨床的問題を同定することを示し，優れた診断スキルが母体や新生児の良好なアウトカムにつながることを示した[100]．

　メタ認知は意思決定の文脈における重要な特性である．メタ認知によって，目の前の刺激やパターンに即座に反応する状態から脱却し，より広い視野をもつことができるようになる．メタ認知は，自身の思考，信念，感情，動機について考える能力を反映しており，数多くの他の呼び名がある（認知的自覚, マインドフルネス, 省察, 自己統制, 実効認知, 実行制御, メタ知識など）．メタ認知はマインドフルネスと関連する概念である．メタ認知スキルは最適な診断的意思決定を行ううえで最も必要なものであると考えてもよい．メタ認知の元の概念は認知タスクや認知ストラテジーに関する知識を包含しており，認知の自己モニタリングや自己調整について言及していた[114]．メタ認知は the Metacognitive Awareness Inventory によって測定することができる[115]．さらに，自信はメタ認知を増幅させるようである[1]．意思決定にかかわる行動や精神過程に関するメタ認知を評価するために Solomon Questionnaire を使用した複数の研究がデザインされ[116]，医療分野でも研究が始まっている[117]．ここで，メタ認知は，医師が認知の制約（後述）を理解し，意思決定に関する洞察力を得るためのフレームワークとし

て提唱されている[117]．上記の認知の制約の例として，数多くの臨床的問題やそれらの問題に関連したリスクに固有の不確実性，知識を常に最新に保つ必要性，認知的負荷を配分する必要性とヒューリスティックスを安全に使用できる場合を知る必要性，ストレスや時間，およびその他資源の制約が及ぼす全体的な影響，意思決定に自身の感情を織り込むこと，特定の決定に安全に従うことができる自信の度合い，その他の因子が挙げられている[117]．いわば，メタ認知は認知の管理者のようなものである[118]．それぞれが少人数で構成される救急医，内科医，外科医の3つのグループに質問票を用いてメタ認知を評価した研究がある．意思決定の密度は救急医療領域で最も高く，内科医および外科医と比較して，救急医は自分自身に関する判断，つまり自身のパフォーマンスの振り返り，をより多く行っていた．約半数の医師は，後悔が良質な意思決定の重要な特徴であると考えた．決断が困難であるほど後悔の感情が起きやすいのである．後悔の情動的経験はよい意思決定者の重要な特徴と考えられた．つまり，人は意思決定の過程で，不確実さが解消された後に後悔の念を抱くことを予期し，そのために，後悔を抱く可能性を除去あるいは軽減したいという願いを選択に盛り込む．よって，予期された後悔のおかげで，意思決定過程の各段階で意思決定者はより深く考え，より多く振り返ることになる[117]．Colbertらは，医学生の臨床推論能力向上を目的とした医学生のメタ認知スキルを能動的に高めるための多数の具体的な戦略について詳細に述べている[118]．

認知スタイルと決定スタイル

意思決定の方法は人によって著しく異なる．自信をもって迅速で衝動的な決定を下す人がいる一方で，時間をかけ，振り返り，計画を経て確信をもって決定に至る人もいる．認知のスタイルは Knowing, Planning, Creating の3つのグループに分類される．Knowing は精密さ，客観性，論理を重視した立場をとるスタイル，Planning は構造，コントロール，ルーチンを重視した立場をとるスタイル，Creating は主観性，衝動性，可能性

への寛容性を重視したスタイルである[119]．Dewberry らは，心配性，回避的，依存的，思慮深い，用心深い，直観的，一時的，といった多様な決定スタイルについて述べている[78]．個々の意思決定の特徴を予測することに関しては，認知スタイルは人格と決定スタイルが及ぼす影響以上の価値をもたないようである．個々が意思決定を目的として情報を処理する際に，合理性か直観のいずれの方法を好むかを調査する検査で，認知スタイルや決定スタイルは部分的に評価される．しかしながら，意思決定スタイルこそが，意思決定のコンピテンスを予測するものである[78]．個々の意思決定のコンピテンスの違いは the Decision Outcomes Inventory で測定できる[120]．

The Rational-Experiential Inventory（REI）は特定の決定スタイルの嗜好を調べるために Pacini と Epstein によって開発されたツールであり，広く使用されている[121]．このツールによって 1 型的決定（経験的）をより多く使う人と 2 型プロセス（合理的）を用いて決定する傾向にある人を分けることができる．The German Preference for Intuition versus Deliberation scale（PID）[122] は REI と同様のパラメータを測定するが，両者には違いがある．REI-E と PID-I は同じ決定スタイル，つまり，自身の感情や周囲からの影響に従うスタイルを測定しているようにみえるが，思慮深い解析的認知をする傾向において REI-R と PDI-D の間には低い相関しかない．つまり，経験性と直観ほどには合理性と計画性は合致しないということである[123]．REI は医学領域のさまざまな研究で使用されてきたにも関わらず[124-128]，これまでのところ，REI スコアと有用な診断的意思決定の間の潜在的な関係について調べたものはないが，おそらくそのような関係は存在するだろう．

REI と PID のどちらにおいても測定される個々の決定スタイルの嗜好は，それらがさまざまな意思決定行動を予測するという点において，本章の議論に密接に関連する．例えば，合理性（解析的思考）の得点の高さは推論スキルの高さ，三段論法推論能力の高さ，認知バイアスに対する脆弱性の低さと関連する一方で，経験性（直観）の得点の高さは推論スキルの低さ，認知バイアスへの感受性の高さ，迷信性の高さ，カテゴリー的思考と

関連する[129, 130]. 注意力をコントロールする能力は作業記憶の容量に強く依存し，合理的処理に制限をもたらす．注意力をコントロールすることは，複雑なタスクの過程でモチベーションと目的指向性を保つために不可欠である．重要なことに，注意力を保つことによって，重要な刺激への集中が高まり，重要でない刺激を無視できるようになり，システム1に特徴的なステレオタイプで反射的な処理を抑制することにつながる．総じて，最適な診断的意思決定は合理的（解析的）尺度の点数がより高い人によってなされることが予想される．

　これらの決定スタイルの測定は個々を合理的か直観的かのどちらかに二者択一に分けるものではないということには留意しなければならない．個人の中でも個々の間でもそれぞれの特徴には勾配がある．さらに，ある個人が合理的か直観的かのどちらに寄っているかは周囲の状況によって変動する可能性がある．そのよい例として，医師の疲労が抗菌薬処方の"合理性"を低下させたように思われる結果を残した研究がある[95]. つまり，1日の中で時間が経過するにつれて，決定における実効的コントロールの強さ（2型プロセス）が低下するようである．医学分野でのこの現象を調査する他の研究が近々行われる可能性はあるだろう．また，直観と解析的推論のコンピテンスの程度が個々で違うことも想像に難くない．つまり，解析的思考者はより規範的で合理的であり，基本的に直観的決定を好む者は直観的決定に特に長け，そうでない人は直観的決定が得意でないだろう．良質な直観的意思決定者になりうるのは，人生経験からよく学んでいる者である．

　最後に，医療における意思決定に関してとりわけ将来性と重要性を示している決定スタイルの評価法として the actively open-minded thinking（AOMT）テストがある．1993 年に Baron[131] によって原型が開発されたこの評価法は，その時点で好ましいと信じられている物事に反する新しいエビデンスに重きを置き，問題を解決することをあきらめずに労力と時間を使い，意見を形成する過程で他者の意見を弁証法的に考慮にいれる傾向をもつ思考者を特定するためにデザインされた．AOMT テストは汚染されたマインドウェアによって起こる合理性の失敗を有意に予測することが示

された．この汚染されたマインドウェアは正しい推論を著しく阻害する可能性があり（第8章「合理的な診断医とは」参照），近年開発されたComprehensive Assessment of Rational Thinking（CART）テストの短縮版と完全版の両方の良好な予測因子である[132]．重要なことに，AOMTを始めとした適応的な認知思考スタイルを教えることによって思考スキルを向上させることができるというエビデンスがある．Baronらは，架空の例を用いた訓練とフィードバックを盛り込んだ，意思決定力を鍛えるための8か月のコースを開発した．このコースは生徒のバイアスに対する感受性を効果的に減少させて思考スキルを向上させた[133]．同様の結果は他の複数の研究でも得られている[134, 135]．

　要約すると，人格の特性と認知および決定のスタイルは意思決定と関連しており，診断のプロセスで行われる決定ともおそらく関連している．現時点ではAOMTとREIをもとにした研究が最も期待されている．メタ認知の自覚，RC，NFC，マインドフルネス，誠実性などの人格的特徴も全て意思決定に関連しているようである．意思決定に関連するこれらの重要な特徴に関するさらなる研究が求められている．

結論

　この章で取り上げた，意思決定の個々の違いに関する豊富で広範囲にわたる研究は，この分野が診断プロセスにおいて特に重要であることを示唆している．文献では幅広く注目を受けているように見えるにもかかわらず，現在までのところ，この分野は診断パフォーマンスの一般的議論の中には盛り込まれておらず，the National Academies of Sciences, Engineering and Medicine on *Improving Diagnosis in Healthcare* の最近の報告にもごくわずかにしか言及されていない[136]．しかしながら，診断の失敗に関する領域でこの分野をトピックにするための十分なエビデンスが上記の研究で示されている．この分野の重要性は学術における重要性にとどまらない．今後の研究によって個人的背景因子（性別，加齢，人格の特性や状態，宗教や

その他の信仰）と認知プロセス（合理性，知能，マインドフルネス，省察，メタ認知，認知と決定のスタイルなど）が診断的意思決定にどのように影響を及ぼすのかをさらに理解することができるだろう．こうした研究の進歩によって，結果的に，医学教育の分野では個人的背景因子や認知プロセスに大きな関心が向けられ，とりわけ，臨床推論と意思決定のさらなる理解につながるだろう．

■ 本章の要約 ── 臨床上の意思決定と診断における個々の受動性

- 意思決定における個々の変動性は，意思決定の質に影響を与えうる，個々の意思決定者の特性と関連している．
- 数多くの研究が診断的意思決定における個々の変動性の重要性を支持する結果を示しているにもかかわらず，診断的意思決定に関する主流の議論において，個々の変動性はあまり関心を集めていない．
- 医師の性別や宗教，その他の背景要因は，多かれ少なかれ医師の診断的意思決定に全体的な影響を及ぼしていることが推測される．
- 合理性，批判的思考，知能は診断的意思決定に影響を及ぼす．
- 合理性は診断的意思決定に関する全ての認知能力の中で最も重大な影響を与えていると考えられる．
- 数多くの重要な認知機能は加齢とともに衰えるが，経験を積み重ねて発展させた専門知識・技術によって，加齢が医師の診断推論能力の維持に及ぼす重要な負の影響が相殺される．
- 経験に伴う臨床的専門知識・技術の発達は，生物学，解剖学，病態生理学の基礎固めから始まり，そのうえに疾患の原因と帰結を説明する因果ネットワークが構築される．この因果ネットワークは疾患の徴候や症状を説明するために用いられる診断的標識へと要約される．こうして要約されることが最終的にイルネススクリプトの形成へとつながり，イルネススクリプトは経

験を重ねることでさらに強化されていく.
- 医師の人格の特性や状態は意思決定に影響を与える可能性があ
 る. 特性のマインドフルネス, 認知欲求, 内省的コーピング,
 メタ認知は特に重要である.
- 一部の専門科は, 臨床の意思決定に影響を及ぼす可能性のある
 特徴的な人格の違いと関連している.
- 認知スタイルや決定スタイルは個々に異なる. The Rational
 Experiential Inventory は特定の決定スタイルの指向を評価す
 ることができ, 広く用いられているツールである.
- The actively open-minded thinking テストは医療における意
 思決定の研究にとって特に重要であると考えられる.

文献

1. Jackson SA, Kleitman S. Individual differences in decision-making and confidence: Capturing decision tendencies in a fictitious medical test. *Metacogn Learn.* 2014 Apr;9(1):25–49.
2. Croskerry P, Musson D. Individual factors in patient safety. In: Croskerry P, Cosby KS, Schenkel S, Wears R, editors. *Patient Safety in Emergency Medicine.* Philadelphia, PA: Lippincott Williams & Wilkins; 2008. pp. 269–76.
3. Berger JT. The influence of physicians' demographic characteristics and their patients' demographic characteristics on physician practice: Implications for education and research. *Acad Med.* 2008 Jan;83(1):100–5.
4. Oken D. What to tell cancer patients: A study of medical attitudes. *JAMA.* 1961;175:120–8.
5. Camerer C, Issacharoff S, Loewenstein G, O'Donoghue T, Rabin M. Regulation for conservatives: Behavioral economics and the case for "asymmetric paternalism". *Univ PA Law Rev.* 2003 Jan;151(3):1211–54.
6. Thaler RH, Sunstein CR. *Nudge: Improving Decisions about Health, Wealth, and Happiness.* New York: Penguin Books; 2008.
7. du Preez HM. Dr James Barry (1789–1865): The Edinburgh years. *J R Coll Physicians Edinb.* 2012;42(3):258–65.
8. Borges NJ, Osmon WR. Personality and medical specialty choice: Technique orientation versus people orientation. *J Vocat Behav.* 2001 Feb;58(1):22–35.
9. McMurray JE, Linzer M, Konrad TR, Douglas J, Shugerman R, Nelson K. The work lives of women physicians results from the physician work life study. The SGIM Career Satisfaction Study Group. *J Gen Intern Med.* 2000 Jun;15(6):372–80.

10. Roter DL, Hall JA, Aoki Y. Physician gender effects in medical communication: A meta-analytic review. *JAMA*. 2002 Aug 14;288(6):756–64.

11. Kaplan SH, Gandek B, Greenfield S, Rogers W, Ware JE. Patient and visit characteristics related to physicians' participatory decision-making style. Results from the Medical Outcomes Study. *Med Care*. 1995 Dec;33(12):1176–87.

12. Bertakis KD, Franks P, Azari R. Effects of physician gender on patient satisfaction. *J Am Med Womens Assoc*. 2003 Spring;58(2):69–75.

13. Franks P, Williams GC, Zwanziger J, Mooney C, Sorbero M. Why do physicians vary so widely in their referral rates? *J Gen Intern Med*. 2000 Mar;15(3):163–8.

14. Ingram JC, Calnan MW, Greenwood RJ, Kemple T, Payne S, Rossdale M. Risk taking in general practice: GP out-of-hours referrals to hospitals. *Br J Gen Pract*. 2009;59(558):e16–24.

15. Bachman KH, Freeborn DK. HMO physicians' use of referrals. *Soc Sci Med*. 1999 Feb;48(4):547–57.

16. Baumhäkel M, Müller U, Böhm M. Influence of gender of physicians and patients on guideline-recommended treatment of chronic heart failure in a cross-sectional study. *Eur J Heart Fail*. 2009 Mar;11(3):299–303.

17. Huston S, Sleath B, Rubin RH. Physician gender and hormone replacement therapy discussion. *J Womens Health Gend Based Med*. 2001 Apr;10(3):279–87.

18. Mortier F, Bilsen J, Vander Stichele RH, Bernheim J, Deliens L. Attitudes, sociodemographic characteristics, and actual end-of-life decisions of physicians in Flanders, Belgium. *Med Decis Making*. 2003 Nov–Dec;23(6):502–10.

19. Cyran EM, Crane LA, Palmer L. Physician sex and other factors associated with type of breast cancer surgery in older women. *Arch Surg*. 2001 Feb;136(2):185–91.

20. Ghetti C, Chan BK, Guise JM. Physicians' responses to patient-requested cesarean delivery. *Birth*. 2004 Dec;31(4):280–4.

21. Sabin J, Nosek BA, Greenwald A, Rivara FP. Physicians' implicit and explicit attitudes about race by MD race, ethnicity, and gender. *J Health Care Poor Underserved*. 2009 Aug;20(3):896–913.

22. Lurie N, Slater J, McGovern P, Ekstrum J, Quam L, Margolis K. Preventive care for women: Does the sex of the physician matter? *N Engl J Med*. 1993 Aug 12;329(7):478–82.

23. Cassard SD, Weisman CS, Plichta SB, Johnson TL. Physician gender and women's preventive services. *J Womens Health*. 1997 Apr;6(2):199–207.

24. Kreuter MW, Strecher VJ, Harris R, Kobrin SC, Skinner CS. Are patients of women physicians screened more aggressively? A prospective study of physician gender and screening. *J Gen Intern Med*. 1995 Mar;10(3):119–25.

25. Flocke SA, Gilchrist V. Physician and patient gender concordance and the delivery of comprehensive clinical preventive services. *Med Care*. 2005 May;43(5):486–92.

26. Freeborn DK, Levinson W, Mullooly JP. Medical malpractice and its consequences: Does physician gender play a role? *J Gender Cult Health*. 1999 Sep;4(3):201–14.

27. Lutfey KE, Eva KW, Gerstenberger E, Link CL, McKinlay JB. Physician cognitive processing as a source of diagnostic and treatment disparities in coronary heart disease: Results of a factorial priming experiment. *J Health Soc Behav*. 2010 Mar;51(1):16–29.

182　**section 3** 推論の要素

28. Ross S, Moffat K, McConnachie A, Gordon J, Wilson P. Sex and attitude: A randomized vignette study of the management of depression by general practitioners. *Br J Gen Pract.* 1999 Jan;49(438):17–21.
29. Lyons Z, Janca A. Diagnosis of male depression: Does general practitioner gender play a part? *Aust Fam Physician.* 2009 Sep;38(9):743–6.
30. Bürgi Wegmann B, Sütsch G, Rickli H, Seifert B, Muntwyler J, Lüscher TF, Kiowski W, Attenhofer Jost CH. Gender and noninvasive diagnosis of coronary artery disease in women and men. *J Womens Health (Larchmt).* 2003 Jan–Feb;12(1):51–9.
31. Rosen MP, Davis RB, Lesky LG. Utilization of outpatient diagnostic imaging: Does the physician's gender play a role? *J Gen Intern Med.* 1997 Jul;12(7):407–11.
32. Krupa C. Medical liability: By late career, 61% of doctors have been sued. *American Medical News* [Internet]. 2010 August 16. Available from: http://www.amednews.com/article/20100816/profession/308169946/2/. Accessed September 11, 2016.
33. Ellsbury K, Schneeweiss R, Montano DE, Gordon KC, Kuykendall D. Gender differences in practice characteristics of graduates of family medicine residencies. *J Med Educ.* 1987 Nov;62(11):895–903.
34. Maheux B, Dufort F, Lambert J, Berthiaume M. Do female general practitioners have a distinctive type of medical practice? *CMAJ.* 1988 Oct 15;139(8):737–40.
35. Britt H, Bhasale A, Miles DA, Meza A, Sayer GP, Angelis M. The sex of the general practitioner: A comparison of characteristics, patients, and medical conditions managed. *Med Care.* 1996 May;34(5):403–15.
36. Derose KP, Hays RD, McCaffrey DF, Baker DW. Does physician gender affect satisfaction of men and women visiting the emergency department? *J Gen Intern Med.* 2001 Apr;16(4):218–26.
37. Schiff GD, Kim S, Abrams R, Cosby K, Lambert B, Elstein AS, Hasler S, Krosnjar N, Odwazny R, Wisniewski MF, McNutt RA. Diagnosing diagnosis errors: Lessons from a multi-institutional collaborative project. In: Henriksen K, Battles JB, Marks ES, Lewin DI, editors. *Advances in Patient Safety: From Research to Implementation. Volume 2: Concepts and Methodology.* Rockville, MD: Agency for Healthcare Research and Quality (US); 2005. pp. 255–78.
38. Woodward CA, Hutchison BG, Abelson J, Norman G. Do female primary care physicians practise preventive care differently from their male colleagues? *Can Fam Physician.* 1996 Dec;42:2370–9.
39. Peckham C. *Medscape Lifestyle Report 2016: Bias and Burnout* [Internet]. New York: Medscape Inc.; 2016 January 13. p. 14. Available from: www.medscape.com/features/slideshow/lifestyle/2016/public/overview#page=14. Accessed September 11, 2016.
40. Deitchman MA, Kennedy WA, Beckham JC. Self-selection factors in the participation of mental health professionals in competency for execution evaluations. *Law Hum Behav.* 1991 Jun;15(3):287–303.
41. Curlin FA, Lantos JD, Roach CJ, Sellergren SA, Chin MH. Religious characteristics of U.S. physicians: A national survey. *J Gen Intern Med.* 2005 Jul;20(7):629–34.
42. de Pentheny O'Kelly C, Urch C, Brown EA. The impact of culture and religion on truth telling at the end of life. *Nephrol Dial Transplant.* 2011 Dec;26(12):3838–42.
43. Laqueur W. The question of judgment: Intelligence and medicine. *J Contemp Hist.* 1983;18(4):533–48.

44. Herrnstein RJ, Murray C. *The Bell Curve: Intelligence and Class Structure in American Life*. New York: Free Press; 1994.
45. Gottfredson LS. Why g matters: The complexity of everyday life. *Intelligence*. 1997 Jan–Feb;24(1):79–132.
46. Hauser RM. *Meritocracy, Cognitive Ability, and the Sources of Occupational Success*. Center for Demography and Ecology Working Paper No. 98-07. Madison, WI: University of Wisconsin-Madison; 2002. Available from www.ssc.wisc.edu/cde/cdewp/98-07.pdf. Accessed March 4, 2017.
47. Rubeck RF, Witzke DB, Jarecky RK, Nelson B. The relationship between medical students' academic achievement and patterns of initial postgraduate placement. *Acad Med*. 1998 Jul;73(7):794–6.
48. Klaczynski PA, Robinson B. Personal theories, intellectual ability, and epistemological beliefs: Adult age differences in everyday reasoning biases. *Psychol Aging*. 2000 Sep;15(3):400–16.
49. Berner ES, Graber ML. Overconfidence as a cause of diagnostic error in medicine. *Am J Med*. 2008 May;121(5 Suppl):S2–23.
50. Peckham C. *Medscape Lifestyle Report 2016: Bias and Burnout* [Internet]. New York: Medscape. Inc.; 2016 Jan 13 [cited 2016 Sep 11]. p. 6. Available from: http://www.medscape.com/features/slideshow/lifestyle/2016/public/overview#page=6.
51. Stanovich KE, West RF, Toplak ME. Intelligence and rationality. In: Sternberg R, Kaufman SB, editors. *Cambridge Handbook of Intelligence*. 3rd ed. Cambridge, UK: Cambridge University Press; 2012. pp. 784–826.
52. Stanovich KE. *Rationality and the Reflective Mind*. New York: Oxford University Press; 2011. p. 19.
53. Graber M, Gordon R, Franklin N. Reducing diagnostic errors in medicine: What's the goal? *Acad Med*. 2002 Oct;77(10):981–92.
54. Wilson RM, Harrison BT, Gibberd RW, Hamilton JD. An analysis of the causes of adverse events from the Quality in Australian Health Care Study. *Med J Aust*. 1999 May 3;170(9):411–15.
55. Zwaan L, de Bruijne M, Wagner C, Thijs A, Smits M, van der Wal G, Timmermans DR. Patient record review of the incidence, consequences, and causes of diagnostic adverse events. *Arch Intern Med*. 2010 Jun 28;170(12):1015–21.
56. Singh H, Giardina TD, Meyer AND, Forjuoh SN, Reis MD, Thomas EJ. Types and origins of diagnostic errors in primary care settings. *JAMA Intern Med*. 2013;173:418–25.
57. Pitkanen M, Hurn J, Kopelman MD. Doctors' health and fitness to practise: Performance problems in doctors and cognitive impairments. *Occup Med (Lond)*. 2008 Aug;58(5):328–33.
58. Boisaubin EV, Levine RE. Identifying and assisting the impaired physician. *Am J Med Sci*. 2001 Jul;322(1):31–6.
59. Ericsson KA, editor. *The Road to Expert Performance: Empirical Evidence from the Arts and Sciences, Sports, and Games*. Mahwah, NJ: Erlbaum; 1996.
60. Salthouse TA. When does age-related cognitive decline begin? *Neurobiol Aging*. 2009 Apr;30(4):507–14.
61. McArdle JJ, Ferrer-Caja E, Hamagami F, Woodcock RW. Comparative longitudinal structural analyses of the growth and decline of multiple intellectual abilities over the life span. *Dev Psychol*. 2002 Jan;38(1):115–42.

62. Li KZ, Lindenberger U, Freund AM, Baltes PB. Walking while memorizing: Age-related differences in compensatory behavior. *Psychol Sci.* 2001 May;12(3):230–7.
63. Clapp WC, Rubens MT, Sabharwal J, Gazzaley A. Deficit in switching between functional brain networks underlies the impact of multitasking on working memory in older adults. *Proc Natl Acad Sci USA.* 2011 Apr 26;108(17):7212–17.
64. Tetlock PE. *Expert Political Judgment: How Good Is It? How Can We Know?* Princeton, NJ: Princeton University Press; 2006.
65. Osava M. Sexing chickens: Say again?—Still a Japanese fraternity. *Online Asia Times* [Internet]. 2001 January 27. Available from: www.atimes.com/japan-econ/CA27Dh02.html. Accessed September 11, 2016.
66. Gawande A. Medical dispatch: No mistake. *New Yorker.* 1998 March 30: 74–81. Available at: www.newyorker.com/magazine/1998/03/30/no-mistake. Accessed March 4, 2017.
67. Robinson WL. Conscious competency: The mark of a competent instructor. *The Personnel Journal.* 1974 July:53(7):538–9.
68. Adams L. *Learning a New Skill Is Easier Said than Done* [Internet]. Solana Beach, CA: Gordon Training International; c2016. Available from: www.gordontraining.com/free-workplace-articles/learning-a-new-skill-is-easier-said-than-done/. Accessed September 11, 2016.
69. Bartlett FC. *Remembering: A Study in Experimental and Social Psychology.* Cambridge, UK: Cambridge University Press; 1932.
70. Schmidt HG, Rikers RM. How expertise develops in medicine: Knowledge encapsulation and illness script formation. *Med Educ.* 2007 Dec;41(12):1133–9.
71. Feltovich PJ, Barrows HS. Issues of generality in medical problem solving. In: Schmidt HG, de Volder ML, editors. *Tutorials in Problem-Based Learning: New Directions in Training for the Health Professions.* Assen, Netherlands: Van Gorcum; 1984. pp. 128–42.
72. Ericsson KA, Krampe RT, Tesch-Romer C. The role of deliberate practice in the acquisition of expert performance. *Psychol Rev.* 1993;100(3):363–406, 393–4.
73. Custers E, Boshuizen PA, Schmidt HG. The role of illness scripts in the development of medical diagnostic expertise: Results from an interview study. *Cognit Instr.* 1998;16(4):367–98.
74. Custers EJ, Boshuizen HP, Schmidt HG. The influence of medical expertise, case typicality, and illness script component on case processing and disease probability estimates. *Mem Cognit.* 1996 May;24(3):384–99.
75. van Schaik P, Flynn D, van Wersch A, Douglass A, Cann P. Influence of illness script components and medical practice on medical decision making. *J Exp Psychol Appl.* 2005 Sep;11(3):187–99.
76. Croskerry P. The theory and practice of clinical decision making. *Can J Anesth* 2005; 52(6): R1–R8.
77. Moulton CA, Regehr G, Mylopoulos M, MacRae HM. Slowing down when you should: A new model of expert judgment. *Acad Med.* 2007 Oct;82(10 Suppl):S109–16.
78. Dewberry C, Juanchich M, Narendran S. Decision-making competence in everyday life: The roles of general cognitive styles, decision-making styles and personality. *Pers Individ Dif.* 2013 Oct;55(7):783–8.
79. Bensi L, Giusberti F, Nori R, Gambetti E. Individual differences and reasoning:

A study on personality traits. *Br J Psychol.* 2010 Aug;101(Pt 3):545–62.

80. Seibert SE, Kraimer ML. The five-factor model of personality and career success. *J Vocat Behav.* 2001 Feb;58(1):1–21.

81. Campbell JB, Heller JF. Correlations of extraversion, impulsivity and sociability with sensation seeking and MBTI-introversion. *Pers Individ Dif.* 1987;8(1):133–6.

82. Pilarik L, Sarmany-Schuller I. Personality predictors of decision-making of medical rescuers. *Studia Psychologica.* 2011;53:175–84.

83. Barrick MR, Mount MK. The big five personality dimensions and job performance: A meta analytic review. *Pers Psychol.* 1991;44:1–26.

84. Lievens F, Coetsier P, De Fruyt F, De Maeseneer J. Medical students' personality characteristics and academic performance: A five-factor model perspective. *Med Educ.* 2002 Nov;36(11):1050–6.

85. Coombs RH. *Mastering Medicine: Professional Socialization in Medical School.* New York: Free Press; 1978.

86. Mowbray RM, Davies B. Personality factors in choice of medical specialty. *Br J Med Educ.* 1971 Jun;5(2):110–17.

87. Schwarzt RW, Barclay JR, Harrell PL, Murphy AE, Jarecky RK, Donnelly MB. Defining the surgical personality: A preliminary study. *Surgery.* 1994 Jan;115(1):62–8.

88. Gaba DM, Howard SK, Jump B. Production pressure in the work environment: California anesthesiologists' attitudes and experiences. *Anesthesiology.* 1994 Aug;81(2):488–500.

89. Sexton JB, Thomas EJ, Helmreich RL. Error, stress, and teamwork in medicine and aviation: Cross sectional surveys. *BMJ.* 2000 Mar 18;320(7237):745–9.

90. Danziger S, Levav J, Avnaim-Pesso L. Extraneous factors in judicial decisions. *Proc Natl Acad Sci USA.* 2011 Aug 26;108(17):6889–92.

91. Baumeister RF. Ego depletion and self-control failure: An energy model of the self's executive function. *Self and Identity.* 2002;1:129–36.

92. www.nytimes.com/2011/08/21/magazine/do-you-suffer-from-decision-fatigue.html?_r=0. Accessed March 4, 2017.

93. Gailliot MT, Baumeister RF, DeWall CN, Maner JK, Plant EA, Tice DM, Brewer LE, Schmeichel BJ. Self-control relies on glucose as a limited energy source: Willpower is more than a metaphor. *J Pers Soc Psychol.* 2007 Feb; 92(2): 325–36.

94. Chan MY, Cohen H, Spiegel BM. Fewer polyps detected by colonoscopy as the day progresses at a Veteran's Administration teaching hospital. *Clin Gastroenterol Hepatol.* 2009 Nov;7(11):1217–23.

95. Linder JA, Doctor JN, Friedberg MW, Reyes Nieva H, Birks C, Meeker D, Fox CR. Time of day and the decision to prescribe antibiotics. *JAMA Intern Med.* 2014 Dec;174(12):2029–31.

96. Hagger MS, Wood C, Stiff C, Chatzisarantis NL. Ego depletion and the strength model of self-control: A meta-analysis. *Psychol Bull.* 2010 Jul;136(4):495–525.

97. Miller AK, Rufino KA, Boccaccini MT, Jackson RL, Murrie DC. On individual differences in person perception: Raters' personality traits relate to their psychopathy checklist–revised scoring tendencies. *Assessment.* 2011 Jun;18(2):253–60.

98. Duberstein PR, Chapman BP, Epstein RM, McCollumn KR, Kravitz RL. Physician personality characteristics and inquiry about mood symptoms in

primary care. *J Gen Intern Med.* 2008 Nov;23(11):1791–5.

99. Boerebach BC, Scheepers RA, van der Leeuw RM, Heineman MJ, Arah OA, Lombarts KM. The impact of clinicians' personality and their interpersonal behaviors on the quality of patient care: A systematic review. *Int J Qual Health Care.* 2014 Aug;26(4):426–81.

100. Dunphy BC, Cantwell R, Bourke S, Fleming M, Smith B, Joseph KS, Dunphy SL. Cognitive elements in clinical decision-making: Toward a cognitive model for medical education and understanding clinical reasoning. *Adv Health Sci Educ Theory Pract.* 2010 May;15(2):229–50.

101. Lyvers M, Makin C, Toms E, Thorbery FA, Samios C. Trait mindfulness in relation to emotional self-regulation and executive function. *Mindfulness.* 2014 Dec;5(6):619–25.

102. Hafenbrack AC, Kinias Z, Barsade SG. Debiasing the mind through meditation: Mindfulness and the sunk-cost bias. *Psychol Sci.* 2014 Feb;25(2):369–76.

103. Lueke A, Gibson B. Mindfulness meditation reduces implicit age and race bias: The role of reduced automaticity of responding. *Soc Psychol Pers Sci.* 2015;6:284–91.

104. Ho NS, Sun D, Ting KH, Chan CC, Lee TM. Mindfulness trait predicts neurophysiological reactivity associated with negativity bias: An ERP study. *Evid Based Complement Alternat Med.* 2015;2015:212368.

105. Sibinga EM, Wu AW. Clinician mindfulness and patient safety. *JAMA.* 2010 Dec 8; 304(22):2532–33.

106. Brown KW, Ryan RM. The benefits of being present: Mindfulness and its role in psychological well-being. *J Pers Soc Psychol.* 2003 Apr;84(4):822–48.

107. Cacioppo JT, Petty RE. The need for cognition. *J Pers Soc Psychol.* 1982;42(1): 116–31.

108. Bornstein BH. The impact of different types of expert scientific testimony on mock jurors' liability verdicts. *Psychol Crime Law.* 2004 Dec;10(4): 429–46.

109. Coutinho SA. The relationship between the need for cognition, metacognition and intellectual task performance. *Educ Res Rev.* 2006 Aug;1(5):162–4.

110. Fagela-Tiango C. College students' need for cognition, academic motivation, performance, and well-being. *The Mindanao Forum.* 2012 Dec;25(2):63–81.

111. Dwyer M. Need for cognition, life satisfaction and academic achievement. *Epistimi.* 2008;3:12–13.

112. Cacioppo JT, Petty RE, Feinstein JA, Jarvis WBJ. Dispositional differences in cognitive motivation: The life and times of individuals varying in need for cognition. *Psychological Bulletin.* 1996 Mar;119(2):197–253.

113. Greenglass E, Schwarzer R. The proactive coping inventory (PCI). In: Schwarzer R, editor. *Advances in Health Psychology Research* (CD-ROM). Berlin: Free University of Berlin. Institut for Arbeits, Organizations-und Gesundheipsychologie; 1998.

114. Flavell JH. Metacognition and cognitive monitoring: A new area of cognitive–developmental inquiry. *Am Psychol.* 1979 Oct;34(10):906–11.

115. Schraw G, Dennison RS. Assessing metacognitive awareness. *Contemp Educ Psychol.* 1994;19:460–75.

116. Colombo B, Iannello P, Antonietti A. Metacognitive knowledge of decision-making: An explorative study. In: Efklides A, Misailidi P, editors. *Trends and Prospects in Metacognition Research.* New York: Springer; 2010. pp. 445–72.

117. Iannello P, Perucca V, Riva S, Antonietti A, Pravettoni G. What do physicians believe about the way decisions are made? A pilot study on metacognitive knowledge in the medical context. *Eur J Psychol.* 2016 Nov 27;11(4):691–706.

118. Colbert CY, Graham L, West C, White BA, Arroliga AC, Myers JD, Ogden PE, Archer J, Mohammad ZT, Clark J. Teaching metacognitive skills: Helping your physician trainees in the quest to "know what they don't know." *Am J Med.* 2015 Mar;128(3):318–24.

119. Cools E, Van den Broeck H. Development and validation of the cognitive style indicator. *J Psychol.* 2007 Jul;141(4):359–87.

120. Bruine de Bruin W, Parker AM, Fischhoff B. Individual differences in adult decision-making competence. *J Pers Soc Psychol.* 2007 May;92(5):938–56.

121. Pacini R, Epstein S. The relation of rational and experiential information processing styles to personality, basic beliefs, and the ratio-bias phenomenon. *J Pers Soc Psychol.* 1999 Jun;76(6):972–87.

122. Betsch C. Präferenz für Intuition und Deliberation. Inventar zur Erfassung von affekt- und kognitionsbasiertem Entscheiden. [Preference for Intuition and Deliberation (PID): An inventory for assessing affect- and cognition-based decision-making]. *Zeitschrift für Differentielle und Diagnostische Psychologie.* 2004;25:179–97.

123. Witteman C, van den Bercken J, Claes L, Godoy A. Assessing rational and intuitive thinking styles. *Eur J Psychol Assess.* 2009;25:39–47.

124. Sladek RM, Bond MJ, Huynh L, Chew D, Phillips PA. Thinking styles and doctors' knowledge and behaviours relating to acute coronary syndrome guidelines. *Implement Sci.* 2008;3:23.

125. Sladek RM, Bond MJ, Phillips PA. Why don't doctors wash their hands? A correlational study of thinking styles and hand hygiene. *Am J Infect Control.* 2008 Aug;36(6):399–406.

126. Sladek RM, Bond MJ, Phillips PA. Age and gender differences in preferences for rational and experiential thinking. *Pers Individ Dif.* 2010 Dec; 49(8):907–11.

127. Calder LA, Forster AJ, Stiell IG, Carr LK, Brehaut JC, Perry JJ, Vaillancourt C, Croskerry P. Experiential and rational decision making: A survey to determine how emergency physicians make clinical decisions. *Emerg Med J.* 2012 Oct;29(10):811–16.

128. Jensen JL, Croskerry P, Travers AH. Paramedic clinical decision making. *International Journal of Paramedic Practice.* 2011;1:63–71.

129. Marks ADG, Hine DW, Blore RL, Phillips WJ. Assessing individual differences in adolescents' preference for rational and experiential cognition. *Pers Individ Dif.* 2008 Jan;44(1):42–52.

130. Fletcher JM, Marks ADG, Hine DW. Working memory capacity and cognitive styles in decision-making. *Pers Individ Dif.* 2011;50:1136–41.

131. Baron J. Why teach thinking? An essay. *Appl Psychol: Int Rev.* 1993;42:191–214.

132. Stanovich KE, West RF, Toplak ME. *The Rationality Quotient: Toward a Test of Rational Thinking.* Cambridge, MA: MIT Press; 2016. pp. 225–6.

133. Baron J, Badgio PC, Gaskins IW. Cognitive style and its improvement: A normative approach. In: Sternberg RJ, editor. *Advances in the Psychology of Human Intelligence.* London: Lawrence Erlbaum Associates; 1986. pp. 173–220.

134. Perkins D, Bushey B, Faraday M. Learning to reason. Final report, Grant No. NIE-G-83-0028, Project No 030717. Harvard Graduate School of Education; 1986.

135. Haran U, Ritov I, Mellers BA. The role of actively open-minded thinking in information acquisition, accuracy, and calibration. *Judgment and Decision Making.* 2013 May;8(3):188–201.
136. National Academies of Science, Engineering, and Medicine. *Improving Diagnosis in Health Care.* Washington, DC: National Academies Press; 2015.

診断を取り巻く課題と論争

Challenges and Controversies in Diagnosis

10

診断エラー
Diagnostic Error

Karen Cosby

はじめに

　診断というのは本当に驚くべき営みである．星の数ほどもある診断名に比して，身体に現れる疾患の徴候は少ない．ほとんど無限といえる可能性があるのに，正解は1つしかない．しばしば診断医は半分科学者，半分シャーマンのようにみえる．我々の下す診断がほとんどの場合において正確であるという事実は，我々が立脚している臨床の不確実性と，多忙な臨床現場からの絶え間ない要求を考えると，驚嘆に値する．ギャンブラーであれば，診断が当たっているかについて両賭けしていてもおかしくない．我々は，もし残りの10%程度の誤診——すなわち我々の過ちによって失われた人命を反映する——がなかったとしたら自己陶酔してしまうに違いない．診断的評価には数えきれないはどの段階と過程があるが，診断エラーは一般的に認知エラー，システムの欠陥，もしくはその両方に由来する．この章では，多くの診断精査に共通のプロセスを分析し，診断エラーに寄与する要因を概説し，臨床医，医療機関そして患者に対して正診率を改善するための提案を行う．

診断エラーの発生率

米国医学研究所 (The Institute of Medicine：IOM) の報告書である *"To Err is Human"* は, 2000 年に誕生した患者安全運動の先駆けとなり, 医療ケアの過程の多くの箇所で患者被害が生じているという事実に医療界の意識を目覚めさせた[1]. 診断の遅れと診断エラーは患者安全活動の一部として取り組まれるべきであると考えた一握りの人々は, この静かに轟く懸念を早くも提起していた. しかし, 容易に取り組める問題である治療関連の害に関心が向けられていたため, ほとんど無視されていた[2-7]. 診断エラーの判断は, どうしてもある程度の後知恵バイアスが回避できないことから賛否両論とされていた. その懸念のうちある程度は明らかに, 他人の認知プロセスを裁くべきではない——自分たちも裁かれないように——という感覚に根ざしていた. そうすることは, 我々の専門職と同業者への神聖な信頼に対する裏切り行為であった. 診断エラーに踏み込むことに対するある程度のためらいは無理からぬことである. 診断エラーは, 定義することも, 発見することも, 研究することも難しいからである[8-12].

我々は, 診断エラーの定義と観測に取り組み始めたばかりであり, 初期の研究結果は多くの者が予想していた結果を示した. つまり, 診断とは高度に不安定かつ不完全なプロセスであるということだ[13]. 我々のほとんどは生涯のうちに診断エラーを経験しており[14], 毎年 1,200 万人の米国人が診断エラーを経験する[14, 15]. 診断エラーに起因する死亡者数は米国内で年間 4〜8 万人と推定されている[16]. 成人の剖検例から推定すると, 病院内で死亡する成人患者のうち 7 万 1,400 人 (全成人死亡者数の 8.4%) は重大な診断エラーがあり, そのうち半数はアウトカムに関連している可能性がある[17]. 集中治療室で死亡する患者のうち毎年 3 万 4,000 人以上に Class I の診断エラー (特定されていれば治療可能かつ生存可能でありえた) が認められる[18]. 小児 ICU からのデータでは, 剖検例の約 20% で診断エラーが認められている[19]. また, 全ての診断エラーが院内で生じているわけではない. 診断見逃し症例の半数は外来で生じている[14]. 一年間で外来患者の 5% が診断エラーを経験し, 頻度が高いものには肺癌・乳癌・大腸癌の発見の遅れが

含まれる[14, 20]．診断エラーは，病棟，救急外来，ICU，外来など，全ての診療環境にわたってあまねく発生する．また，全ての診療科で発生する．最近の米国のある調査によると，成人の35％が医療過誤を個人的に経験しているが（自分自身，家族，親しい友人のいずれかについて），それらの半分は診断エラーであった[21, 22]．

　診断エラーは，米国における医療過誤請求の主要な原因であり，その請求額の最大の割合を占め，最大級の示談が含まれ，その多くが最悪の患者アウトカム（死亡または重大な障害）を経験した症例を含んでいる．25年間の請求データを合計すると，診断エラーに対する和解金は388億ドルに上る[23]．最大の新事実は，医療従事者，医療機関，および医療のプロセスが不完全であることが最終的に明るみになったことかもしれない．高度なトレーニング，献身，情熱，そしてハイテク医療にもかかわらず，我々は誤りやすいことを認識してそれを勘案した設計をすることが全然できていなかったのである．

診断エラーの原因

　一見したところ，診断の作業はエキスパートの臨床推論に大きく依存する認知プロセスであるように思われる；本書の前半では，臨床推論と臨床決断にかかわる要素を概観してきた．それに加えて診断は，ヘルスケアシステムによって提供されるさまざまな段階・プロセスのケアを協働・調整させることにも依存している．The National Academies of Sciences, Engineering, and Medicine からの最近の報告書 *Improving Diagnosis in Health Care*" は，診断をプロセスであると記述している【図10.1】[24]．診断エラーに対処しようとする試みは，患者がヘルスケアシステムに入っていくところから始まる各段階に対する改善活動に細分化できる．

◆ 病歴聴取

　ほとんどの診断は，患者との面談である会話から始まる．患者の語る病

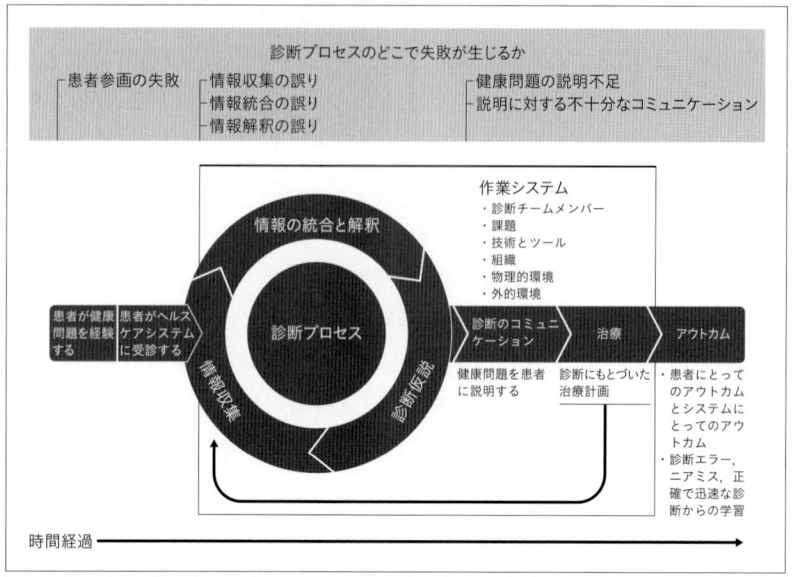

図10.1　診断のプロセスと，失敗が生じうる箇所
〔National Academies of Science, Engineering, and Medicine. Improving Diagnosis in Healthcare, National Academy Press, Washington, DC, 2015 より〕

歴がどの程度正確で，再現性があり，妥当であるかは，まだ誰も立証していない．翻って，基本的なルーチンの病歴でさえいかに変化しやすく難しいものであるかは多くの臨床医が証言してくれるだろう．患者は自らの症状を説明することが難しいこともあり，標準的な教科書的記載とは異なる形容詞を用いる場合もある．アカデミックな環境では，経験の乏しい医学生が得た情報が，他のチームメンバーの情報とは異なる，といったことがありうる（時間をかけて聴取した場合はより優れていることもあるが，閉鎖型質問でアプローチしていた場合はしばしばそうではない）．尋ねる質問，尋ねる方法，検者が患者とどのくらいラポールを形成しているかは，全て得られる情報の質に影響しうる．時に患者は最も関連性の高い病歴を話さないことがある．不安になっている，または恐怖している患者では，間違っているかもと感じていても，本質とは無関係な感覚に固執して，重要な症状と単なる良性もしくは正常範囲内の変化を区別できないこともある．症例によっては，患者が有意義な医療面接に貢献できない（例えば，重症すぎる，医学的に無知，または単純

にうわの空).

　病歴はおそらく，診断における最も重要かつ不安定な側面の 1 つである．病歴から得られる情報の質は，正確な診断には不可欠だが，検者の洗練度に大きく依存している．

　病歴から得られる情報は 2 つに分けられる：(1) 事実と (2) 主観的記述である．事実には，(一部の) 既往歴，現在の投薬，症状の時系列，および以前の検査結果が含まれる．主観的記述には，患者自身が経験した病状の説明が含まれる．ある特定の病歴は，診断の確定にあたってそれぞれ異なる予測能を有しうる．例えば，嘔吐に先行する腹痛は，嘔吐に続く疼痛よりも外科的問題を反映する可能性が高いと考えられている．経験豊富な臨床医は，患者の症状を認識可能なパターンすなわちイルネス・スクリプトに一致させるため，特異度の高い詳細な病歴を引き出す．患者についての正確で有意義なデータを得る能力は必須のスキルであると，医学教育者たちは認識している[25]．しかし，エキスパートは事実を収集しているだけではない．仮説を生成し，検証しているのである．彼らは，患者自身とその健康状態についての全体的な印象，つまりゲシュタルトを形成する．エキスパートは，医療面接の中で，病歴の質と診断仮説の精度に影響を与える文脈的情報を引き出す[26]．これは通常は意識的・意図的というよりむしろ経験や熟練に由来している．熟練したデータ収集・解釈をもってしても，多くの診療において病歴からの重要な情報が欠落する．救急外来受診の1/3 近くで，臨床医が必要とする重要な情報が得られておらず，この状況は情報ギャップと呼ばれている[27]．情報が不完全なために救急外来の滞在時間が延びる可能性があり[27]，かつおそらく診断精度が損なわれている[28]．

◆ 身体診察

　病歴が得られた後は，患者の基本的な臨床評価すなわち身体診察から診断が始まる．歴史的には，病歴聴取と身体診察は医師にとって最も強力かつ，まさに最もルーチンに利用可能な診断ツールであった．50 年以上前のある開業医は，丁寧な問診と診察に基づいて 88％ の症例で診断ができると自慢していた[29]．そこから半世紀，医学は進歩してきたといって間違

いではないだろう．我々はより多くの疾患を認識しているだけでなく，さらに多くの疾患を分類しては下位分類している．さらに，我々の診断ツールの装備はより洗練されたものになっている．多くの疾患，とりわけ心雑音と呼吸困難の検出と評価，そして腹痛と神経学的疾患の評価に対して，慎重かつ熟慮された身体診察は高度な画像診断法（例えばスパイラル CT, MRI, PET, 心エコー図）に取って代わられつつある．

　伝統的に医師の技量の尺度として評価されてきた身体診察は，近年あまり評価されていないように思われる[30]．現在の医学部卒業生の身体診断技術における「disuse atrophy（廃用性萎縮）」[30] および「hyposkillia（低臨床力症）」[32] に言及して，「身体診察の終焉」[31] を嘆き悲しむものは多い．ある若い医師は，身体診察は「死んでいる」とまで示唆している[33]．この問題を懸念する臨床教育者は，欠陥が潜んでいるのは身体診察の実際の価値にではなく，身体診断に用いられるスキルセットと方法，および得られた所見の意思決定への適用にあると主張している[34, 35]．最近になって，基本的な問診と診察だけでいまだに約 60％の精度をもって最初の数時間以内に診断に到達可能であり，非常に基本的な血液検査と心電図を追加することで，診断精度は約 80％——50 年前に引用された数字と変わらない——に上昇することが，少なくとも 1 つの研究によって証明された[36]．

　身体診察は，患者の全体的な健康状態を反映するバイタルサイン（血圧, 心拍数, 呼吸数, 体温, および酸素飽和度）の測定から始まる．トリアージシステムは，これらの基本的な測定項目にほぼ完全に依存している．有意な観察者間変動と再現性の低さが，これらの昔ながらの測定項目に影響を及ぼしている[37-39]．ジュネーブのプライマリケア医による血圧測定は，正常ボランティアの 32％において高血圧の罹患率を過大評価していた[39]．救急外来の患者集団においては，呼吸数についての複数の独立した測定値は 35％，心拍数では 10〜15％異なっていた[37]．異なる診療環境で異なる測定装置を異なるタイミングで使用するさまざまな医療従事者がいるため変動幅は有意となりうる．しかし，臨床医たちは直観的にこのことを理解していて，正常と異常を区別することはよくできており，少なくともどの測定値が介入を要するかについて合意している[37]．経験豊富な臨床医は，あ

る単一の測定値がどの程度意味があるかを評価するために，臨床状況，連続測定，経時的な傾向，および所見の組み合わせ（例えば血圧と心拍数）をより重視する傾向がある．

生体システムの測定はトリッキーである．人間は，刺激に対する反応が固定された自動装置ではない．環境刺激だけでなく設備や技術的熟練度の影響を受ける変動性がついて回っている．患者はこのことを理解していないかもしれず，基礎疾患を反映する測定値と白衣効果によるもの（ストレスフルな状況で生じる偽の異常値）を区別するために，自宅でのモニタリングやフォローアップをどのように行うかについて教育を行い安心させる必要があるかもしれない[40]．

個々の身体所見の診断的有用性は，臨床検査や画像検査ほど確立されておらず，身体診断のコンピテンシーが医学教育において標準化されていないことは確実である．教科書に記載されている多くの有名な所見の感度は驚くほど低いため，一部のものはもはや疾患の検出に価値がないと考えられている．深部静脈血栓症の検出に記載されている Homans 徴候は，感度8〜56％，特異度39％である[41]．腹水における液体の波動の所見は，感度50〜53％である[42]．ごく一般的な身体所見の多く——例えば Babinski 反射（κ 0.17〜0.59）[43, 44]や肺の診察における断続性副雑音（κ 0.3〜0.63）[45]など——が，低・中等度の観察者間一致率しかもちえていない．いくつかの所見の診断性能は非常に貧弱であるがゆえに，腸閉塞の疑いに対する腸蠕動音の聴診を含めて，それらは完全に放棄すべきであると主張されてきた[46]．

感度に乏しくても，いくつかの所見は特異度に優れており【表10.1】，その存在は確定診断を行ううえで非常に価値がある[44, 47-56]．診断エラーについての医師対象の調査で収集された症例からわかったことは，身体所見が見逃される最大の理由は，そもそもそれらを探そうとしなかったこと，である[57]！【表10.1】のような例では，所見が陰性であることを診断の除外に用いるのは信頼性が低いが，逆に所見の存在は強力な証拠となる．

ある1つの身体所見だけを切り取ってその正確性を研究しようとしても，臨床的有用性を正しく評価することはできないかもしれない．身体所

表 10.1　一般的な身体所見の診断的価値

身体所見	診断	感度(%)	特異度(%)	引用文献
脾臓の触知	脾腫	58	92	38
脈圧＞80	中等度から高度の大動脈弁逆流	57	95	39
乳房の診察	乳癌	54	94	40
Ⅲ音	駆出率＜50%	51	90	41
Murphy 徴候	胆嚢炎	50〜97	80	42
Phalen 徴候	手根管症候群	40〜90	80	43
初診時の印象	COPD	25	95	35, 44
肝頸静脈逆流	うっ血性心不全	24〜33	95	35, 45
大腿動脈の雑音	末梢動脈疾患	20〜29	95	46
Kernig 徴候	髄膜炎	5	95	47

〔Joshua, A. M., Celermajer, D. S., Stockler, M. R., Int Med J., 35, 178-87,2005；Hansen, M, et al., Acta Neural Scand., 90（3）, 145-9, 1994 より〕

見は，ある程度は患者の語るナラティブに基づいて検索されるため，文脈があるのだ．脚が痛いなら，圧痛領域を探すことで問題（皮膚，皮下組織，筋肉，骨，関節）を特定し，鑑別診断を絞るのに役立つ．少なくとも，訴えのある部位を診ることは気遣いを示している！　加えて，ある身体診察の価値は，他の身体所見の有無によって増強される．例えば，脾臓に打診上濁音が認められた場合，脾腫に対する触診の感度は 87% に上昇する[58]．単一の所見では診断的でなくとも，所見を組み合わせることでより予測能が上がることもあり，さらに病歴と身体所見の組み合わせを一括することで，虫垂炎の Alvarado スコア[59] のように，診断能を改善しうる．さらに，経時的に診察を繰り返すことも有用である．外科医は長きにわたり，腹痛の評価における経時的な診察の重要性を説いてきた．診察を繰り返すことで，おそらく臨床医は自らの診察に自信をもてるようになり，微妙な異常をよりよく意識できるようになり，状態が悪化したときに変化をよりよく検出することができるようになるのだと思われる．

　現在の画像診断法からはあまりに多くの診断機能が利用可能であるがゆえに，臨床医が診断の補助として画像へ依存していくのは無理からぬことである．身体所見の異常は，そうでなければ（画像をもってしても）見逃される疾患の最初の証拠となりうるが，十分に価値が認識されていないかもしれない．これらの手掛かりがなければ，病状はより進行した治療困難な状

態に進みうる[60]. 眼振, 羽ばたき振戦, メラノーマや血管炎の皮膚病変, 視神経炎および反跳痛は, 視診または触診によってのみ検出できる病態の中のほんの数例にすぎない[30]. あるホスピタリストは, 1か月間で彼が担当した症例の26％において入院後経過および患者の転帰に影響を及ぼした病態を検出するうえで中心的な役割を果たした身体所見を記載している[61]. 別の著者は, 若かりし医学生のときの失敗として, 胸痛患者の脈拍の左右差の意義を認識できなかったことを回想している. 翌日に患者の状態が悪化するまで大動脈解離が診断されず, 診断時にはすでに手遅れとなっていた[31].

　身体診察の限界は, ある診察の価値そのものよりも, 不確実性, 訓練不足, 自信のなさなどと関連しているように思われる. 残念なことに, 臨床現場の労働環境と業務フローからの圧力は, よりよい身体診察を奨励するようには働いていない. 電子カルテの発展と研修医の労働時間制限の導入に伴い（どちらも患者安全を向上させることを目的としている！）, いまや内科研修医は勤務時間のわずか12％しか患者とともにおらず, 40％もの時間をコンピュータに関連した業務に費やしている[62].

　現代の患者は, "iPatient" ――現実に存在する個人というより仮想のアバター（化身）――と表現されているが[63], 言い得て妙である. 診断における適切な位置づけへと身体診察を戻すには, 断固たる意志をもって方向転換する必要があるかもしれない[30].

　多くの技術的進歩によってベッドサイドの診察は改善してきた. ポータブル超音波は, 臨床医のベッドサイドでの診断能力を劇的に変えた. 限られた訓練だけでも, 腹水, 胸水, 心囊液, 胆石および水腎症を含む多くの病態を迅速かつ正確に検出できる. それに加えて, 超音波を用いて生理学的パラメータを評価し, 水分バランスを決定し, 心機能を推定し, ショックでの輸液反応性を予測することさえできる[64]. PanOptic[TM]検眼鏡の使用は, 初心者が網膜を視覚化する能力を改善させうる[65]. また, 定量的ビデオ眼球運動記録法（開発中）を用いた装置は, 急性発症のめまい患者における椎骨脳底動脈系脳卒中の診断を改善するための眼球運動評価の一助となりうる[66]. より新しくより革新的な診断補助具の開発が, 基本的技能を

強化し，ベッドサイド評価を復活させるのに一役買うかもしれない．

　有意な身体所見を見逃したことは，カルテを後方視的に見返しても指摘できない．もし熟練したものが注意深く診ていれば発見できたかもしれない未知の所見の存在を証明することはできないからだ．身体所見の見逃しが初めて顕在化するのは，診断の見逃しと同様に，予期せぬ患者の状態悪化または説明できないアウトカムとなってかもしれない．所見が以前から存在してもっと早くに検出可能であったかどうか証明することは不可能だが，より熟練した臨床医が患者を診ていたら何ができていたか，とどうしても考えさせられるのである．

　昔かたぎの臨床医たちは，ベッドサイドには症状と徴候の簡単なチェックリストなどよりもっと多くのものがあると主張している．病歴は，症状に文脈を与えるナラティブを提供すべきである[67]．そして，献身的で共感的な臨床医との関係に基づいた場合には，患者の物語はより豊かで有意義なものとなる[68]．病歴聴取と身体診察は，診断かつ治療でありうる[69,70]．ベッドサイドで時間を費やすことで，信頼を生み出し，コミュニケーションを改善し，長期的には診断の改善に貢献しうる[71]．

◆ 画像検査

　ここ数十年で画像診断は爆発的な進歩を遂げた．3次元マルチ検出器列コンピュータ断層撮影（CT），陽電子放射断層撮影（PET），および磁気共鳴イメージング（MRI）は現在，ほとんどの施設で広く利用されている．

　全ての画像検査は視覚的解釈を必要とし，それは最終的には人間の認知によって制限を受けるため，いくらかの削減不可能なエラー率を有する．放射線科におけるエラー率は，約3～4％と広く引用されている．しかし，これらの比率は，典型的にはほとんど正常な画像を見ている一般診療のものである．ほとんどが異常な画像で占められたサンプルが読影された場合，エラー率は30％に上昇する[72,73]．実際に，異常のある画像集が別の独立した読影者によって再び読影された場合でも，依然として30％のエラー率が認められ，間違った箇所は必ずしも同じではない[74]．誤った解釈のほとんどは，認知の誤りにより生じる．一度指摘してもらえば，その後

は異常が明白に見えるものだ．しかし，画像診断における誤りはさまざまな原因により生じ，【表10.2】に示されているように，Kim と Mansfield によって概説・分類されている[74]．最も多いエラーは単にそこにあるものを見逃すこと（一般放射線診断におけるエラーの42％）だが，2番目に多いエラーは，2つめ（または3つめ）の異常所見を見逃すこと（22％）であり，これは検索に対する満足——読影者が1つ目の異常所見に満足して検索を中止すること——と呼ばれる問題である[75]．単純X線撮影において一般的な骨格異常に対する精度は約78％である．これが同じ撮影における第2および第3の異常所見に対してとなると40％に低下する[75]．

認知の誤りは理解して説明するのが難しい．CT や MRI で見逃された所見は，連続画像の最初または最後で最も頻繁に発生する傾向があり，読影者が画像をスクロールするときにさっと見られて棄却されている可能性がある[74]．ゴリラの画像が埋め込まれた CT による肺結節検出作業を依頼

表10.2 放射線診断におけるエラーの分類とその頻度分布

タイプ	原因	説明	エラー率（％）
1	自己満足	所見は評価されているが誤った原因に帰された	0.9
2	誤った推論	所見は評価されており異常と解釈されているが，誤った原因に帰された（真の陽性所見が誤分類された）	9.0
3	知識の不足	所見は認識されているが知識の不足により誤った原因に帰された	3.0
4	過小読影	異常所見が画像上に存在しているが，見逃された	42.0
5	不十分なコミュニケーション	異常所見は特定され適切に解釈されたが，読影結果が臨床医に到達しなかった	0.0
6	技術	画像検査や技術の制約のために所見が見逃された	2.0
7	以前の検査	以前の画像検査もしくは読影レポートと比較しなかったために所見が見逃された	5.0
8	病歴	不正確もしくは不十分な病歴のために所見が見逃された	2.0
9	病変の位置	病変の位置が関心領域の外にあったために所見が見逃された	7.0
10	検索に対する満足	最初の異常所見が特定された後に検索をやめたことにより他の所見が見逃された	22.0
11	合併症	処置の合併症	0.5
12	読影レポートに対する満足	過去の検査の読影レポートを過度に信頼したために所見が見逃された	6.0

〔Kim, Y.W., Mansfield, L. T., AJR Am J Roentgenol., 202（3）, 465-70, 2014；Bruno, M. A. et a.l, Radiographies., 35（6）, 1668-76, 2015 より〕

された経験豊富な放射線科医は，典型的な結節よりもはるかに大きかった
にもかかわらずゴリラを認識することができなかった[76]．視標追跡検査に
よって，放射線科医はゴリラの画像を直接見てすらいたことが証明でき
た．肺結節のスクリーニングを終えて再び見る機会を与えられると――具
体的に言うとゴリラを――，放射線科医は視認することができた．どうや
らエキスパートも非注意による盲目現象を避けられないようだ[77]．認知に
おいて人間が誤りやすいことが視覚的診断の正確さを制限しているようで
ある．

◆ 臨床検査

　日常的な臨床検査には，生化学，血液学，血清学，凝固検査などの血液
および血清の基本的検査が含まれる．これらの検査は，厳重に管理・制御
されたプロセスを用いて毎日無数に実施されている．臨床検査医学は高度
に自動化されており，非常に正確である．Total testing process（TTP）は，
臨床検査室で検査が実施される際の行われる少数の手順以上の意味をもっ
ている．TIP は多数の手順もしくは段階を含むが，それを【表 10.3】[78, 79] と
以下に述べる．

- 分析前-前段階：検査の選択と検査のオーダー：検体の採取，ID 識別，
  ラベリングおよび適切な検体の検査室への輸送．
- 分析前段階：検査室による検体の受け入れと，遠心分離・希釈・分取を
  含む検査に先立つ検体の処理．
- 分析段階：実際の検査．現在は多くが自動化されている．
- 分析後段階：臨床医への結果の報告．
- 分析後-後段階：検査の解釈と，患者への検査結果の伝達と意思決定へ
  の利用．

　臨床検査の全ての段階を合算したエラー率は驚くほど低く，全検査の約
1.9％で発生する[79]．検査が実際に実行される分析段階は，わずか 0.002％
の優れたエラー率を誇る[79]．大部分の臨床検査のエラー（60〜70％）は，検

表 10.3　臨床検査における段階別のエラーとその頻度分布

臨床検査の工程における段階	エラー率（%）	エラーの頻度分布（%）
分析前−前段階 ・不適切な検査の要求 ・オーダー入力 ・患者・検体の取り違え ・点滴ルートから採取された検体 ・検体採取に関する問題（溶血，凝血，検体不足） ・不適切なチューブ ・検体の取扱い，保存，運搬	—	46〜68.2
分析前段階 ・分類と追跡 ・移し替え ・等分，分注，ラベリング ・遠心（時間・速度）	0.913	3.0〜5.3
分析段階 ・装置の不具合 ・サンプルの取り違え ・干渉（内的もしくは外的） ・品質管理で検知されない欠陥	0.002	7.0〜13
分析後段階 ・解析データの確認における誤り ・結果報告に関する誤り ・結果報告の遅延 ・不適切なデータ入力，手作業による転写ミス ・パニック値報告の不履行もしくは遅延	0.0715	12.5〜20
分析後−後段階 ・検査結果報告に対する反応の不履行もしくは遅延 ・誤った解釈 ・不適切もしくは不十分なフォローアッププラン ・適切なコンサルテーションの不足	—	25〜45.5

〔Plebani, M., Ann Clin Biochem., 47, 101-10,2010 より改変〕

査室の物理的範囲外で，ほとんどの場合は検査室職員のあずかり知らぬ段階で発生する[78]．分析前段階が簡略化された緊急検査では，エラー率は1%未満である[80]．ほとんどの診断エラー症例では，臨床検査に由来する臨床的に有意なエラーは，検査自体に起因するエラーではなく，検査の選択と使用，検査結果の解釈，患者への通知，マネジメントの意思決定への統合に対してなされる決断——究極的には医療者の推論スキル・組織スキル・関係性スキルに依存する——に帰結される．

◆ 解剖病理学検査

　解剖病理学検査は，細胞診（吸引または針生検）または組織診（固形腫瘍，生検）のいずれかによる組織の検査を指す．臨床検査室では検査プロセスが自動化されているが，解剖病理学の組織検体にはより特殊な処理が必要であり，最終的には異常の検出のために視覚的評価が必要となる．解剖病理学検査には，臨床検査と同様に分析前・分析後の両方の段階があるが，臨床検査とは異なり，分析段階での変動が大きくエラーの可能性が高い[81]．解剖病理学における最も一般的なエラーの原因は，所見の視覚的解釈または不十分な検体採取や不適切な検体処理から生じる，誤った解釈である．知覚は，疲労，過度の作業負荷，周囲の照明によって影響されうる．また，認知の誤りはヒューリスティックスと認知バイアスの影響にも起因しうる[82]．腫瘍を比較する研究で細胞診および組織診の標本が得られた場合，全体的な診断不一致率は11.8％である[83]．病理標本を再び見直すと，幅広い種類の組織で，全体的なエラー率が6.7％であり，そのうち1/6は患者の害につながる可能性が高いことが明らかとなった[84]．2回目の観察で明らかとなるエラー率について公表されたデータによると，エラー率は部位と腫瘍の種類によって，1.3％（前立腺）[85]から60％（甲状腺の細胞診）[86, 87]までばらつきが大きかった．重要な治療の決定はしばしば外科的すなわち解剖病理学検査に依存するので，誤差に対する許容度は特に低い．癌が疑われる場合またはその結果に基づいて主要な介入が検討される場合はいつでも，全ての検体をルーチンに見直すべきであると推奨する者が多い[88]．

　解剖病理学の分析段階だけでも解釈を必要としていて十分に難しいが，生検標本の処理工程はさらに複雑さを増す要因である．標本が病理医のもとに到達するまでには，検査室への到着からさらに10個の主要な工程が必要であり，1つひとつの工程それぞれに独自の失敗率——つまり問題を生じる可能性——がある[89]．さらに詳述すると，検査がオーダーされ，検体が採取され処理され，検査が解釈され報告され，最終的に病理検査結果が効力をもつところまで，200〜300のより小さな工程が認められる[85]．皮膚病理生検標本は，結果が得られるまでに別々の作業空間にいる20人もの人間の手を介することがある[90]．エラー率がそれほど高くないのは驚

くべきことである.

　病理医と臨床チームとの間の病理学検査結果の伝達は，典型的には病理診断報告書で行われる．病理診断報告書の文体，専門用語，および書式は，臨床医にとって混乱を招きうる．外科医に報告書をどれだけ理解しているか評価する試験を課すと，30％は初歩的な誤解をしていた[91].

◆ コミュニケーションとケアの調整

　それぞれの専門分野では，精度に重点を置くことで結果を最適化できる．個人は，臨床スキルと認知スキルを学習し，練習し，磨くことができる．臨床検査室や画像検査室では，解釈の面で卓越の域に達することができている．しかし，多くの診断エラーは，さまざまな縦割り部門の間の情報交換やケアの調整の際に，ある種のノーマンズ・ランド（無人地帯）のなかで生じる．患者ケアを誰がいつ担うのかについてはしばしば曖昧である．さまざまな種類の情報を中継し，受信し，解釈し，最終診断へと統合する責任を負うのは誰であろうか？　これらの困難な課題については第11章でより詳細に議論するが，おそらく多くの診断エラーに密接に関連している．

◆ 医学知識

　診断の正確さは，臨床的専門知識，信頼できるエビデンス，および診断検査の適切な使用に依存する．Evidence-Based Medicine（EBM）は，臨床的疑問に関するデータの収集，合成，分析の手段として，1980年代に開発され導入された．それ以来，EBMのアプローチは臨床研究の評価を支配しており，診療ガイドラインの開発に使用されてきた．これは広く受け入れられ，非常に尊敬されているものの，批評家はその前提に異議を唱え，その欠陥と限界を指摘した[92-94].　EBMにおけるエビデンスは，階層的スキームで検討されており，無作為化対照試験（RCT）が最も重視され，その後にはコホート研究，観察研究および症例報告と続く．専門家の意見は最も価値が低い．定量的研究は定性的方法よりも価値が高いとされる．RCTは，最良かつ最も客観的なエビデンスを提供すると広く考えられて

いる．しかし，EBM のパラダイムでは，大規模な RCT は，エビデンスの階層構造において権威が弱く下位とされる意見をほぼ沈黙させることができる．RCT に由来するエビデンスは，バイアスや利益相反によって汚染される可能性がある．バイアスは，楽観，過信，確証，アンカリング，検索に対する満足，集団思考，既成概念など，さまざまな形で研究デザインと解析に忍び込む可能性がある[92]．利益相反は，金銭的あるいは単純にイデオロギー的でありうる．バイアスは無意識的であり，利益相反はしばしばわずかであるため，これらの汚染は故意ではないこともあり，もっと言えば避けがたいものでもあり得る．そしてそれらを検出するのは難しいかもしれない．EBM の批判者たちは，エビデンスの階層を平坦化して RCT とその他の研究を同等にみなすか，少なくとも，バイアスを見出し補填する可能性のある反対意見からの議論を促すことによって，この危険を緩和できると示唆している．

EBM の支持者も認めるもう 1 つの懸念は，還元主義バイアスである．すなわち，任意の患者に固有の特徴とは異なるかもしれない集団からのデータを用いて疾患のリスクと尤度を扱う方法を用いることである[93]．EBM に基づいた診療ガイドラインへの盲従は，臨床を単純化するかもしれないが，何らかの診断エラーにも寄与する可能性がある．

診断の現状における第二の制約は，既存のエビデンスが臨床現場に浸透していないことである[95]．米国の成人を対象とした研究では，国内のガイドラインで推奨されている日常ケアを受けていたのは患者の約半数しかないことが明らかとなった[96]．既存のガイドラインを用いるにあたってはいくつもの障壁がある[95]．変化をためらうのは自然なことであり，新しいスタンダードを信頼するのは抵抗がある．とても意欲的な臨床医たちにとってさえ，膨大な量の教材に追いついていくことが単純だが大きな障壁となる[95,97]．ある著者は，彼の担当する病棟において，ある 1 日で合計 44 個の診断を有する 18 名の患者をケアしており，その患者たちのために利用可能なガイドラインの頁数は合計 3,679 頁にも上ったと記載している[97]！

診断の営みにおけるもう 1 つの困難は，診断検査を用いるのに必要と

なる，初歩的な数学的原則への理解が不足していることである[98,99]．ほとんどの臨床医は診断検査について基礎的な理解はいくらかもち合わせているものの，その知識をベッドサイドで適用できていない．300名の医師を対象とした調査では，感度と特異度を理解しているものはいるものの，ベイズ法を日常臨床に用いている医師は3%，受信者操作特性曲線（Receiver Operator Characteristic Curve：ROC Curve）と尤度比を用いている者は1%しかなかった[100]．

実際の日常臨床においては，全てのデータが簡単に適用できるわけではない．

Feinstein は，「診断有効性」（有症状の患者に対する検査のふるまい）と「診断精度」（以前に疾患が定義されている既知の母集団に対する検査のふるまい）に焦点を当て，診断検査の臨床的有用性の評価方法を再定義するよう主張している[101]．便利なツールを文書に埋め込むことでデータの使用方法を改善する可能性がある．臨床医が検査の操作特性についての臨床データを与えられたとき，視覚的なフォーマットで提示されると，文章だけで提示されるよりも検査後確率をより正確に予測できた[102]．疾患リスクの推定は確率データから推測されることが多いが，医師（および一般人）は情報が頻度で表現されるとよりよく理解できる[103]．単純に人間にとって理解しやすい形式でデータを入力することによって，診断をいくらか改善させられるかもしれない．

診断エラーに対する戦略と解決策

医学は科学的原理を使用し，最新のテクノロジーを利用しているが，究極的には，変動性と予測不可能性を内在する生物学的システムを扱っている．このことが，診断の営みを困難で，不正確で，誤りやすいものにしている．診断は複雑であり，診断を改善するために提案された課題はどれも手ごわい．この章で議論されたそれぞれのカテゴリーは，潜在的なエラーの原因である．それぞれが改善のために努力している．改善のための第一

歩は，変わる必要性を認識することだ.「Improving Diagnosis In Health Care」と題する報告書が 2015 年に出版されたことは，この挑戦に向かうための意識を高めリソースを集めるのに役立つ重要なステップである[24].

多くの一流の専門家が，診断を改善するためのアイデアをまとめている[104-109]. それらには，3 つの主要なアプローチが記載されている：(1) 臨床医の能力を向上させること，(2) システムの設計を改善すること，および (3) 患者を参画させること，であり，これらのアイデアは【表 10.4～10.6】に要約されている. 第四の妥当な提案をするとすれば，(4) 人間工学の専門家の助けを借りて，臨床医，ヘルスケアシステム，患者の間のインターフェイスを改善することである[108]. 最後に，私たちは診断の科学を改善し，非医療分野における技術の進歩を利用する必要がある.

◆ 臨床医のパフォーマンスの最適化

我々は，教育と研修を（内容と方法論の両面において）変えることで臨床医をよりよい診断医にできると期待してよい. 改善のアイデアを【表 10.4】に要約する. 認知心理学は，我々がどう思考しているか，つまり，どうデータを収集しているか，どう視覚的イメージを認知しているか，どう意思決

表 10.4　臨床医の診断パフォーマンスを改善するためのアイデア

共通の目標	提案されている方法
知識と技術の改善	・臨床経験を改善する：研修で経験する患者数を増やす，シミュレーションや模擬患者を利用する，症例を用いたオンラインコースを利用する，ベッドサイドでのメンタリングを改善する ・生物統計学を教える ・キャリブレーション（較正）のためのフィードバックを提供する ・臨床研修のなかでチームワークとコミュニケーションスキルを改善する ・臨床検査と画像検査のスペシャリストとの対話を促す ・個人の限界とエラーの可能性を啓蒙する
臨床推論スキルの改善	・認知，メタ認知，意思決定，臨床推論のトレーニングを追加する
認知の補助	・スペシャリスト，セカンドオピニオン，コンサルタントへのアクセスを提供する ・電子カルテ内に鑑別診断，チェックリスト，ガイドラインを含む臨床意思決定支援ツールを統合する ・データを見やすく解釈しやすくするためにコンピュータのデータ表示を改善する

〔McDonald, K. M., Mateslc, B., Contopoulos-loannldis, D. G., Lonhart, J., Schmidt, E., Pineda, N., loannidis, J. P., Ann Intern Med., 158 (5 Pt 2), 381-9, 2013 より〕

定を行っているか，についての洞察を与えてくれる．医師に認知バイアスを緩和する戦略を教えることは必須事項となってきており（第15章「認知バイアスを軽減する：よりよい診断医になる」を参照），診断能力に対するフィードバックの必要性に対する認識が高まっている．臨床医は意思決定を行うにあたり診断検査に依存しており，診断検査の操作特性と適切な意思決定支援について教育を受ける必要がある．これらの努力は退屈でゆっくりとしたもので，おそらく少しずつ変化を生むだろう．システムレベルでは，適切なタイミングかつ適切なフォーマットで情報にアクセスできるよう支援することができる．またチームワークを訓練することで，より正確な診断を達成するための協働や助け合いのやり方を改善することができる．

◆ **システムの改善**

現在のヘルスケアシステムは，医師中心の時代遅れのケアモデルを提供しており，そこでは全ての情報が医師へと流れ，医師の間でやり取りされる．専門科の縦割り部門の内部では優れているが，縦割り部門の境界は非常に曖昧であり，そこではヘルスケアの情報が失われ，患者に対する責任は成り行き任せにされる．我々は，診断エラーにほとんど盲目的であるか，もっと言えば無関心であり，その原因を難しい疾患や，さらには患者のコンプライアンスのせいにすることがあまりにも多すぎる．それに替わる新しいケアモデルが提案されてきているが，それらは患者主体で，多職種のコラボレーションを促進し，エラーを積極的に追跡し，診断支援のための革新的なツールを提供している[24]．

現在のシステムに凝り固まっている者は，診断がどのようになされるかを再設計するのに十分な創造的なビジョンと想像力を欠いているかもしれないが，哲学者，認知科学者，心理学者，人間工学者，ビジネスマン，経済学者，数学者，統計学者，そして患者自身といった伝統的ではない情報源から洞察が得られるだろう．

日常的なプロセスの改善には，医療以外の産業に由来する原則が役立っている．ルーチン工程の単純化，標準化，自動化により，一般的な臨床検査が改善されている．画像検査や病理学検査などの解釈を要する検査で

表 10.5　診断に対するシステムによる支援を改善するためのアイデア

共通の目標	提案されている方法
臨床検査	・作業プロセスを単純化し合理化する（工程が少ないほうがエラーが減る） ・可能であればオートメーション化させる ・検体取り違えの機会を減らす（バーコード化） ・手書きの結果報告を排除する（可能な限りコンピュータでの報告を利用する） ・パニック値を臨床医に報告するのにリアルタイムの自動呼び出し機能を利用するめる ・異常な検査結果を追跡・フォローするために IT サポートを利用する
病理学検査	・セカンドオピニオンと見直しの義務化を利用する ・プロセスならびに診断基準を標準化する ・チェックリストを利用する ・臨床医が理解しやすく曖昧でないよう書式を整えた報告書と簡潔な用語を用いる
画像検査	・信号の視覚的認識を改善するためにコンピュータ支援診断システムを開発する ・病変の検出（肺結節など）を最適化するため画像プロセス技術を改善する ・よくあるエラーのチェックリストを開発する ・視標追跡技術を応用して，視標の滞在時間が長い領域は何らかの異常を示唆する可能性を放射線科医に警告する
スペシャリストの活用方法の改善	・医療チームが利用できるスペシャリストの範囲を，薬剤師や司書を含むよう改善する
技術面の強化	・生検の採取を改善するために超音波を利用する ・より改善された診断検査（例えば先端フード付き高解像度の大腸内視鏡検査など）の研究と開発を促進する ・臨床医−臨床医間，医療従事者−患者間の情報の流れを促進するインフラを構築する ・効果的な臨床意思決定支援システムを開発，実装する
作業環境の改善	・気が散るのを最小限にし生産的な作業を行うのに十分な時間を確保できる環境を提供する：シフトのスケジュールを最適化する ・医療機器の使い勝手の評価を促進する
学習する文化の醸成	・診断プロセスとそれに関連するエラーをモニターする方法を開発する ・品質に対して報酬を与える ・個人個人にフィードバックを与える ・臨床医と各部門のコミュニケーションを促進する ・チームの構造とチームワークを創造する

〔McDonald, KM, et al., Ann Intem Med., 158（5 Pt 2), 381-9, 2013 より〕

は，コンピュータを利用した肺結節の検出のようなコンピュータ化支援からさらに利益を得ることができる[110, 111]．IT の成長によって，臨床ケアを改善して合理化できる潜在的可能性は，その発展は遅いものの極めて大きい．臨床意思決定支援システムを日常業務に組み込むこと，血液検査を追跡・モニタリングすること，臨床医にパニック値を報告する電子システムを設計することは，多くの潜在的な活用例のほんの一部にすぎない．診断

支援システムのためのアイデアのいくつかは【表10.5】に詳述されており，第16章「ITによる診断サポート」でより詳細に議論されている．

◆ 患者の参画

　患者は診断プロセスに関与する必要がある（そしてそれを望んでいる）．結局のところ，このプロセスに最も損得がかかっているのは彼ら自身である[112-114]．患者の物語は，診断エラーがどのように発生するかという繰り返し登場するテーマを明らかにし，そしてそのストーリーには極めて説得力がある[113]．致命的な診断エラーを経験した患者たちはしばしば，他の人に警告しようとしたけれども却下されたり無視されたりしたと述べている．多くは単純に信じてもらえず，彼らの意見や懸案は無知のためであるか見当違いと考えられていたか，もしくは臨床医があまりにも多忙であったか一見より重要な作業に専念していた[113]．患者と患者の懸念をより尊重し，彼ら自身にケアの責任と所有権を賦与するために，我々のケアのモデルにはパラダイムシフトが必要である．この点はバイタルサインのチェックと同じくらい優先されるべきである．十分に説明を受けて患者が参画することで，患者自身が積極的に貢献し，診療プロセスにおける多くの不完全さを補うことができる．【表10.6】に要約されている患者のためのガイドラインは，診断プロセスを安全な結論に導くにあたり患者自身が参画するのを助ける実践的なアドバイスが記載されている[114, 115]．

　我々は，ガイドなくして患者が自らのケアに対するより大きな責任を担うことを期待してはならない．医師は，権威勾配をなくし，患者とのコミュニケーションを優先させることによって患者を助けることができる．医療チームには，患者が自らの病の舵取りをできるよう，患者を助けるために対応できる人が指定されているべきである．検査結果や教育資料を患者に直接伝え，患者自身が検査結果のフォローや医療情報の管理により人きな役割を果たせるよう，もっとよいシステムを構築することができるだろう．

表 10.6　患者が診断を改善する方法

共通の目標	提案されている方法
自ら学ぶ	・自らの診断について勉強して知ること ・質問をすること ・なぜ検査が必要なのか，どうやって結果を知るのか質問すること ・どのような経緯をたどると思われるか，改善しなかった場合にいつ心配するべきか理解すること ・自らの診断についてより深く知るにはどうすればよいか医師に質問すること
受診の準備をする	・症状と疾患の経過についての1ページの要約を提供すること ・薬剤の正確なコピーを持っておくこと ・可能ならいつでも付き添いを頼み，質問や会話を助けてもらうこと
全ての診療録のコピーを持つ	・検査結果やレポートのコピーを取っておくこと
自らの健康状態をモニターする	・（適切とされる場合には）血圧や血糖値などの自身の状態の記録をつけておき，受診の際に持っていくこと ・全ての検査を確実にフォローアップすること．便りのないのはよい便りと思わないこと
率直に話す	・質問と懸念を言葉に出して伝えること ・よく知らない用語は何を意味するか質問すること ・診断がどの程度確からしいか，またセカンドオピニオンを求める価値があるか医師に質問すること ・セカンドオピニオンを求める場合は，必ず全ての診療録を持参すること

〔McDonald, KM., Bryce, C. L., Graber, M. L., BMJ Qual Saf, 22, 8833-ii39, 2013 より〕

◆イノベーションとテクノロジーの発展

　私たちは，科学技術の飛躍的な進歩と，我々の医療システムの設計における革新的な変化を必要としている．診断エラーを直接の対象とした取り組みが，最大の成果を挙げるとは限らない．宇宙開発の副産物として，赤外線耳式体温計，心臓突然死のリスクが高い人を検出するのに有効なマイクロボルト T 波オルタナンス検査，小児に対しても使用可能なほど小型の MicroMed DeBakey 補助人工心臓など数多くの有用な製品が開発された[116, 117]．我々が改善に向けて頼みにできる技術は他にも沢山あるだろう．

結論

　診断には挑戦と困難が伴うことが認識されてきているため，次の 10 年は改善の望みがある．医学界と世間はいまや，診断の限界と改善の余地に

対してより自覚的であるようだ．生物学的システムの診断はめざましく洗練されたプロセスであり，失敗や誤診のリスクはおそらく過小評価されてきた．診断エラーに対する意識が高まったことで，我々の診療についてと，診断の試みを最適化するために医学のアートと科学の双方をどう用いればよいかについて，もっとよく考えなければならないことが浮き彫りになったのである．

■ 本章の要約 —— 診断エラー

- 診断は不完全な科学である．
- 診断エラーの実際の発生率は明らかになっていないが，我々が最近まで認識していたよりもずっと多いのは確かである．
- 我々には多くの洗練された診断ツールがあるが，多くの診断を全ての診断の基本である病歴聴取と身体診察を正しく行うことでつけることができるかもしれない．
- 診断推論におけるエラーは，知識の不足もしくは推論の欠陥に起因しうる．
- 視覚的解釈に依存する技術は，人間の認知の限界と，我々が何を「見る」かに影響する認知バイアスの影響を受けている．
- 診断の作業は，誤りが発生しやすい複雑なプロセスに依存している．
- 診断プロセスにおけるエラーは，単純にケアの調整の不足，不適切なコミュニケーションによって生じうる．
- 診断エラーに対する主要な戦略は以下の5つである：
  ①臨床医のパフォーマンスを最適化する
  ②よりよいシステムを設計する
  ③患者を参画させる
  ④患者，医療従事者，ヘルスケアシステムの間のインターフェイスを改善する
  ⑤診断の科学と技術をイノベーションによって発展させる

1. Kohn LT, Corrigan J, Donaldson MS. *To Err is Human: Building a Safer Health System*. Washington DC: National Academy Press, 2000.
2. Schiff GD, Kim S, Krosnjar N, Wisniewski MF, Bult J, Fogelfeld L, McNutt RA. Missed hypothyroidism diagnosis uncovered by linking laboratory and pharmacy data. *Arch Intern Med*. 2005;165(5):574–7.
3. Schiff GD, Kim S, Abrams R, Cosby K, Lambert B, Elstein AS, Hasler S, Krosnjar N, Odwazny R, Wisniewski MF, McNutt RA. Diagnosing diagnosis errors: Lessons from a multi-institutional collaborative project. In: Henrikson K, Battles JB, Marks ES, Lewin DI (eds). *Advances in Patient Safety: From Research to Implementation (Volume 2: Concepts and Methodology)*. Rockville (MD): Agency for Healthcare Research and Quality (US): 2005 Feb. Advances in Patient Safety.
4. Graber M. Diagnostic errors in medicine: A case of neglect. *Jt Comm J Qual Patient Saf*. 2005;31(2):106–13.
5. Graber ML, Franklin N, Gordon R. Diagnostic error in internal medicine. *Arch Intern Med*. 2005;165(13):1493–9.
6. Cosby KS, Roberts R, Palivos L, Ross C, Schaider J, Sherman S, Nasr I, Couture E, Lee M, Schabowski S, Ahmad I, Scott RD 2nd. Characteristics of patient care management problems identified in emergency department morbidity and mortality investigations during 15 years. *Ann Emerg Med*. 2008;51(3):251–61.
7. Croskerry P, Campbell S. Comment on The Canadian Adverse Events Study: The incidence of adverse events among hospital patients in Canada. *CMAJ*. 2004;171(8):833; author reply 834.
8. Graber ML, Trowbridge R, Myers JS, Umscheid CA, Strull W, Kanter MH. The next organizational challenge: Finding and addressing diagnostic error. *Jt Comm J Qual Patient Saf*. 2014;40(3):102–10.
9. Wachter RM. Why diagnostic errors don't get any respect—and what can be done about them. *Health Aff (Millwood)*. 2010;29(9):1605–10.
10. Graber ML, Wachter RM, Cassel CK. Bringing diagnosis into the quality and safety equations. *JAMA*. 2012;308(12):1211–2.
11. Singh H, Graber ML. Improving diagnosis in health care: The next imperative for patient safety. *New Engl J Med*. 2015;373(26):2493–5.
12. Newman-Toker DE, Pronovost PJ. Diagnostic errors: The next frontier for patient safety. *JAMA*. 2009;301(10):1060–2.
13. Zwaan L, Singh H. The challenges in defining and measuring diagnostic error. *Diagnosis*. 2015;2(2):97–103.
14. Singh H, Meyer AND, Thomas EJ. The frequency of diagnostic errors in outpatient care: estimations from three large observational studies involving U.S. adult populations. *BMJ Qual Saf*. 2014;23(9):727–31.
15. Singh H, Sittig DF. Advancing the science of measurement of diagnostic errors in healthcare: The Safer Dx framework. *BMJ Qual Saf*. 2015;24(2):103–10.
16. Leape LL, Berwick DM, Bates DW. Counting deaths due to medical errors. *JAMA*. 2002;288(19):2404–5.
17. Shojania KG, Burton EC, McDonald KM, Goldman L. Changes in rates of autopsy-detected diagnostic errors over time: A systematic review. *JAMA*. 2003;289(3):2849–2856.

18. Winters B, Custer J, Galvagno SM Jr, Colantuoni E, Kapoor SG, Lee H, Goode V, Robinson K, Nakhasi A, Pronovost P, Newman-Toker D. Diagnostic errors in the intensive care unit: A systematic review of autopsy studies. *BMJ Qual Saf.* 2012;21(11):894–902.

19. Custer JW, Winters BD, Goode V, Robinson KA, Yang T, Pronovost PJ, Newman-Toker DE. Diagnostic errors in the pediatric and neonatal ICU: A systematic review. *Pediatri Crit Care Med.* 2015;16:29–36.

20. Gandhi TK, Kachalia A, Thomas EJ, Puopolo AL, Yoon C, Brennan TA, Studdert DM. Missed and delayed diagnoses in the ambulatory setting: A study of closed malpractice claims. *Ann Intern Med.* 2006;145(7):488–96.

21. Blendon RJ, DesRoches CM, Brodie M, Benson JM, Rosen AB, Schneider E, Altman DE, Zapert K, Herrmann MJ, Steffenson AE. Views of practicing physicians and the public on medical errors. *N Engl J Med.* 2002;347(24):1933–40.

22. Berner ES, Graber ML. Overconfidence as a cause of diagnostic error in medicine. *Am J Med.* 2008;121(5A):S2–S23.

23. Saber Tehrani AS, Lee H, Mathews SC, Shore A, Makary MA, Pronovost PJ, Newman-Toker DE. 25-year summary of U.S. malpractice claims for diagnostic errors 1986–2010: An analysis from the National Practitioner Data Bank. *BMJ Qual Saf.* 2013;22:672–80.

24. National Academies of Science, Engineering and Medicine. *Improving Diagnosis in Healthcare.* Washington, DC: National Academy Press, 2015.

25. Teutsch C. Patient–doctor communication. *Med Clin North Am.* 2003;87(5):1145–55.

26. Hobus PP, Schmidt HG, Boshuizen HP, Patel VL. Contextual factors in the activation of first diagnostic hypotheses: Expert-novice differences. *Med Educ.* 1987;21(6):471–6.

27. Stiell A, Forster AJ, Stiell IG, van Walraven C. Prevalence of information gaps in the emergency department and the effect on patient outcomes. *CMAJ.* 2003;169(10):1023–8.

28. Heuer JF, Gruschka D, Crozier TA, Bleckmann A, Plock E, Moerer O, Quintel M, Roessler M. Accuracy of prehospital diagnoses by emergency physicians: Comparison with discharge diagnosis. *Eur J Emerg Med.* 2012;19(5):292–6.

29. Crombie DL. Diagnostic process. *J Coll Gen Pract.* 1963;6:579–89.

30. Shattner A. Revitalizing the history and clinical examination. *Am J Med.* 2012;125(4):e1–e3.

31. Jauhar S. The demise of the physical exam. *N Engl J Med.* 2006;354(6):548–51.

32. Fred HL. Hyposkillia: Deficiency of clinical skills. *Texas Heart Inst J* 2005;32(3):255–7.

33. Patel K. Is clinical examination dead? *BMJ.* 2013;346:f3442.

34. Verghese A, Horwitz RI. In praise of the physical examination. *BMJ.* 2009;339:b5448.

35. Schattner A. The clinical encounter revisited. *Am J Med.* 2014;127(4):268–74.

36. Paley L, Zornitzki T, Cohen J, Friedman J, Kozak N, Schattner A. Utility of clinical examination in the diagnosis of emergency department patients admitted to the department of medicine of an academic hospital. *Arch Intern Med.* 2011;171(15):1394–6.

37. Edmonds ZV, Mower WR, Lovato LM, Lomeli R. The reliability of vital sign measurements. *Ann Emerg Med.* 2002;39(3):233–7.

38. Roubsanthisuk W, Wongsurin U, Saravich S, Buranakitjaroen, P. Blood pressure determination by traditionally trained personnel is less reliable and tends to overestimate the severity of moderate to severe hypertension. *Blood Press Monit*. 2007;12(2):61–8.

39. Sebo P, Pechere-Bertschi A, Herrman FR, Haller DM, Bovier P. Blood pressure measurements are unreliable to diagnose hypertension in primary care. *J Hypertens*. 2014;32(3):509–17.

40. Pickering TG, James GD, Boddie C, Harshfield GA, Blank S, Laragh JH. How common is white coat hypertension? *JAMA*. 1988;259(2):225–8.

41. Ebell MH. Evaluation of the patient with suspected deep venous thrombosis. *J Fam Pract*. 2001;50(2):167–71.

42. Cummings S, Papadakis M, Melnick J, Gooding GA, Tierney Jr LM. The predictive value of physical examinations for ascites. *West J Med*. 1985;142(5):633–6.

43. Hansen M, Sindrup SH, Christensen PB, Olsen NK, Kristensen O, Friis ML. Interobserver variation in the evaluation of neurological signs: Observer dependent factors. *Acta Neurol Scand*. 1994;90(3):145–9.

44. Joshua AM, Celermajer DS, Stockler MR. Beauty is in the eye of the examiner: Reaching agreement about physical signs and their value. *Int Med J*. 2005;35(3):178–87.

45. Metlay JP, Kapoor WN, Fine MJ. Does this patient have community-acquired pneumonia? Diagnosing pneumonia by history and physical examination. *JAMA*. 1997;278(17):1440–5.

46. Breum BM, Rud B, Kirkegaard T, Nordentoft T. Accuracy of abdominal auscultation for bowel obstruction. *World J Gastroenterol*. 2015;21(34):10018–24.

47. Grover SA, Barkun AN, Sackett DL. The rational clinical examination. Does this patient have splenomegaly? *JAMA*. 1993;270(18):2218–21.

48. Grayburn PA, Smith MD, Handshoe R, Friedman BJ, DeMaria AN. Detection of aortic insufficiency by standard echocardiography, pulsed Doppler echocardiography, and auscultation. *Ann Intern Med*. 1986;104(5):599–605.

49. Barton MB, Harris R, Fletcher SW. The rational clinical examination: Does this patient have breast cancer? The screening clinical breast examination: Should it be done? How? *JAMA*. 1999;282(13):1270–80.

50. Patel R, Bushnell DL, Sobotka PA. Implications of an audible third heart sound in evaluating cardiac function. *West J Med*. 1993;158(6):606–9.

51. Adedeji OA, McAdam WA. Murphy's sign, acute cholecystitis and elderly people. *J R Coll Surg Edinb*. 1996;41(2):88–9.

52. Kuschner SH, Ebramzadeh E, Johnson D, Brien WW, Sherman R. Tinel's sign and Phalen's test in carpal tunnel syndrome. *Orthopedics*. 1992;15(11):1297–302.

53. Badgett RG, Tanaka DJ, Hunt DK. Can moderate chronic obstructive pulmonary disease be diagnosed by historical and physical findings alone? *Am J Med*. 1993;94(2):188–96.

54. Marantz PR, Kaplan MC, Alderman MH. Clinical diagnosis of congestive heart failure in patients with acute dyspnea. *Chest*. 1990;97(4):776–81.

55. Criqui MH, Fronek A, Klauber MR, Barrett-Connor E, Gabriel S. The sensitivity, specificity, and predictive value of traditional clinical evaluation of peripheral arterial disease: Results from noninvasive testing in a defined population. *Circulation*. 1985;71(3):516–22.

56. Thomas KE, Hasbun R, Jekel J, Quagliarello VJ. The diagnostic accuracy of Kernig's sign, Brudzinski's sign, and nuchal rigidity in adults with suspected meningitis. *Clin Infect Dis*. 2002;35(1):46–52.

57. Verghese A, Charlton B, Kassirer JP, Ramsey M, Ioannidis JPA. Inadequacies of physical examination as a cause of medical errors and adverse events: A collection of vignettes. *Am J Med*. 2015;128(2):1322–24.

58. Barkun AN, Camus M, Green L, Meagher T, Coupal L, De Stempel J, Grover SA. The bedside assessment of splenic enlargement. *Am J Med*. 1991;91(5):512–8.

59. Alvarado A. A practical score for the early diagnosis of acute appendicitis. *Ann Emerg Med*. 1986;15(5):557–64.

60. Grais IM. Little things can be big diagnostic clues. *Tex Heart Inst J*. 2011;38(6):617–9.

61. Reilly BM. Physical examination in the care of medical inpatients: An observational study. *Lancet*. 2003;362(9390):1100–5.

62. Feddock CA. The lost art of clinical skills. *Am J Med*. 2007 Apr;120(4):374–8.

63. Verghese A. Culture shock: Patient as icon, icon as patient. *N Engl J Med*. 2008;359(26):2748–51.

64. Bailitz J. A Problem-based approach to resuscitation of acute illness or injury. In: Cosby KS, Kendall JL (eds). *Practical Guide to Emergency Ultrasound*. 2nd ed. Philadelphia PA: Lippincott Williams & Wilkins; 2014.

65. Petrushkin H, Barsam A, Mavrakakis M, Parfitt A, Jaye P. Optic disc assessment in the emergency department: A comparative study between the PanOptic and direct ophthalmoscopes. *Emerg Med J*; 2012;29(12):1007–8.

66. Newman-Toker DE, Saber Tehrani AS, Mantokoudis G, Pula JH, Guede CI, Kerber KA, Blitz A, Ying SH, Hsieh YH, Rothman RE, Hanley DF, Zee DS, Kattah JC. Quantitative video-oculography to help diagnosis of stroke in acute vertigo and dizziness: Toward an ECG for the eye. *Stroke*. 2013;44(4):1158–61.

67. Sanders L. *Every Patient Tells a Story: Medical Myths and the Art of Diagnosis*. New York: Broadway Books, 2009.

68. Hurwitz B. Narrative and the practice of medicine. *Lancet*. 2000 Dec 16;356(9247):2086–9.

69. Richardson B. Clinical examination is essential to reduce overdiagnosis and overtreatment. *BMJ*. 2014;348:g2920.

70. Bleakley A, Marshall RJ. The embodiment of lyricism in medicine and Homer. *Med Humanit*. 2012; 38(1):50–4.

71. Swendiman RA. Deep listening. *Acad Med*. 2014;89(6):950.

72. Berlin L. Radiologic errors, past, present and future. *Diagnosis*. 2014;1(1):79–84.

73. Bruno MA, Walker EA, Abujudeh HH. Understanding and confronting our mistakes: The epidemiology of error in radiology and strategies for error reduction. *Radiographics*. 2015;35(6):1668–76.

74. Kim YW, Mansfield LT. Fool me twice: Delayed diagnoses in radiology with emphasis on perpetuated errors. *AJR Am J Roentgenol*. 2014;202(3):465–70.

75. Ashman CJ, Yu JS, Wolfman D. Satisfaction of search in osteoradiology. *AJR Am J Roentgenol*. 2000;175(2):541–4.

76. Drew T, Vo ML, Wolfe JM. The invisible gorilla strikes again: Sustained inattentional blindness in expert observers. *Psychol Sci*. 2013;24(9):1848–53.

77. Eitam B, Shoval R, Yeshurun Y. Seeing without knowing: Task relevance

dissociates between visual awareness and recognition. *Ann N Y Acad Sci.* 2015;1339:125–37.

78. Plebani M, Sciacovelli L, Aita A, Pelloso M, Chiozza ML. Performance criteria and quality indicators for the pre-analytical phase. *Clin Chem Lab Med.* 2015;53(6):943–8.

79. Plebani M. The detection and prevention of errors in laboratory medicine. *Ann Clin Biochem.* 2010;47(Pt 2):101–10.

80. Carraro P, Plebani M. Errors in a stat laboratory: Types and frequencies 10 years later. *Clin Chem.* 2007;53(7):1338–42.

81. Hollensead SC, Lockwood WB, Elin RJ. Errors in pathology and laboratory medicine: Consequences and prevention. *J Surg Oncol.* 2004;88(3):161–81.

82. Crowley RS, Legowski E, Medvedeva O, Reitmeyer K, Tseytlin E, Castine M, Jukic D, Mello-Thoms C. Automated detection of heuristics and biases among pathologists in a computer-based system. *Adv in Health Sci Educ.* 2013;18(3):343–63.

83. Raab SS, Grzybicki DM, Janosky JE, Zarbo RJ, Meier FA, Jensen C, Geyer SJ. Clinical impact and frequency of anatomic pathology errors in cancer diagnoses. *Cancer.* 2005;104(10):2205–13.

84. Raab SS, Nakhleh RE, Ruby SG. Patient safety in anatomic pathology: Measuring discrepancy frequencies and causes. *Arch Pathol Lab Med.* 2005;129:459–66.

85. Epstein JI, Walsh PC, Sanfilippo F. Clinical and cost impact of second-opinion pathology. Review of prostate biopsies prior to radical prostatectomy. *Am J Surg Pathol.* 1996;20(7):851–7.

86. Baloch ZW, Hendreen S, Gupta PK, LiVolsi VA, Mandel SJ, Weber R, Fraker D. Interinstitutional review of thyroid fine-needle aspirations: Impact on clinical management of thyroid nodules. *Diagn Cytopathol.* 2001 Oct;25(4):231–4.

87. Raab SS, Grzybicki DM. Quality in cancer diagnosis. *CA Cancer J Clin.* 2010;60(3):139–165.

88. Kronz JD, Westra WH, Epstein JI. Mandatory second opinion surgical pathology at a large referral hospital. *Cancer.* 1999;86(11):2426–35.

89. Raab SS, Grzybicki DM, Condel JL, Stewart WR, Turcsanyi BD, Mahood LK, Becich MJ. Effect of Lean method implementation in the histopathology section of an anatomical pathology laboratory. *J Clin Pathol.* 2008;61(11):1193–9.

90. Wyers W. Confusion: Specimen mix-up in dermatopathology and measures to prevent and detect it. *Dermatol Pract Concept.* 2014;4(1):27–42.

91. Powsner SM, Costa J, Homer RJ. Clinicians are from Mars and pathologists are from Venus. *Arch Pathol Lab Med.* 2000;124(7):1040–6.

92. Seshia SS, Makhinson M, Philips DF, Young GB. Evidence-informed person-centered healthcare (part I): Do "cognitive biases plus" at organizational levels influence quality of evidence? *J Eval Clin Pract.* 2014;20(6):734–47.

93. Seshia SS, Makhinson M, Young GB. Evidence-informed person-centred health care (part II): Are "cognitive biases plus" undermining the EBM paradigm responsible for undermining the quality of evidence? *J Eval Clin Pract.* 2014;20(6):748–58.

94. Greenhalgh T, Howick J, Maskrey N, Evidence Based Medicine Renaissance Group. Evidence based medicine: A movement in crisis? *BMJ.* 2014;348:g3725.

95. Grimshaw JM, Eccles MP, Lavis JN. Hill SJ, Squires JE. Knowledge translation of research findings. *Implement Sci.* 2012;7(50):1–17.

96. McGlynn EA, Asch SM, Adams J, Keesey J, Hicks J, DeCristofaro A, Kerr EA. The quality of health care delivered to adults in the United States. *New Engl J Med*. 2003;348(26):2635–45.

97. Allen D, Harkins KJ. Too much guidance? *Lancet*. 2005;365(9472):1768.

98. Gigerenzer G, Gaissmaier W, Kurz-Milcke E, Schwartz LM, Woloship S. Helping doctors and patients make sense of health statistics. *Psychol Sci*. 2008;8(2):53–96.

99. Whiting PF, Davenport C, Jameson C, Burke M, Sterne JA, Hyde C, Ben-Shlomo Y. How well do health professionals interpret diagnostic information? A systematic review. *BMJ Open*. 2015;5:e008155.

100. Reid MC, Lane DA, Feinstein AR. Academic calculations versus clinical judgments: Practicing physicians' use of quantitative measures of test accuracy. *Am J Med*. 1998;104(4):374–80.

101. Feinstein AR. Misguided efforts and future challenges for research on "diagnostic tests." *J Epidemiol Community Health*. 2002;56(5):330–2.

102. Ben-Schlomo Y, Collin SM, Quekett J, Sterne JAC, Whiting P. Presentation of diagnostic information to doctors may change their interpretation and clinical management: A web-based randomised controlled trial. *PLoSOne*. 2015;10(7):e0128673.

103. Hoffrage U, Gigerenzer G. Using natural frequencies to improve diagnostic inferences. *Acad Med*. 1998;73:538–40.

104. McDonald KM, Matesic B, Contopoulos-Ioannidis DG, Lonhart J, Schmidt E, Pineda N, Ioannidis JP. Patient safety strategies targeted at diagnostic errors: A systematic review. *Ann Intern Med*. 2013; 158 (5 Pt 2): 381–9.

105. Singh H, Graber ML, Kissam SM, Sorensen AV, Lenfestey NF, Tant EM, Henriksen K, LaBresh KA. System-related interventions to reduce diagnostic errors: A narrative review. *BMJ Qual Saf*. 2012;21(2):160–70.

106. Graber ML, Kissam S, Payne VL, Meyer AN, Sorensen A, Lenfestey N, Tant E, Henriksen K, Labresh K, Singh H. Cognitive interventions to reduce diagnostic error: A narrative review. *BMJ Qual Saf*. 2012;21(7):535–57.

107. El-Kareh R, Hasan O, Schiff GD. Use of health information technology to reduce diagnostic errors. *BMJ Qual Saf*. 2013;22 Suppl 2:ii40–ii51.

108. Henriksen K, Brady J. The pursuit of better diagnostic performance: A human factors perspective. *BMJ Qual Saf*. 2013;22 Suppl 2:ii1–ii5.

109. Trowbridge RL, Dhaliwal G, Cosby KS. Educational agenda for diagnostic error reduction. *BMJ Qual Saf*. 2013;22 Suppl 2:ii28–ii32.

110. Zeng JY, Ye HH, Yang SX, Jin RC, Huang QL, Wei YC, Huang SG, Wang BQ, Ye JZ, Qin JY. Clinical application of a novel computer-aided detection system based on three-dimensional CT images on a pulmonary nodule. *Int J Clin Exp Med*. 2015;8(9):16077–16082.

111. Jacobs C, van Rikxoort EM, Murpy K, Prokop M, Schaefer-Proko CM, van Ginneken B. Computer-aided detection of pulmonary nodules: A comparative study using the public LIDC/IDRI database. *Eur Radiol*. 2015 Oct 6. (in press)

112. Graedon T, Graedon J. Let patients help with diagnosis. *Diagnosis*. 2014;1(1):49–51.

113. Haskell HW. What's in a story? Lessons from patients who have suffered diagnostic failure. *Diagnosis*. 2014;1(1):53–4.

114. McDonald KM, Bryce CL, Graber ML. The patient is in: patient involvement strategies for diagnostic error mitigation. *BMJ Qual Saf*. 2013 Oct;22 Suppl 2:ii33–ii39.

10 診断エラー　　221

115. The Joint Commission: Facts about Speak Up Initiatives. Available at: http://www.jointcommission.org/assets/1/18/Facts_Speak_Up.pdf. Accessed December 5, 2015.
116. NASA. NASA Technology Spinoffs. Improving technology on earth. Available at:https://www.nasa.gov/centers/johnson/pdf/167752main_FS_Spinoffs508c.pdf. Accessed Dec 6, 2015.
117. NASA. NASA Technology Transfer Program Spinoff. Bring NASA technology down to earth. Available at: https://spinoff.nasa.gov. Accessed December 6, 2015.

222　**section 4** 診断を取り巻く課題と論争

11

診断の成否におけるヘルスケアシステムの役割

The Role of the Healthcare System in Diagnostic Success or Failure

Karen Cosby

診断は認識とシステムの経過双方に依存する

　我々は診断の多くを認識プロセスとして考えている．診断プロセスは医師のこころの中で行われ，多くはみえないものである．シャーロックホームズや近年では Dr. HOUSE のように，医師は探偵のように働いており，例えば問診を繰り返し，それをさらにつきつめ，最終的にいくつかの方法を用いることによって，まるで知識が優れ，よいトレーニングを受け，幸運であるかのように，診断しているのである．歴史的によい患者-医師関係は有名なノーマン・ロックウェルのような，家庭医と患者関係が良好な環境で，快適さや思いやりを伴っているものと美化されてきた．多くの人は架空のキャラクターである Dr. HOUSE がもつ技術を賞賛する．そうでない人もロックウェルにより描かれた医師と患者の伝統的な関係を切望するかもしれないが，そのどちらの情景も，今日の医療診断を正しく反映していない．生理学の発達により我々は種々さまざまで多くの物事を認識できるようになり，治療の選択肢が増え，生活の質が改善し，生命をより長く維持することが可能になった．しかし，そのような進歩には，煩雑さの

増大が伴う．たしかに，1人の経験豊富な医療提供者に受診することができれば，一回の受診で可能性の高い診断および治療戦略ができる場合もあるが，多くの場合，診断は専門家間の念入りな意見調整や，複雑なプロセス，幾たびもの検査を経て下されるもので，それらは主治医の受診から離れた場所でなされる．したがって，診断をサポートするように設計されたシステムが必要である．

"システム" とは何か?

医師-患者は診断プロセスにおいて中心的存在ではあるものの，診断を確定するためにしばしばサービスや検査に依存している．一般的に必要なこととして，血液検査，画像検査 (X線や，CT，超音波検査)，および侵襲的な検査 (生検や内視鏡検査)，専門家へのコンサルトなどがあげられる．それぞれの検査は行動の連続である．それは典型的には患者の認識から始まり，クリニカルクエスチョンの決定，正しい検査の選択，検査の施行，結果の解釈，オーダーした医師とのコミュニケーション，患者のフォローアップ，そして診断推論と結果の統合が行われる．診断は人々やプロセスが形成するネットワークが細かくなるにつれ複雑になってくる．"システム" とはこれらのステップを完了するために必要なものである．システムには患者にとって最も身近なものでは人々や設備などのような地域要因，身近ではないものでは公共政策，医療アクセスや診断への資源を決定する医療経済などの要因が含まれている．救急外来はローカルシステム (小さなシステム) の要因，広義の病院資源 (大きなシステム)，患者診療能力に影響するかもしれない遠因に依存すると考えられている【図11.1】[1]．システムにおける欠点や溝は診断エラーのリスクを生む．

....

Sydney Dekker は "システム" をこう表現している．
"システム" とはダイナミックで複雑なもので，目的に達するために (患者を治療するなど) 構造化され，機能的なユニットとして相互に作用

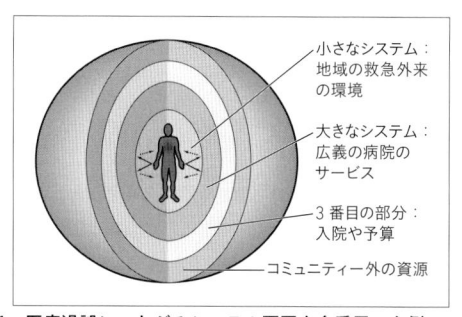

図 11.1　医療過誤につながるシステム要因を多重層した例
〔Reprinted from Annals of Emergency Medicine, 42（6）, Cosby, K., A framework for classifying factors that contribute to error in the emergency department, 815-23, Copyright 2003, with permission from Elsevier より〕

しあうものである．システムのパフォーマンスはシステム全体を構成する要素間のつながりや相互関係を反映する．全ての医療はシステム内で行われ，これらのシステム要因は医療をするうえでは，助けにもなるし邪魔にもなり得る[2]．

システム要因は，完全にリスト化してここに記載するにはあまりにも細分化されすぎている．仕事それぞれが必要性をもっており，診療現場ごとに必要な機器，備品，プロセス，検査は異なってくる．それぞれの環境やコミュニケーション内においての医療の調整は堅牢で信頼できる医療を供給するために必要なものである．

システムの欠落は診断の失敗につながる

診断的思考プロセスの多くは，主には知性によるものなのかもしれない．しかしそれは必要な資源や適切なデータにアクセスできる環境にいる医療者に依存してしまっている．システムの欠落は医療ケアや専門の多様性による診断エラーの重大な要因として認識されている[3-7]．システムの欠陥が診断精度に与える影響を示した論文を【図11.2】に要約する．

- 内科的な診断エラーの 65%は主要な寄与要因として，システムの要因があった．
- 救急外来での診断エラーの 65%はチームワーク不良に一部起因しており，その他の 41%は他のシステムの欠落を伴っていた．
- さまざまな科をまたがるトレーニング中の医師による診断エラーの 75%はシステム要因に一部起因していた．

図 11.2　システム要因は診断エラーにおける主要な寄与因子である

〔Dekker, S. W. and Leveson, N. G. BMJ Qua/Saf. 24（1）, 7-9, 2015；Graber, M. et al. Arch Intern Med. 165（13）, 1493-99, 2005 and Cosby, K. S. et al. Ann Emerg Med. 51（3）, 251-61, 2008[2-4]．より引用〕

歴史的に，臨床医は診断エラーに対する潜在的なシステムの寄与を認めるのが遅かった．伝統的なプロフェッショナルのモデルは個人の説明責任を促進するものであり，自分たちが診断の所有権を放棄するかのようなシステムとのかかわりや，自分たちが主要な責任を持てないシステムとプロとしてのアイデンティティの一部を共有することを非難するものだった[8]．しかし診断エラーへのシステムの影響について，仮にシステムが失敗の原因となっているのならば，システムの再設計をすることが診断を改善につながることを認識させる．これは診断の経過を有効に活用するために潜在的な戦略が存在するとして新しい知見を明らかにする．責任を減らすというよりは，システム要因の真価を認めることが医療サポートを供給し，意味のある職場環境の設計について貢献し，人的要因としてエンジニアのような医療職以外の人を雇うことさえ生み出すのである[2]．

診断はプロセスであり，終着点ではない

診断は，主に，診断の可能性を裏付けるまたは反証するデータを収集する際の具体的な一連のステップとして考えれば，よりよく理解できるかもしれない．その過程は【図 11.3】に表されているように分けられる．それぞれの診断の段階を経ることで，我々は特有の設計が必要なプロセスを認識することができる．

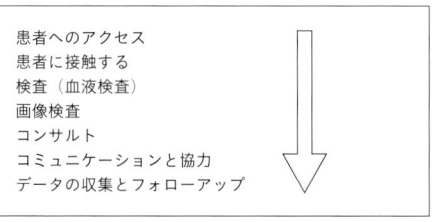

患者へのアクセス
患者に接触する
検査（血液検査）
画像検査
コンサルト
コミュニケーションと協力
データの収集とフォローアップ

図 11.3　診断の段階

◆ ケアへのアクセスや患者環境

　患者は治療の必要性をはじめに認識する．しかしその状態をタイムリーに認識することは困難なことかもしれない．そこで公衆衛生政策は十分に効果のある治療をするための早期診断を行う目的で行われており，脳卒中の徴候のような早期の加療を必要とするものへの公共教育についても焦点をあてている．認識されていない高血圧はコモンディジーズのもう1つの例である．これは度々無視されており，患者が気付くのが遅れるためや，通常の医療へのアクセスが悪いために認識が遅れている．大衆を教育する目的やルーチンの診断スクリーニングを供給する目的の公衆衛生政策はこの状況に直面する．いったん患者がケアを望むと，彼らは医療アクセスを望むが，保険がない患者は治療をされるのを避け，もしくは患者が意味のあると考える検査のみ選ぶかもしれない．特定の患者因子の多様性は診断に労力をもっとかけるかもしれない．仮に患者が厳しく批判されたり，満足いく治療がなされなそうだと感じたならば，治療余地があることを恐れるかもしれない．肥満患者はヘルスケアシステムによる恥や屈辱を恐れることによって，すべきときにケアを求めない傾向になると認識されている[9]．言語や習慣の壁，認知の欠如，精神疾患などの他の患者要因はコミュニケーション能力やシステムに影響を与えるかもしれない．患者要因は救急外来における診断エラーの主要な要因である[1,4]．患者要因は必ずしもシステムの内在的な部分ではないけれども，これらの利害関係者向けの設計の失敗が一部の重要なシステムの欠陥とみなされるため，通訳サービスを提供し，ソーシャルワーカーや患者支援者を雇用して，これらの患者が抱える困難を補う方法をシステムは見出すことができるし，そうすべ

きである．ケアへのアクセスとは，準備が整った専門的なスタッフがいる完全に機能するヘルスケアセンターがあることを意味する．適切な人員配置とは，十分な機器と備品を備えた，十分な訓練を受け，資格をもち認可を受けた人員を用意することである．

◆ 検査

　包括的な医療を行うには検査設備が必要である．臨床検査室は独自のシステムを進化させてきており，普段の診療で多くの診断を行う医師が一番利用している診断センターのよい例といえる．検査自体はいくつかの各段階に分けられる．検査の必要性は選択やオーダーにより生じる．いったん検査がオーダーされると，正確な患者の認識，標本の調達やラベリング，検査室への輸送，検査室からの結果表を受け取ることなど，分析前のいくつかの段階にわかれる．分析の段階には検査自体の施行，すなわち機能性が求められ，設備や試薬，検査技師の較正が必要となる．いったん検査が完了すると，検査結果が記録され，オーダーした医師とのコミュニケーションという検査後の段階に移る．最後に医師は解釈し，検査結果を決断過程に当てはめる．検査が行われる中でのそれぞれの段階では，正確性を担保するためよく考えられたプロセスが必要である．個々の検査室では設備の較正や質の保証といった，高度に精錬された分析する過程を有している．この段階はとても信頼性が高く，正確である．分析前後の段階が最も検査でエラーが起こる原因である．おそらくその理由は複数のケアの領域を介し，検査室外で責任を共有しているからである[10,11]．

　血算や凝固といった一般的な検査は，エラーの可能性がほとんどない自動化したシステムによって供給される．しかし，病理学的検査は標本作製や主観的な解釈に大きく依存している．癌についての病理組織には検査間で驚くほどに食い違いが生じるため，ほとんどのシステムでは新しく癌と診断した症例には，義務的に再検査もしくは学術的に症例の振り返りを行うためのシステムが必要となる．最終病理診断における主要な食い違い（食い違いは治療や予後に影響を与えるものと定義する）は内分泌および甲状腺生検では18%，子宮内膜癌が23%，肝生検が28%，乳癌が7.8%と記されてい

る（ Case study 11.1 ）[12].

◆ 画像検査

　臨床検査室と同様に，画像検査室は独自のシステムとプロセスをもち合わせている．また，画像検査のオーダーはクリニカルクエスチョンや撮像の決定，最も適切な検査方法の選択によって開始される．画像検査をするためには患者を正確に認識，準備し（画像検査の前に，腎機能，妊娠しているかどうか，もし必要なら静脈ラインの確保），検査室に移送しなければならない．受付で患者が同定されると，放射線室に移動する．正式な解釈のプロセスが施行され，報告書が作成され，オーダーした医師に送られる．最後に結果が解釈され，その情報が患者に当てはめられる．

　臨床検査や画像検査双方でのプロセスにおいて，適切な結果を確保するため，現場に合った方法が望ましい．臨床検査では標本を処理し，それらが試験に適切であることを確かめる必要がある．放射線検査は画像の質や画像検査の方法が，検査を依頼したチームが提起した問題に十分に応えているのかを確認しなければならない．検体の取り扱いや標本の準備は検査における重要なものであるが，環境光や視覚疲労のような要素は放射線医の診断精度に関連している[13]．放射線医は画像の解釈に専門性を求める傾向にあり，検査技師は検査設備の維持や技術に専門性を求める傾向にあるが，検査結果の適切な伝達は双方のプロセスの統合が必要であり，エラーの主要な原因にもなりうる[13,14]（ Case study 11.2 ）.

Case study 11.1

臨床検査での診断エラー

　新たに診断された脳腫瘍のため患者が来院した．予備的な初回の生検レポートは病理学的に膠芽腫を示していた．後に示された最終の生検レポートでは腺癌の転移のような細胞であるとの結果であった．異なる患者の検体を取り違えており，2人の患者における診断エラーにつながっていたことが調査により明らかになった．

Case study 11.2

ヘルスケアシステムの情報欠損が原因となったエラー

　21 歳の気管支喘息を既往にもつ男性が 3 週間継続する胸痛と倦怠感を主訴に救急外来を受診した．バイタルサインに異常はなかった．酸素化は正常であり，喘鳴はないとトリアージナースは記載した．そのため緊急性が低いとトリアージされ，他の患者と比べて優先順位を低くされた．救急外来はとても忙しく，待ち時間は長かった．待っている患者の診察を促す目的に，救急外来はルーチン検査をしていた．胸部 X 線は待合室で行われたが，6 時間ほど経過し患者はあきらめて帰宅してしまった．

　X 線検査では放射線科医によって読影され新たな縦隔腫瘍が気づかれた．放射線科医はこの所見をレポートに記載し，画像保管システムへレポートを転送した．しかし，いったん患者が退院すると誰にも出くわさず，結果について誰も気づかなかった．リンパ腫が進行した徴候を伴って一か月後に患者が来院するまで所見には誰も気づかなかった．誰が患者と連絡をとるために責任をもつべきであったのか？　放射線科医，救急外来医師，入院担当医，医療安全部の責任なのか？　または結果を聞かなかった患者に責任があるのだろうか？

◆コンサルテーション

　診療プロセスで，時には専門家へのコンサルテーションが必要となる．評価している段階では，どの分野の専門家にコンサルトできるか，いつコンサルト可能なのか，評価に必要な時間的余裕はどのくらいか，推奨がどのような方法で共有できるかが問題である．多数の医師やチームが患者のケアに関与しているときはいつも，ケアを調整する責任の所在について明確にしなければならない．専門的ケアが利用可能かどうかは一貫していて，コンサルトする医師に知らされている必要がある（ Case study 11.3 ）．

Case study 11.3

誰が治療の移行期間に責任をもつのか?

　呼吸不全で入院中の患者が著明な白血球増多を認めた．結果に異常があったため，再検や血液像の鏡検によって確定されるまでは結果が保留されていた．異常な所見は患者が集中治療室に入室してしばらくした後に最終的に救急医に伝えられたが，有用性のある情報であったため，医師はホスピタリストチームに伝えるように促した．ホスピタリストは他の重症患者の治療のため忙しく，救急医に血液内科医へのコンサルトをオーダーするようにお願いした．救急医は他の仕事でもうすでにいっぱいであったため，直接血液内科医へコンサルトをしないで，電子カルテでコンサルトを行った．血液内科医は電子カルテでのコンサルトを夜遅くにみて，朝まで待てると判断した．その結果，のちに患者は敗血症性ショックと急性骨髄性白血病の増悪に陥り，生存するために早期の治療が望まれるとの診断をされた．M＆Mカンファレンスセンターでの議論では次のような質問が出た．「診断の遅れは誰に責任があったのか?　救急医か，ホスピタリストチームか，血液内科医か?」

◆ コミュニケーションと協力

　伝統的に1人の内科医で行われていた最終診断の責任は現在では多くがチーム内の医師で共有されている．病院内における診断の責任はチームがコール先を変更するたびに移るかもしれない．診断が専門家に依存しているときは，専門科医同士でまた責任がふらつくかもしれない．適切な引継ぎの手順がないと，診断の所有権に対する最終的な責任を誰ももちたがらないかもしれない．救急医による当初の診断は入院したあとに変わるかもしれないし，そのとき手術をすべきときは外科医にもう一度責任が割り当てられる．時間がたったり，患者が必要とする変化の程度によって，ま

た別の医師が診断やマネージメントへ貢献するかもしれない．従事者におけるケアの注意深い調整（診断過程も含む）が診断の適切性の本質であるからである．

医療ケアは文化的に学術的にそれぞれ異なるサイロ（縦割り）が生じる傾向にある．専門化への分離の過程で作られる潜在的な違いがある．特定領域の特別な言葉は理解されないかもしれないし，他の医師によって間違って解釈されるかもしれない（例は Case study 11.4 〜 11.6）．明確なコミュニケーションのためには直接会話し，良好な理解を必要とするかもしれない．

診断法の進歩には，従来の医療チーム以外の専門家とより協力することが必要となるかもしれない．新たな診断法は医療スタッフがその検査をどのように使用し，どのように解釈するかを十分に理解せずに実施される可能性があり，検査方法の使用について不確かさがあるというプライマリケアの医師もいる[15]．遺伝子検査や凝固検査を含む新たな診断法はとても微妙な判断を要するため，検査技師はオーダーの方法や他の試験選択の方法を知らない医師をもっと助ける必要があると考えている．米国病理学会は検査の選択や解釈についての病理医への相談を促し弁済するような臨床モデルを唱えている．加えて，いくつかのチームは疑問に答えられるように医療司書を回診に加えている．コミュニケーションを改善し，医療チームが正確で適時な患者情報をもつことができるように，患者家族や社会福祉士を回診に加えているチームもある．

Case study 11.4

解剖学的用語を混同してしまったことによるエラー

卵巣癌の既往がある 50 歳女性が，2 日前から継続する片側下腿浮腫のため受診した．内科医は下肢静脈血栓症を除外するために下肢超音波検査をオーダーした．超音波技師は浅大腿静脈に血栓があると報告した．医師は患者に浅大腿静脈のみの病変であるため，深部静脈血栓症はなく，抗凝固療法は必要ないと説明した．患者は後に広汎型肺血栓塞栓症のため死亡した．この症例の

振り返りでは放射線科医は浅大腿静脈系の命名法は度々医師を困惑させることに気付いた．実際には誤解を避けるために名前を変えることや現在血栓があることをレポートに明示するように推奨している．

Case study 11.5

専門的用語が原因のコミュニケーションの失敗

　比較的珍しいが良性であると考えられた腫瘍が切除された．凍結切片は組織名で名前が付けられた．外科医は腫瘍が良性であると理解して手術を継続した．患者は回復し，フォローアップを受けた．数か月後，彼の状態は予測に反して増悪した．最終病理の報告では外科医は細胞診では実際は悪性であったことがわかった．病理医が使用したよく聞きなれない単語による誤解が生じた例であった．

Case study 11.6

標準化されていない略語の使用によるエラー

　呼吸不全のある患者が胸部 CT を撮影した．放射線科医により "PE" と報告されたため抗凝固療法が施行された．後日放射線科医は "PE" という略語を肺血栓塞栓症ではなく胸水に対して用いていたことが明らかになった．

◆ データの扱いと患者のフォローアップ

　検査結果のコミュニケーションと患者のフォローアップは，診断の本質ではあるが不安定な側面もある．医療システムと医療行為は信頼できるコ

ミュニケーションと検査結果のフォローアップをするための効果的なプロセスとしてはしばしば不十分である[16, 17]．英国の Royal College of General Practitioners の癌の遅延診断に関する医師の報告書によると，検査結果の追跡や管理が診断遅延の主要な原因であった[18]．同様に，米国の研究では，肺癌および結腸直腸癌の早期診断の機会の喪失は症例の約 1/3 で起こっており，主に異常なテスト結果に注意を払うことやフォローアップしなかったことが主な原因であるとされていた[19, 20]．ある米国での結腸直腸癌の研究では，2/3 の症例が 6 か月以上，日程調整の遅れや異常所見のフォローアップの喪失などシステム要因により診断が遅れたと報告している[21]．56 件の誤診や診断遅延があった乳癌および結腸直腸癌のレビューでは，半数がスクリーニング検査の追跡と適時のフォローアップ設定での不具合のためであった[22]．小児科医の調査では，検査結果のフォローアップの失敗は 39％ が診断遅延に寄与すると報告している[23]．異常なパパニコロウ染色の 1/3 がフォローアップに失敗していると報告がある[24]．コントロールリスク・カンパニー（CRICO）による診断関連の医療過誤事例では 30％ はフォローアップに失敗しており，20％ はレポートの結果を見ていなかったか確認の遅れがあり，15％ はスケジュールの設定や検査施行に遅れがあった[25]．患者は病院から病院へ，医者から医者へと移動するかもしれない，そうなると単一のシステムもしくは医療サービスの提供者との長期的な関係を確立することは難しくなり，情報の流れがさらに複雑になる．ガンジーは情報の喪失や誤ったコミュニケーションを「不安定なハンドオフ」と記述し，現在のシステムでは，異常な検査結果が確実に受け取られ，対処されることは保証されていないとしている[26]．

　同時に医師の中には情報過多に苦しんでいる人もいる．プライマリケア医は毎週 930 の検査結果と 60 の病理結果を扱っていると推定され[17]，ほとんどの人は既存の結果の管理システムに不満をもっているという報告がある[16]．対照的に，救急医はしばしば“情報ギャップ”と呼ばれる情報不足に悩まされる．それは患者の病歴に関する情報が厳しく制限される患者因子（言語，精神状態の変化，医療記録の欠如など）である[27]．

　与えられたシステム内では，情報を共有することにしばしば問題が生じ

る．個人や専門分野内ではうまく機能するかもしれないが，専門分野間ではしばしば無視が生じる．誰が患者データや患者のフォローアップに対して責任を負うのか？　これに対する回答は病院によって異なる場合があり，時には未定義のままである．プライマリケア医の伝統的な役割は普遍的ではない．仮に誰がデータを所有しているのかわからなかったら，最終的に患者の責任を負うのか？　信頼できるケアを提供するにはどうすればよいだろうか？

　これらの診断過程には一連の複雑なタスクが含まれ，それぞれが診断エラーに寄与する可能性をもっている．その例を【表11.1】に示す．

表 11.1　主要評価過程における診断エラーの例

ドメイン	診断エラーの例
ケアへのアクセス	50 歳の男性は仕事と健康保険を失った．彼は胸痛が出現したが，財政的費用のためにケアを求めるのは怖がった．彼は診断されていない心臓病により心停止した．
患者環境	30 歳の男性が未診断の高血圧による心不全を呈した．彼は高血圧の家族歴があることは知っていたが，スクリーニング検査をしていなかった．
検査	実験室には頻繁に溶血された高カリウム血症となった検体の履歴があった．繰り返し偽陽性に疲弊したため，懐疑的で不安定になっていたオンコール医師は患者を評価しなかった．
画像検査	放射線科医は新しい肺の腫瘤影に注目するように放射線レポートを修正する．オーダーした医師がレポートを表示するが，全てスクロールしてみず，最初の文書の最後に添付されていた改正部分を見なかった．そのため診断を間違った．
コンサルタント	線維腺腫と思われる滑らかで規則的な腫瘤がマンモグラフィーで記録された患者がいた．その他に悪性腫瘍を疑う点描石灰化の領域もあった．手術コンサルト担当医は相談の理由は「線維腺腫様」病変のものであったと思い，石灰化には気がつかなかった．外科医はフォローアップを指示した．患者は 1 年後に転移性病変を伴って戻ってきた．
コミュニケーション	高齢の患者は，最近の転倒と手首の痛みの詳細を彼女の家庭の看護師へ関連付けて伝えた．誰もこれを医師に言及しなかったため，骨折を診断できなかった．
治療の調整	患者は高カルシウム血症に言及した手書きメモをもとに高度医療機関へ運ばれた．しわしわのメモは紛失し，患者は痙攣し死亡した．
データマネージメント	外科医は最終的な病理学的報告を術後の訪問の前に確認した．非複雑性の虫垂切除後の若い患者はフォローアップに失敗された．カルチノイドを示す病理学的報告があったが，フォローアップは失念されていたままであった．

誰がシステムを所有しているのか？　システムの設計に責任あるのは誰か？

　問題をさらに複雑にするのは，誰がシステムを有しているのかを決めるのが難しい場合があることだ．医学は個々の技能として学び，専門家の知識は，個々の卓越した臨床スキルに基づいている．

　オフィス，診療所，または病院で働いているかどうかにかかわらず，しばしばコントロールできないサービスに依存する環境が存在する．複雑な医療行為の多くは，よく練られた意図や設計もなしに発展したのだ．もちろんビジネスマネージャーや病院管理者，請負業者，または保険会社はすべて診療現場の管理と維持に貢献しているが，彼らはさまざまな目的をもっている．しかし，安全を担っているのは誰か？　診断の過程が適切かつ正確であることを保証する安全で信頼性の高いシステムを作る手助けを誰がしているのか？　システム要因が患者のケア能力にどのように影響するかについての理解や診断の組み立て（再組み立て）に積極的に貢献しなければならないことを，誰もが認識しつつある．

人的要因（ヒューマンファクター）

　人的要因エンジニアリングは人間の誤謬に対応するための環境やタスクを設計し，パフォーマンスを最適化することに焦点を当てている．

　効果的なシステムは人的要因を考慮に入れて設計されている．患者安全の進歩は，有害性の調査・分析，医療機器のユーザビリティテスト，誤投薬の分析，チームワークトレーニングを含む人的要因アプローチからもたらされている．人的要因は設計過程で臨床医に必要な情報が適時に，使用できる形で入手されることを手助けすることによって診断を改善するのに役立っている．診断の意思決定を支援する情報技術の発展はまだ初期段階にあるが，診断エラーへの最も有望な解決策の1つと考えられている[28]．臨床医は自分の練習と環境に一定の視点をもつ傾向がある．人的要因エン

ジニアや伝統的な医療の規律に則さない医療安全専門家は，診断のタスクに新たな洞察と解決策をもたらすかもしれない[1, 29].

システムの認識

診断エラーへ寄与するシステムの認識には重要な意味がある．

1. 診断エラーは医療提供者のレベルで発生するが，臨床医はシステムの欠陥がどのように影響を与えるかを理解することが不可欠である（ Case study 11.7 ）．知らないことを改善することはできない．システムの認識はシステムの欠陥を発見するための第一歩である．

2. 安全なシステムは意図的かつ積極的に設計される必要がある．疾患の性質および生理学的問題のため，どのシステムも完全であることを保証することはない．しかし，よいデザインは臨床現場においては多くの自然の困難を克服することができる．

3. 事故後にのみ害が認識される傾向がある．この反応は必然的に欠如部分を埋めるパッチワークアプローチにつながる傾向がある．優れた設計には体系的で積極的な予防的アプローチが必要である．

診断エラーの解決法としてのシステム

この章では診断エラーの原因となるシステムの欠陥に焦点を当てているが，システム設計が一般的な診断エラーへの解決方法であると多くの人が理解している．人が誤ることを完全に補うことはできないかもしれないが，よく設計されたシステムはより人間の機能性を最適化し，成功をより確実にするプロセスに貢献する．システム設計の改善は途上段階にある．仮に最前線で働いている臨床医や患者を考慮して設計されていれば，これらの改善はもっと効果的になる．

システムに関連した診断エラー

56 歳の男性が 8 日間継続する咳嗽，発熱，息切れ，低酸素血症，肺水腫のため集中治療室に入室した．入室時の診断は肺炎で広域抗菌薬が投与された．わずかなクレアチニンの上昇を調査するため，腎臓内科にコンサルトを行ったところ，Wegener 肉芽腫症（多発血管炎性肉芽腫症）やそれに関連した血管炎の可能性が高まり，cANCA やそれに関連する検査が推奨された．検査はオーダーされたが，患者は 3 日後に肺胞出血のため死去した．病理解剖では血管炎が示唆され，cANCA は強陽性で返ってきたため，Wegener 肉芽腫症と診断した．調査により，検査を実行するのに必要なリクエストフォームが（臨床チームの）記入・送付待ちの状態で cANCA は検査室のフリーザー内にあるままだったことがわかった．チームメンバーの誰もリクエストフォームを送付する必要性に気付いていなかった．

分析：この症例は致命的で，潜在的にこの結果を防げた種々様々な間違いを表している．すぐに治療をすれば Wegener 肉芽腫症患者の 85％は適切な化学療法に反応する．

・印刷された方針への過度の依存：臨床チームは検査室の方針に気付かなかった．
・検査の切迫性の認識の失敗：検査室は血管炎検査が至急の結果返答を必要としていることを認識していなかった．
・コミュニケーションの失敗：検査室はリクエストフォームを完成させることの必要性についてのコミュニケーションを失敗した．臨床チームは検査の必要性の切迫性を示唆することができず，検査結果が出ないことについてのフォローアップにも失敗していた．臨床プロバイダーや検査室はコミュニケーション経路を確立していなかった．
・不適切な監督：監督する医師は検査結果が出ないことについて調査するようにもっと主張すべきであった．

■ 本章の要約 ── 診断の成否におけるヘルスケアシステムの役割

・システム要因は診断エラーの重要な役割を担っている.
・システム要因の認識は患者や医師に診断評価における複雑な過程で先導することの手助けをする.
・患者, 医師, 医療安全専門家は必要なシステム設計に大いに貢献しなければならない.

文献

1. Cosby KS. A framework for classifying factors that contribute to error in the emergency department. *Ann Emerg Med.* 2003;42(6):815–23.
2. Dekker SW, Leveson NG. The systems approach to medicine: Controversy and misconceptions. *BMJ Qual Saf.* 2015;24(1):7–9.
3. Graber M, Franklin N, Gordon R. Diagnostic error in internal medicine. *Arch Intern Med.* 2005;165(13):1493–99.
4. Cosby KS, Roberts R, Palivos L, Ross C, Schaider J, Sherman S, Nasr I, Couture E, Lee M, Schabowski S, Ahmad I, Scott RD 2nd. Characteristics of patient care management problems identified in emergency department morbidity and mortality investigations during 15 years. *Ann Emerg Med.* 2008;51(3):251–61.
5. Singh H, Thomas EJ, Petersen LA, Studdert DM. Medical errors involving trainees: A study of closed malpractice claims from 5 insurers. *Arch Intern Med.* 2007;167(19):2030–36.
6. Thammasitboon S, Thammasitboon S, Singhal G. System-related factors contributing to diagnostic errors. *Curr Prob Pediatr Adolesc Health Care.* 2013; 43(9):242–47.
7. Berenson RA, Upadhyah DK, Kaye DR. *Placing Diagnosis Errors on the Policy Agenda.* Washington, DC: Urban Institute. Princeton, NJ: Robert Wood Johnson Foundation; 2014.
8. Levitt P. When medical errors kill. American hospitals have embraced a systems solution that doesn't solve the problem. *Los Angeles Times.* March 15, 2014.
9. Puhl RM, Heuer CA. The stigma of obesity: A review and update. *Obesity (Silver Spring).* 2009;17:941–64.
10. Carraro P, Plebani M. Errors in a stat laboratory: Types and frequencies 10 years later. *Clin Chem.* 2007;53(7):1338–42.
11. Bonini P, Plebani M, Ceriotti F, Rubbli F. Errors in laboratory medicine. *Clin Chem.* 2002;48(5):691–98.
12. Dahl J. Quality, assurance, diagnosis, treatment and patient care. *Pt Saf Qual Healthcare.* 2006. Available at: www.psqh.com/marapr06/pathologist.html. Accessed August 1, 2016.
13. Lee CS, Nagy PG, Weaver SJ, Newman-Toker DE. Cognitive and system fac-

tors contributing to diagnostic errors in radiology. *AJR Am J Roentgenol*. 2013; 201(3):611–17.

14. Brook OR, O'Connell AM, Thornton E, Eisenberg RL, Mendiratta-Lala M, Kruskal JB. Anatomy and pathophysiology of errors occurring in clinical radiology practice. *Radiographics*. 2010;30(5):1401–10.

15. Hickner J, Thompson PJ, Wilkinson T, Epner P, Sheehan M, Pollock AM, Le J, Duke CC, Jackson BR, Taylor JR. Primary care physicians' challenges in ordering clinical laboratory results and interpreting results. *J Am Board Fam Med*. 2014;27(2):268–74.

16. Poon EG, Gandhi TK, Sequist TD, Murf HJ, Karson AS, Bates DW. "I wish I'd seen this test earlier!": Dissatisfaction with test result management systems in primary care. *Arch Intern Med*. 2004;164(20):2223–28.

17. Poon EG, Wang SJ, Gandhi TK, Bates DW, Kuperman GJ. Design and implementation of a comprehensive outpatient Results Manager. *J Biomed Inform*. 2003;36(1–2):80–91.

18. Royal College of General Practitioners Report on Delayed Diagnosis of Cancer, March 2010. National Patient Safety Agency. Available at: www.nris.npsa.nhs. uk/EasySiteWeb/getresource.axd?AssetID=69895. Accessed February 6, 2017.

19. Singh H, Hirani K, Kadiyala H, Rudomiotov O, Davis T, Khan MM, Wahls TL. Characteristics and predictors of missed opportunities in lung cancer diagnosis: An electronic health record-based study. *J Clin Oncol*. 2010;28(20):3307–15.

20. Singh H, Daci K, Petersen LA, Collins C, Peterson NJ, Shethia A, El-Serag HB. Missed opportunities to initiate endoscopic evaluation for colorectal cancer diagnosis. *Am J Gastroenterol*. 2009;104(10):2543–54.

21. Wahls TL, Peleg I. Patient- and system-related barriers for the earlier detection of colorectal cancer. *BMC Fam Pract*. 2009;10:65.

22. Poon EG, Kachalia A, Puopolo AL, Gandhi TK, Studdert DM. Cognitive errors and logistical breakdowns contributing to missed and delayed diagnosis of breast and colorectal cancers: A process analysis of closed malpractice claims. *J Gen Intern Med*. 2012;27(11):1416–23.

23. Singh H, Thomas EJ, Wilson L, Kelly PA, Pietz K, Elkeeb D, Singhal G. Errors of diagnosis in pediatric practice: A multi-site study. *Pediatrics*. 2010;126(1):70–79.

24. Marcus AC, Crane LA, Kaplan CP, reading AE, Savage E, Gunning J, Bernstein G, Berek JS. Improving adherence to screening follow-up among women with abnormal Pap smears: Results from a large clinic-based trial of three intervention strategies. *Med Care*. 1992;30(3):216–30.

25. Schaefer M. Reducing office practice risks. Forum. Risk Management Foundation of the Harvard Medical Institutions 2000;20(2):1–21. Available at: https://www.rmf.harvard.edu/~/media/Files/_Global/KC/Forums/2000/ForumFeb2000.pd. Accessed March 9, 2015.

26. Gandhi TK. Fumbled handoffs: One ball dropped after another. *Ann Intern Med*. 2005;142(5):352–58.

27. Stiell A, Forster AJ, Stiell IG, van Walraven P. Prevalence of information gaps in the emergency department and the effect on patient outcome. *CMAJ* 2003;169(10):1023–28.

28. El Kareh R, Hasan O, Schiff GD. Use of health information technology to reduce diagnostic errors. *BMJ Qual Saf*. 2013;22 Suppl 2:ii40–ii51.

29. Henriksen K, Brady J. The pursuit of better diagnostic performance: A human factors perspective. *BMJ Qual Saf*. 2013;22 Suppl 2:ii1–ii5.

240   **section 4** 診断を取り巻く課題と論争

12

チームはよりよい診断を下せるか
Do Teams Make Better Diagnoses?

Karen Cosby

序論

　我々は診断という作業を，椅子に座り，考え，そして決定を下すという単独行動のイメージで捉えている．大学で若い学生達に囲まれた魅惑的な灰色の髪の教授のイメージである．診断は専門的知識とリーダーシップを必要とする重要な作業である．現場で主治医はリーダーであり外科医は船長なのである．

　現場で働くのに適したより現実的な診断モデルとして，分野横断的な協力とチームワークを含むものを考えよう．間違いなく1人で必要な専門知識をすべてもった人はいない．知識，技術，経験は医療の中でさまざまな方法で共有されている．診断はもはや1人の人間の領域ではなく，むしろ複数人で協働して作り上げるものである．また1つの場所や時間で完結せず，複数の診察検査やコンサルテーションを必要とする段階的なプロセスとなることが多い．認識されているかどうかは別として，他の専門家と協働して働くスキルは正しく診断するために重要であろう．チームとチームワークの原則を効果的に運用することで戦略的に診断を改善するこ

とができる.

　チームとチームワークという概念が嫌いな人はいない. チームワークといえば, 各々がグループとして団結し, 他の人をサポートしながら全体の利益のために犠牲を払いつつゴールに向かって (競うように) 働くようなイメージではないだろうか. しかし, このようなモデルで大部分が無形で見えない診断という作業に合うだろうか？　診断におけるチームワークを議論するよりも前に, まず診断という作業を吟味しよう.

診断の解剖学：決断と診断はどのように行われるか？

　人生には決断がかかせない. 非医療分野で使われる意思決定に関連するモデルを診断に応用してみよう【表12.1】. ビジネスや経営における意思決定のモデルは診断プロセスに非常に似ている. 診断は一種の決定作業である. 診断名を決めることを軸に他の臨床における行動が決定していく[1,2].

　診断のプロセスは第2章で詳細に説明されているように, 仮説を作りそれを洗練していくことから始まり, 次に検査・因果推論・検証により形成されると Kassirer と Kopelman の古典的な教科書にわかりやすく記されている[3]. 彼らのスキームは, 推論の他の分析モデルに類似しており, 意思決定のための古典的な合理モデルと比較できる[2]. 全ての情報が手に入り, 確実性が担保され, 考える時間が無限にあれば, 合理的にかつ計画的

表 12.1　意思決定における古典的モデルと診断プロセスの比較

意思決定の古典的モデル	診断プロセス
問題を同定する	症状や症候を同定する
情報を集める	問診, 診察をする
状況を分析する	鑑別診断を考え, 検査する
選択肢について検討する	検査を解釈する
望ましいものを選ぶ	最も可能性の高い診断に決定する
決定し, 行動する	治療する
結果を評価する	治療反応や結果を評価する

にプロセスを進めることができるだろう。無制限に時間とリソースが与えられれば、緻密に系統だってプロセスを進めることは、非常に有効で正確である。しかし、実際には意思決定するのに情報が足りなかったり、時間が限られていたりと不確実性が制限としてつきものである。そのような制約のもとでは他のモデルが適している[4,5]。我々は臨床現場で不十分な情報で不確実な状況でも決断をしなければいけない。そのような状況でも、選択を拒否し行動しないのではなく、制限の上で予想を行い、十分とはいえない情報の中で最善と思われる選択をする（限定合理性モデル：bounded rationality model）。さらに極限の状況では、高いリスクと不確実性の中、ほぼ一瞬で迅速な判断を迫られる場合がある。警察、消防、医療機関での緊急事態には、全体を理解できなくても決断を下し、経験と直観に大きく頼り（直観的モデル）[6,7]、反射的に動かなければいけない場面がある。最後に、ある一定の独特の状況下では、考え方を変えなければいけない。専門家が存在せず、新しい解決法が必要な状況では、創造的なモデルが必要となる[8]。

【表12.2】[8]には意思決定の4つのモデルが述べられている。1つのモデルが全ての診断プロセスに合うわけではない。実際それぞれの状況でひとつのモデル、もしくは複数を組み合わせることで効果を発揮する。新しく発見された癌の診断には複数の分野にわたる専門知識を必要とし、合理的

表 12.2　意思決定のための文脈依存モデル

モデル	特徴
合理的 （Rational）	・問題がはっきりしており，明確 ・高いレベル（完全ではない）の確実性 ・情報は全て確実なものを知っている ・時間に制約がない ・ゆっくり熟考できる
限定合理性 （Bounded rationality）	・不確実性を排除できない ・情報は完全ではない ・時間に限りがあり，全ての選択肢を吟味できない
直観的 （Intuitive）	・時間がなく，全ての選択肢を十分に吟味できない ・急いで行動しなくてはいけない ・経験に依存する ・時に無意識の認知に依存した反応が必要
創造的 （Creative）	・新しい種類の問題 ・革新的な解決法が必要 ・専門家はいない

なアプローチが合う．しかし，救急外来で急性の胸痛を評価する場合は違う．救急外来で胸痛を評価する場合，何がその痛みを起こしているかを見つけるかよりも，それが生命を脅かすものでないかを判断するほうが重要である．この場合は限定合理性モデルが適する．心停止の場合，熟考する時間はない．治療できる場所をすばやく見つけるには診断をつける時間はない．系統的なプロセスを準備することはできるが，経験を積んだ臨床家はすばやく問題を認識し直観で判断することで（直観モデル）時間を稼いでいる．最後に新しい問題には創造的な解決策が必要になる．まれに，特殊な状況や問題をもった患者を診なくてはいけない場面がある．そこでは革新的な戦略が必要であり，1つの解決策としてその戦略を作らなければいけない．

それぞれのモデルは前の章で述べた Dual process model を応用することでよりわかりやすくなる．合理的意思決定モデルにはシステム 2 の分析処理が必要であり，直観モデルではシステム 1 の意思決定が必要となる．限定合理性モデルはシステム 1 と 2 の間に位置し，お互いを行き来している．不確実性が増し考える時間がなくなるにつれて，経験則や直観に頼る割合が増える．

誰が決断（もしくは診断）をするか？

決断を下す際は複数で判断することが好ましいが，状況や文脈によっては個人での決断が迫られる【表12.3】[9]．急いで早く対処しなくてはいけない問題では，1 人で判断しなければならない場合がある．はっきりと専門家がいる場合は，不慣れな面々が判断を下すより専門家にアドバイスをもらうほうが好まれるであろう．決断のポイントが決まりきったもので簡単に解決でき集団で取り組んでも特にメリットがないのであれば，個人で決定するのが効率的だ．問題が複雑で 1 人の専門家では広い領域をカバーできない場合や長期的な成果に多大な影響を及ぼす問題の場合，審議する時間があれば専門家が複数で意思決定をするのがよい．ただこれら 2 つ

表 12.3　意思決定における個人と複数の長所と短所

個人		複数	
長所	短所	長所	短所
・迅速	・発想が限られる	・発想にバリエーション 　が生まれる	・遅い
・優れた人であれば集団 　の判断より優れる	・誰が専門知識をもち， 　決定するか決めなけれ 　ばいけない	・みんなで話し合うこと 　が増える	・"集団思考" に注意が 　必要
・責任の所在がはっきり 　している	――	・協力が不可欠で，その 　過程を通じて一体感が 　生まれる	――

の例は極端なものである．多くはその間に存在し，判断を個人で下すか複数で下すかはしばしば偶然か，あまり考えることなく決まる．医療の最前線で診断を複数で行うことは困難である．

誰が診断チームにいるのか?

　診断は 1 つの時点で個人が行うものと捉えられることが多い．しかし実際は多くの人のさまざまな行為が関与しているが，その役割は通常認識されておらず，評価されていないこともある．急性心筋梗塞を例に挙げよう．現場に居合わせた人は 911 に電話をし，オペレーターは場所を特定しその地域の第一対応者へ連絡をする．救急隊は患者を安定させ，安全な場所に移動させる．救急医は心電図上 ST 上昇を確認し，心臓カテーテル検査ができるように各所に連絡する．オンコールチームは急いで検査ができるよう準備し，カテーテル専門の循環器内科医は右冠動脈の閉塞と診断する．患者はモニターをつけられ，CCU で看護師により治療される．心臓内科医とホスピタリストは，退院してプライマリケア医の手元に渡るまで心血管リスクの特定および管理を継続する．診断は多くの場所で疑われ，確認され，検証される．皆が診断医であり，自らに関連する診断をつける（"ファースト＆エルム通りでの胸痛"，"急性の胸痛"，"ST 上昇型の急性冠症候群"，"右冠動脈の閉塞"，"カテーテル後の患者"，"高血圧"，"脂質異常症"）．診断をつけ，患者を管

理するためにさまざまな人が必要である．診断において各人の役割が認識されていないことはよくあり，そうなると視野が狭くなるだけでなく診断能力も低下する．診断において一連の流れでさまざまな人が順次かかわっていくことはよくあり，それなしでは診断できない．かかわる人が診断における自分の役割を認識し，相互に依存していることに気づかなければいけないわけではない．ただそうすることで彼らの行動はより正確でタイムリーになり，チームはよりよいものになるであろう．

医療チームの構造とコンセプト

　近年医療においてチームワークを改善し，チームで訓練を行うようになっている[10-12]．しかし，診断を複数で行うことで質が向上すると仮定する前に，誰がチームなのか，チームワークとは何なのか，そしてそれがどう診断に影響するのかを知らなければいけない．チームとは大まかに相互に依存した共通の目標をもち，共有された Vision に向かって一緒に働く集団と定義される．つまりお互いがお互いを必要としている．チームワークの原則として，個々が能力をもち優秀であることは必要だが，結果を出すには十分ではない．重要なチームの特徴に相互依存性と相互接続性がある．つまり各人が役割をもち，他のメンバーの役割を理解し尊重しつつ，彼らを意識し依存していることを理解するということである[13]．

　診断はさまざまな場で行われる．診断を正しく行うには 1 つのチームでは十分でない．チームによってはすでに十分に構造化されている．例えば外科医は第一アシスタントを選び，器具出し看護士・巡回看護士を好きなように手配できるかもしれないし，幸運な場合には麻酔科医も好きなように選べるかもしれない．そのようなチームではお互いをよく知ることができ，それぞれの強みと限界を認識できる．しかし，オンコールのメンバーで作られた緊急のチームではお互いの名前も知らず，各々のスキルレベルの違いをほとんど理解できないかもしれない．蘇生チームやラピッドレスポンスチームなど瞬間的にダイナミックに組み立てられる流動的な

チームもある．いくつかのユニット固有のチームが一緒に訓練するかもしれない．配置される前に，会ったことがない人もいるかもしれない．診断作業はチームとは違った私的な場所で行われることもある．多くの場面で，チームとチームワークの概念は全く違うように思えるかもしれない．

　チームワークの概念は専門施設ではより簡潔で明確である．治療はより標準化され，専門化される傾向にある．化学療法室，集中治療室，透析センター，熱傷治療室，その他の専門ケアセンターは，特定の問題や一般的な治療パターンを中心に展開される．これらでどのようにチームワークを形成するかを考えるのは自然である．一方，対照的に，診断は抽象的な概念であり，より多様でみえにくいプロセスである．診断作業におけるチームワークの必要性は誤診の例を通じて理解できる．

チームワークの失敗は診断の失敗につながる

　全力を尽くしても診断は不確定で困難なものである．しかしシステムからチームの構造やプロセスが失われると，診断への道のりはより一層険しいものとなる．

◆ 診断プロセスの欠陥の 1 例：個人で行動する医師

　55 歳男性が胸痛を訴え，受診し大動脈解離が疑われた．新しくこの病院に来たばかりの救急医が対応した．彼はオンコールの循環器内科医に連絡を取り，超音波検査で大動脈の評価をするよう言われた．同時にオンコールの心臓胸部外科医にも連絡をとっていたが，彼は放射線科医によって大動脈造影が行われるまで患者をみることを拒否した．放射線科医にコンサルトするとオンコールの放射線科医は大動脈造影より CT のほうが早く撮影でき，優先されるだろうと述べた．超音波技師には連絡がとれなかった，というのもほとんど呼ばれることがないため，ポケットベルを机に置き寝ていたのだ．彼は集中治療医に連絡を取り，ICU に入院できないか相談した．しかし，患者の血圧をコントロールするための薬の相談に

は乗ってくれるが，診断がきちんとつくまでは助けてくれないようだった．最終的に救急医は CT を撮り，大動脈解離が確定した．心臓胸部外科医は多くの造影剤が使われ，大動脈造影が今や危険で撮れないことに怒っていた．診断は最終的についたわけだが，それぞれの医師は診断のプロセスに文句を言っており，違った意見をもっていた．それぞれは違う分野の専門家であり，診断とマネージメントをどう最適に行うかについて違った考えをもっていた．それぞれ独断的に自分が一番よいと思ったことを求めている．そして大動脈解離の診断をつけマネージメントするのにお互いに関係していることを理解できていない．

　診断のプロセスに対する議論や意見の相違がある場合，早く適切に診断することが難しくなる．さらに悪いことに，そのような課題に直面した最前線の医師は，もう一度それに取り組むことを嫌がり，検査する閾値を上げるかもしれない．大動脈解離は比較的まれであり，診断はしばしば遅れたり，見逃されたりしがちである．診断に障害が加わればさらに難しくなるだけである．

　Salas はこの例で欠けているチームワークの 3 つのポイントを述べている[14]．

1. 情報の交換ができるチームとしての行動
2. チームという認識の共有
3. 団結

　互いに依存しているにもかかわらず対立している場合，個人は "正しい" ことはできても，質の高いケアを提供することはできない．今回の例では，各々は自分をチームメンバーではなく，個々の専門家として認識していた．チームとしての訓練がなければ，各々は他に厳格で不寛容であり自分自身が全ての決定権をもつと考えてしまうかもしれない．

◆ 診断プロセスの失敗例：システムの失敗

　脊髄腫瘍の患者が高名な外科医の手術を受けるために自宅から遠く離れ

た病院にやってきた．外科医は，腫瘍は良性と保証している．患者は退院後，地域のプライマリケア医の診療を受ける．病理の最終報告は 3 週間前に判明しており，結果は外科医とプライマリケア医両方に送られる．外科医の事務は結果を患者の記録に入れるが，次の予約が入っていないため外科医がそれをチェックすることはない．プライマリケア医は結果をチェックするが，用語に慣れておらず結果は良性と判断した．数か月後，患者は再度痛みを感じ，2 回目の手術を受け，珍しい癌だということが判明する．最初の病理結果をみると診断が見逃されていたことが判明した．この事件を調査すると，異常な病理報告を外科医と病院で見直し追跡できていないというシステム上の欠陥が判明した．さらに病理医とプライマリケア医の間に，病理報告に過度な専門用語や難しい単語が使われていることに起因するコミュニケーションの欠点が存在した．

　チームワークにおいて，コミュニケーション能力は医療従事者にとって最も重要な能力と考えられている[14, 15]．検査結果の見落としや医師間のコミュニケーションエラーは診断の失敗の原因としてよくあるものだ．コミュニケーションは情報を伝達する個人だけに依存するわけではない．情報を確実に伝えるには，異なる状況（入院患者，外来診療所，オフィス，他の病院など）であっても，個人間で情報伝達が促進されるような組織のシステムが重要である．

医療文化の中での新しいチームワークの概念

　医療にチームワークは徐々に浸透している[16, 17]．我々はまだ診断を向上させるためにチームワークが本質的に重要なことを証明できてはいない．しかし，機能性の高いチームを構成できていないことが診断の失敗につながることは明確であり，その場合，有効なコミュニケーション・態度・行動がないため，相互に依存していることやその過程，そして共有するメンタルモデルに気づくことができない．歴史的に臨床医は独立して動くように訓練されており，主に個人として優れていることが評価される．彼らは

訓練中の身としてお互いに競い合う．階層的な関係性が確立され，縄張り争いが起こる．独断的に診断してきた人がチームワークを重んじる非競争的な職場に来た場合，慣れないことが多いだろう．しかし突き詰めれば臨床医は目標を達成するために他のケアシステムとネットワークに依存しており，チームワークを重んじる文化へと変化することは悪いことではない．

　ある時点では個人が単独で診断できるかもしれないが，時間が経つとともにほとんどの人が診断するために他を信頼しチームワークに頼るようになる．チームワークは医療において，特に診断においては比較的新しい概念である．迅速に効果的な診断を行うために原則的にチームワークに必要なものとして，コミュニケーションや患者を連続でケアするための調整が含まれる．

情報は多いほどよいか？

　我々は多ければ多いほどよいと考えがちである．しかし実際は，どのくらい多くの意見が重要で，どの程度その情報を扱えるだろうか？

◆ セカンドオピニオンの意味

　患者は手術前，または重大な／意見が分かれる治療を受ける前にセカンドオピニオンを聞くことが推奨されている．セカンドオピニオンには以下のような場合がある：患者が診断を理解できていない，診断を疑っている，相反する報告を受けた，診断を明らかにしたい場合などである[18]．セカンドオピニオンがよりよい結果と予後を伝えてくれると期待している人もいる．セカンドオピニオンを希望する人にはいくつか選択肢がある．ほとんどの保険会社でそのネットワーク内でセカンドオピニオンができるようになっており，思い切ってセカンドオピニオンのサービスを提供するJohns Hopkins や Cleveland Clinic といったアカデミックセンターやオンラインサービスを利用することもできる[19, 20]．ハーバードの医師グループ

は「Best Doctors, Inc.」という民間のセカンドオピニオンサービスを作っている[21]. セカンドオピニオンは，データを見直し，より多くの選択肢を検討し，臨床推論の欠陥を補足する機会となる. アメリカの医師会はセカンドオピニオンについて確固たる方針をもっている[22]. このような相談や検査は価値があるのか？ 我々にはそれについての必要なデータをもち合わせていない. Best Doctors, Inc. の結果によると，診断に懸念があり患者の希望で行った相談では，診断が 14.8％で変わった[23]. その中のいくつかはより洗練され，明確になったものもあり，変更された診断の20.9％がその後の臨床判断に中程度から大きな影響をもっていた. この研究で患者がもつ診断上の疑問を垣間見ることができるが，実際最終的にどうなったのかはわからない. セカンドオピニオンは患者にとって正しいのか？ さらに 3 番目の診断を求めたか？ 最終的な結果は？ いくつかの疑問は残る.

　不一致率が高いとされている検査は結果をダブルチェックする施設もある. 例えば病理ではセカンドオピニオンはよく使われている. リンパ腫の12.9％[24]，皮膚病理標本の 56％（22％が major に分類された）[25]，甲状腺結節の針吸引の 26％[26]，尿路上皮癌の 18％[27] で診断の相違が報告されている. 画像診断でも，2 回目の読影と 2〜26％で相違が認められる[28]. 腹部骨盤CT の読影でも，26％で放射線科医間の意見が違い，自分自身とでも時が違えば 32％違う意見が出るとされる[29]. このようなパフォーマンスの違いは複数の要因による：検体の質と染色，画像技術，疲れや労働の負荷による知覚の変化，検索の妥当性（病理医や放射線医がどれくらい徹底的に調べたか？）である. 実際には 2 回目のチェックが必ず正しいという保証はない. 理想的には 2 回目のチェックで相違が出た場合は，少なくとも 3 回目のチェックが行われるべきである. セカンドオピニオンに欠点がある場合は，3 番目か 4 番目の意見を求めるべきだろうか？ より多くの専門家の意見を聞くことでどれだけのものが得られるだろうか？ 何回程度が現実的か？

◆ エキスパートコンセンサスとスペシャリティガイドラインの役割

2つの意見を求めるのがよいとして，多ければ多いほどよいのだろうか？　患者をケアすることからいえば，考慮可能な意見の数には自然と制限がかかる．臨床研究，会議室，図書館，ネットワークサイトでは，専門家グループが研究をし，データを集め，文献を分析し，診断業務を補助するガイドラインを作成することができる．それに費やす研究者を無尽蔵に増やすこともできるだろう．しかし，最終的には診断は依然として最前線の医師に依存しており，彼らは事実を集め，診断上の疑問を形作り，経験から判断を行い既存のエビデンスを応用する．

◆ 臨床家はペアやグループのほうがよりよい診断を行うことができるか?

議論の大半では人は互いに独立して，別々に動く．しかしもし一緒に働くならばどうだろう？　臨床の実践モデルの変化を越えて，臨床医がグループで働くならば診断は改善されるだろうか？　1つの研究では医学生が2人で臨床推論の問題を解くと診断が改善した[30]．ペアを組んだ学生は1人よりよい結果を出し，より正確で，長い時間はかかったが，より有効な検査計画を立案し，そして結果に自信をもっていた．しかし，彼らの推論が正しいかは確認されていなかった（間違った診断でより自信が増していた）．グループには多くの利点がある．多様なメンバーがかかわることでケアの異なる側面に焦点を当てることができるかもしれない，患者と多くの時間を過ごし，より多くのデータを収集できる．グループで働くことにより，臨床医は自分の考えを声に出し，考えを具体化できるかもしれない．理論的には，グループで働くことでアイデアの幅は広がるかもしれない[31]．しかし実際グループはその潜在能力を発揮することはできない．なぜなら社会的相互作用のため，個々人が完全にアイデアを出し知識を共有することはできないからである．グループは平均的な個人よりパフォーマンスを向上させるが，最も優れた者よりは劣り，多くの場合グループ全体のポテンシャルに及ばない[32]．そして医療における現在の組織では，効率的であれという職場のプレッシャーもあり，医師は協働して診断上の問題に取り組むことは確かに難しい．

医療におけるチームワークのモデル

チームワークは全ての医療現場でルーチンワークというわけではないが，いくつかの部門ではすでに診断の現場をチーム化している.

◆ 腫瘍学 (Oncology)

癌は診断が多分野にわたってしっかりと管理されている例の1つである[33]．癌の診断には，多くの専門家の専門知識が必要である．腫瘍医は多くの職種（病理学者，放射線科医，外科医，放射線療法士，栄養士，ソーシャルワーカー，緩和ケアチーム，倫理学者）に助けを借りながら診療する[34-36]．腫瘍チームはtumor board や学際的な会議でさまざまな分野の代表と集まり診断を検討，議論することが多い．彼らと協力し，チームは腫瘍のタイプとステージをよりよく評価し治療戦略を立てる．彼らは腫瘍の評価が臨床像と合うか尋ねてくることもあるだろう．病理学者の解釈は外科医の指摘した深達度と一致するか？　放射線科の所見は腫瘍医がみる臨床経過と一致するか？　このように協力してアプローチしていくことはチームベースの診断につながる.

◆ 専門家のガイドライン

チームケアのもう1つのモデルは，アメリカ心臓協会である．彼らは急性の虚血イベント（急性冠症候群と脳卒中）の診断までの時間を短くし，血栓溶解を早く行えるようにしようとしている．これらのチームを組み立てるには多職種が協力し施設として取り組み，標準化されたプロトコルを採用し実行しなければいけない．心肺蘇生においてさまざまな工程が標準化されているため（二次心肺蘇生法，二次外傷蘇生法，二次小児蘇生法），心停止および外傷は迅速に判断しケアできる構造ができている．それらは現在ルーチン化しており，効果的にチームを構造化し過程を標準化することで，間違いなく診断と治療を改善させている.

◆ チーム医療を成長させる

　チーム医療のコンセプトは進化している．新しい試みが多く行われ，それらはどれも 10 年前には考えられなかったものである．多くの回診には薬剤師が同席し，彼らは一般的な薬の相互作用と副作用を教えてくれる[37]．一部の病院では疑問を特定し，診断を考えるのに役立つエビデンスを見つけることを助けてくれる司書がいる[38]．病理学者は自身の仕事の幅を広げ，どの検査をオーダーするか，それをどう解釈するかにアドバイスをくれる[39-41]．医療倫理学者および緩和ケア専門医は回診に参加しはじめ，診断や治療の決定に関して新たな視点を提供してくれる[34]．

◆ 患者中心の診断

　我々は診断がどのように成されるかを再定義しようとしているが，そこに新しいプレイヤーが追加された，それは患者自身である[42, 43]．Institute of Medicine の報告「Crossing the Quality Chasm」はさらに患者中心のケアモデルについて述べているが，そのほとんどは治療についてである[11]．患者が鑑別診断に参加し貢献するという考えは伝統的な診断モデルをひっくり返すものである．診断が失敗した経験をもつ患者はこの考えに多くのものをもたらしてくれる[44]．診断が患者が症状をどう述べるかに依存している場合，教育を受け，知識が豊富で没頭している患者のほうが必要な詳細をよりよく提供できるだろうか．Ferguson 氏は e-patient movement を提唱し奨励した——ここでは患者が自分自身の答えを探すために準備し，勉強しインターネットを使うことが推奨されている[45]．多くの医師は，患者がグーグルで検索し診断をつけているとため息を漏らし，多くが診断するのにグーグルを使うのはよいことではないと主張している．しかし，そのような患者は医師が時間の取れない情報源をチェックしてくれるかもしれない．患者支援団体は，患者は訓練すれば診断に協力できると示唆している．「私なしでは私にかかわることは何もできない」と患者の関与が必要と強調した[46]．受診する際に準備をする，症状について 1 頁の短い要約をもってくる，症状が診断に一致するか聞く，自分が期待する経過を理解してもらう（患者は期待通りでなければ返すことができる）など，患者の参加を促

進することをガイドラインは提案している[44-47]．Patient portals は患者が自分の医療記録とスケジュールにアクセスできるようになっている．Mothers Against Medical Error のヘレン・ハスケルは，診断は関係性の中で生まれそれは医療の中で全ての基礎を形成すると強く述べている[48]．診断では医師と患者の間の関係性がもっと大切なつながりなのかもしれない．

チームワークは必要なのか，文化は変わるのか?

チームワークは診断の失敗を防ぐ1つの手立てであると主張されることも多いが，ただ単純に人をチームに割り当てるだけではいい結果が出ることはほとんどない．チームワークが議論される際は，チームワークの欠如と仕事が上手く割り振れていないことが診断の失敗につながるとの認識されていることが多い[10]．効率的で優れたチームは医療現場の多くの問題に取り組むことができるが，チームは育まれた文化を反映する傾向があり，所属する組織と同じ欠点をもつ可能性がある．

チーム構造の問題としては以下のようなものがある．

- チームワークには効果的で，適時の，正確なコミュニケーションが含まれる．しかし，人の関係性が複雑に変化することにより多くのコミュニケーションエラーが起こる．チーム構造を改善させるには，医療の中で個人の意思伝達方法に文化的要素が影響を与えるという問題に取り組む必要がある[49]．
- 多くの人が1つの仕事にかかわればかかわるほど，個々人は貢献しなくなる傾向にある：これは Latane が社会的手抜きとして提唱した概念だ[50]．ドイツの労働者にロープを引っ張ってくれと頼んだ際に，多くの人が加わるほど，1人の努力は減った．これは the Ringelman effect[50] として知られている．
- チーム化は責任の拡散につながる可能性があり，誰もチームの行動に責

任を感じず，責任を取らないということがありえる．この傾向は医療以外の分野で観察されており，そばに誰かがいる状況で緊急事態に積極的に関与することは少ない[51]．この傾向は医療ではさらに複雑化する可能性がある，なぜなら自分自身の役割が不明確であり，自分より権威があり，年上の人がいる場合には指揮を取りにくくなるためだ.

- 医師はヒエラルキーの中で働き，それぞれのチームメンバーの役割は曖昧かもしれない[49, 52]．権威勾配，批判や報復の恐れ，不確実性によって指揮を取る，決断を下す，チームのために話すといった意欲は落ちる[53].
- チームになることにより，問題に気づけなくなり過度に自信をもちかねない.
- いかによいチームであっても，共同体として合理化することによって自身の決定の弱みや欠陥を認識しにくくなる.
- とても勢いのあるチームは自身になんの疑問をもっていないかもしれない．チームが全会一致の様相を見せるには，それほど影響力のないメンバーが質問や抗議をしなければよい．"集団思考"は大多数の意見を反映しているように見えるので，チームメンバーはそれに従い決定してしまう．"集団思考"を疑わなければ，時に壊滅的で致命的な結果が引き起こされる.

チームトレーニングは現在多くの医学学校に取り入れられており，ヘルスケアコミュニティは，チームワークを教え，促進するための戦略を広く採用している．しかし，我々は自分たちが作るチームが健全かつ効果的であり続けるように注意するべきだ．そして究極的には，求めている変化は必ずしもチームの構造というわけではなく，むしろ態度や文化の変化であることを理解する必要がある.

結論

診断とは1人の人間があるタイミングで行った決断や，多くの人が連

続で行動し下す決定，またはリアルタイムの対面型の共同プロセスと同様に，多くの人間やプロセスが関わる時間や場所を超えてのプロセスということがいえる．これらのイメージが全く違うのは診断がいかにさまざまな場所で行われているかということである．個々の優れた認知能力は診断に不可欠である．しかし，診断の中にはコミュニケーション能力や専門科の協力が必要なものもある．医療機関の中で診断能力を発揮するには，適時で正確な情報の流れ，セカンドオピニオンのサポート，チーム開発の構造に組織としてかかわってもらわなければいけない．多職種の医療チームの概念はさらに広がっており，新しい声や意見を求めている．そして状況にかかわらず，安全で正確な診断をするためには，診断の過程にいつもついてまわる唯一の人物である患者のかかわりが必要だ．

　診断はチームの努力だろうか？　個人の能力だろうか？　答えはどちらでもある．チームの構造をいくら完成させても，意思決定能力の乏しさや個人の専門知識の欠如を補うことはできない．しかし医師と患者が携わる複雑な医療システムの中では診断を行うには，個人の能力だけでは不十分ともいえる．今後，チームを作り診断をサポートしていくことが期待されるが，信頼でき有効なチームを造るためには多大な投資が必要ということを認識しておく必要がある．

▌本章の要約 ── チームはよりよい診断を下せるか

- 診断とは伝統的に個々の臨床医の仕事と考えられている．実際には時間と場所を越えて多くの専門科の協力を必要とするのが診断である．
- 診断の方法は場の緊急性と確実性により大きく変わる．大きく分けて4つのモデルが存在する．
  ①合理的熟考（Rational deliberate）：確実性が高く，多くの可能性についてしっかり考える時間がある．
  ②限定合理性（Bounded rationality）：得られる情報と選択肢を考える時間に制約がある場合

③直観的 (Intuitive)：考えるより行動しなければいけないときや パターン認識が強いとき．

④創造的 (Creative)：専門家がいないような新しい問題のとき．

・医療チームの特徴として相互依存性と接続性が含まれる．

・コミュニケーションがうまくいかないと診断の失敗につながる．

・よいチームを作り，チームワークの能力を向上させることで診断は向上する．しかし，それらには組織の文化が変わることが必要である．

文献

1. Li B. The classical model of decision making has been accepted as not providing an accurate account of how people typically make decisions. *Int J Business and Management*. 2008;3(6):151–54.
2. Club Managers Association of America. Team decision making. Available at: https://www.cmaa.org/bmiteam/decision/page3.asp. Accessed November 14, 2015.
3. Kassirer JP, Kopelman RI. *Learning Clinical Reasoning*. Baltimore, MD: Williams & Wilkins; 1991.
4. Jones BD. Bounded rationality. *Annu Rev Polit Sci*. 1999;2:297–321.
5. Club Managers Association of America. The behavioral theory of decision making. Available at: https://www.cmaa.org/bmitam/decision/page4.asp. Accessed November 14, 2015.
6. Kahneman D. *Thinking, Fast and Slow*. New York: Farrar, Straus and Giroux; 2011.
7. Khatri N, Ag HA. The role of intuition in strategic decision making. *Human Relations*. 2000;53(1):57–86.
8. Carpenter M, Bauer T, Erdogan B. *Principles of Management v1.1*. Nyack, New York: Flat World Knowledge; 2010.
9. Club Managers Association of America. Deciding alone or using a team. Available at: https://www.cmaa.org/bmiteam/decision/page7.asp. Accessed November 14, 2015.
10. Institute of Medicine. *Improving Diagnosis in Health Care*. Quality Chasm Series. Washington, DC: National Academy Press; 2015.
11. Institute of Medicine. *Crossing the Quality Chasm: A New Health Care System for the 21st Century*. Washington, DC: National Academy Press; 2001.
12. Salas E, DiazGranados D, Weaver SJ, King H. Does team training work? Principles for health care. *Acad Emerg Med*. 2008;15(11):1002–1009.

13. Lerner S, Magrane D, Friedman E. Teaching teamwork in medical education. *Mt Sinai J Med*. 2009;76(4):318–29.
14. Weaver SJ, Feitosa J, Salas E, Seddon R, Vozenilek JA. The theoretical drivers and models of team performance and effectiveness for patient safety. In: Salas E, Frush K, editors. *Improving Patient Safety through Teamwork and Teamwork Training*. Oxford: Oxford University Press; 2013, p. 4.
15. JCAHO. Root causes: A failure to communicate—Identifying and overcoming communication barriers. *Jt Comm Perspect Patient Safety*. 2002;2(9):4–5.
16. Schmutz J, Manser T. Do team processes really have an effect on clinical performance? A systematic literature review. *Br J Anaesth*. 2013 Apr;110(4):529–44.
17. Weaver SJ, Dy SM, Rosen MA. Team-training in healthcare: A narrative synthesis of the literature. *BMJ Qual Saf*. 2014 May;23(5):359–72.
18. Payne VL, Singh H, Meyer AN, Levy L, Harrison D, Graber ML. Patient-initiated second opinions: Systematic review of characteristics and impact on diagnosis, treatment, and satisfaction. *Mayo Clin Proc*. 2014 May;89(5):687–96.
19. Johns Hopkins medical second opinion program. Available at: www.hopkinsmedicine.org/second_opinion/. Accessed November 15, 2015.
20. Cleveland Clinic. MyConsult online medical second opinion. Available at: www.my.clevelandclinic.org/online-services/myconsult. Accessed November 15, 2015.
21. Best Doctors, Inc. Available at: www.bestdoctors.org. Accessed November 15, 2015.
22. AMA policy on Second Opinions. Opinion 8.041-Second opinions. Available at: https://web.archive.org/web/20160511115339/http://www.ama-assn.org/ama/pub/physician-resources/medical-ethics/code-medical-ethics/opinion8041.page. Accessed February 15, 2017.
23. Meyer AN, Singh H, Graber ML. Evaluation of outcomes from a national patient-initiated second opinion program. *Am J Med*. 2015;128(10):1138e25–e33.
24. Bowen JM, Perry AM, Laurini JA, Smith LM, Klinetobe K, Bast M, Vose JM, Aoun P, Fu K, Greiner TC, Chan WC, Armitage JO, Weisenburger DD. Lymphoma diagnosis at an academic centre: Rate or revision and impact on patient care. *Br J Haematol*. 2014;166(2):202–208.
25. Gaudi S, Zarandona JM, Raab SS, English JC 3rd, Jukic DM. Discrepancies in dermatopathology diagnoses: The role of second review policies and dermatopathology fellowship training. *J Am Acad Dermatol*. 2013;68(1):119–28.
26. Park JH, Kim HK, Kang SW, Jeong JJ, Nam KH, Chung WY, Park CS. Second opinion in thyroid fine-needle aspiration biopsy by the Bethesda system. *Endocr J*. 2012;59(3):205–12.
27. Coblentz TR, Mills SE, Theodorescu D. Impact of second opinion pathology in the definitive management of patients with bladder cancer. *Cancer*. 2001;91(7):1284–90.
28. Goddard P, Leslie A, Jones A, Wakeley C, Kabala J. Error in radiology. *Br J Radiol*. 2001;74(886):949–51.
29. Abujudeh HH, Boland GW, Kaewlai R, Rabiner P, Halpern EF, Gazelle GS, Thrall JH. Abdominal and pelvic computed tomography (CT) interpretation: Discrepancy rates among experienced radiologists. *Eur Radiol*. 2010;20(8):1952–57.
30. Hautz WE, Kammer JE, Schauber SK, Spies CD, Gaissmaier W. Diagnostic performance by medical students working individually or in teams. *JAMA*. 2015;313(3):303–4.

31. Christensen C, Larson JR Jr. Abbott A, Ardolino A, Franz T, Pfeiffer C. Decision making of clinical teams: Communication patterns and diagnostic error. *Med Decis Making*. 2000;20(1):45–50.

32. Hill GW. Group versus individual performance: Are N + 1 heads better than one? *Psychol Bul*. 1982;91(3):517–39.

33. Taplin SH, Weaver S, Chollette V, Marks LB, Jacobs A, Schiff G, Stricker CT, Bruinooge SS, Salas E. Teams and teamwork during a cancer diagnosis: Interdependency within and between teams. *J Oncol Pract*. 2015;11(3):231–38.

34. Le Divenah A, David S, Bertrand D, Chatel T, Viallards ML. Multidisciplinary consultation meetings: Decision-making in palliative chemotherapy. *Sante Publique*. 2013;25(2):129–35.

35. Alcantara SB, Reed W, Willis K, Lee W, Brennan P, Lewis S. Radiologist participation in multi-disciplinary teams in breast cancer improves reflective practice, decision making and isolation. *Eur J Cancer Care (Engl)*. 2013;23(5):616–23.

36. European Partnership Action Against Cancer consensus group. Policy Statement on multidisciplinary cancer care. *Eur J Cancer*. 2014;50(3):475–80.

37. Kucukarsian SN, Peters M, Miynarek M, Nafziger DA. Pharmacists on rounding teams reduce preventable adverse drug events in hospital general medicine units. *Arch Intern Med*. 2003;167(17):2014–18.

38. Aitken EM, Powelson SE, Reaume RD, Ghali WA. Involving clinical librarians at the point of care: Results of a controlled intervention. *Acad Med*. 2011;86(2):1508–12.

39. Marques MB, Anastasi J, Ashwood E, Baron B, Fitzgerald R, Fung M, Krasowski M, Laposata M, Nester T, Rinder HM. Academy of Clinical Laboratory Physicians and Scientists. The clinical pathologist as consultant. *Am J Clin Pathol*. 2011;135(1):11–12.

40. Laposata M. Putting the patient first: Using the expertise of laboratory professionals to produce rapid and accurate diagnoses. *Lab Med*. 2014;45(1):4–5.

41. Govern P. Diagnostic management efforts thrive on teamwork. Available at: www.news.vanderbilt.edu/2013/03/diagnostic-management-efforts-thrive-on-teamwork/. Accessed November 14, 2015.

42. McDonald KM. The diagnostic field's players and interactions: From the inside out. *Diagnosis*. 2014;1(1):55–58.

43. Millenson ML. Telltale signs of patient-centered diagnosis. *Diagnosis*. 2014;1(1):59–61.

44. Graedon T, Graedon J. Let patients help with diagnosis. *Diagnosis*. 2014;1(1):49–51.

45. Ferguson T and the e-Patient Scholars Working Group. e-Patients and how they can help us heal health care. Available at: e-patients.net/e-Patients-White-Paper.pdf. Accessed November 15, 2015.

46. Delbanco T, Berwick DM, Boufford JI, Edgman-Levitan S, Ollenschlager G, Plamping D, Rockefeller RG. Healthcare in a land called Peoplepower: Nothing about me without me. *Health Expect*. 2001;4(3):144–50.

47. McDonald KM, Bryce CL, Graber ML. The patient is in: Patient involvement strategies for diagnostic error mitigation. *BMJ Qual Saf*. 2013;22 Suppl 2:ii33–ii39.

48. Haskell HW. What's in a story? Lessons from patients who have suffered diagnostic failure. *Diagnosis*. 2014;1(1):53–54.

49. Sutcliffe KM, Lewton E, Rosenthal MM. Communication failures: An insidious contributor to medical mishaps. *Acad Med*. 2004;79(2):186–94.
50. Latane B, Williams K, Harkins S. Many hands make light the work: The causes and consequences of social loafing. *J Pers Soc Psychol*. 1979;37(6):822–32.
51. Darley JM, Latane B. Bystander intervention in emergencies: Diffusion of responsibility. *J Pers Soc Psychol*. 1968;8(4):377–83.
52. Dayton E, Henriksen K. Communication failure: Basic components, contributing factors, and the call for structure. *Jt Comm J Qual Patient Saf*. 2007;33(1):34–47.
53. Cosby KS, Croskerry P. Profiles in safety: Authority gradients in medical error. *Acad Emerg Med*. 2004;11(2):1341–45.

12 チームはよりよい診断を下せるか　　261

13

診断にどの程度費用をかけられるか
How Much Diagnosis Can We Afford?

Karen Cosby and Mark L. Graber

はじめに

　先進国において，医療費は個人，企業，そして国家の経済をも脅かす重大な懸念事項である．米国の医療費は，その他の経済協力開発機構（OECD）加盟国の医療費の総額を凌駕するが，それほどの額を投入してもなお，平均余命は短く，多くの主要評価尺度の転帰も不良である．この差は画像検査や薬剤など，高額だがよりよい結果を生むとは限らない医療技術の利用率が増加したことによる可能性がある[1]．診断関連の費用はこの支出全体の一部で，近年の報告では総額の10%前後とされる．だがほんの一部とはいえ，米国全体では総額にして年間2,500億ドルという驚異的な額に達する[2]．さらに深刻なことに，これらの費用は過去20年間に年率14%で増加しており，2015年には年間7,500億ドルになると予測されている【図13.1】.

　診断は医療全体の中心で，それ以降の全ての医療介入の根拠となる．全ての医学的決断には，正確で適時な診断が不可欠である．診断にかけた費用に見合うだけの効果は得られているか？　費用の内訳は？　診断関連

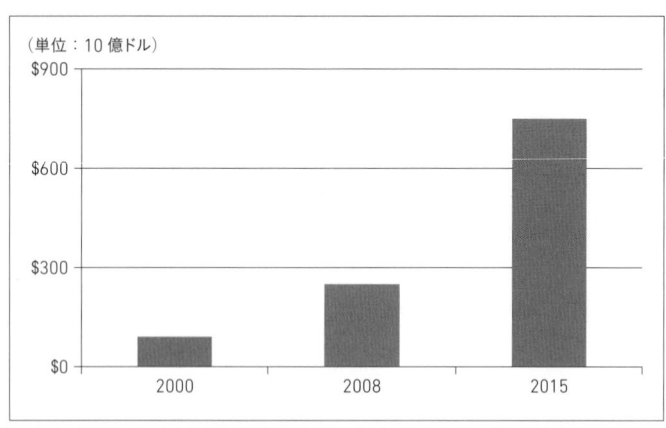

図 13.1　米国における医療診断関連費用の上昇（2000 年〜2015 年）
〔Adapted from Feldman, L., Manag Care., 18（5），43-45, 2009 より〕

の費用が急速に高騰している理由は？　診療の質を落とさず費用を抑えることはできるか？　費用を抑えるための措置により，医療の選択肢まで制限されてしまうか？　または医療を支え革新を推進する産業の成長妨害も余儀なくされるか？　これらは難しい問題である．

　医療の複雑化，最新の優れた検査，高価な画像検査の増加，医療へのアクセス向上，スクリーニング検査に関する推奨の遵守率向上や，この結果必然的に生じる多少の無駄など，診断費用の高騰は多くの要因を反映している．これらは塵も積もれば山となり，費用の高騰につながる．血清 Ca 値測定のような単純な生化学検査を例に考えてみよう．5 μL の血液を多チャンネル分析装置で検査する場合，試薬の費用は約 10 セントである．自動分析装置を用いることで，1 時間に 1,000 回以上も検査を行うことができる！　ところが，最終的な医療費は 25 ドルになるかもしれない．臨床スタッフや事務職員のオーバーヘッドコスト（間接費用），500 万ドル相当の減価償却費，臨床検査室（病院内で実際に利益を上げる数少ない部門の 1 つ）の多額の収益などがこの差をもたらす．

技術の進歩と画像検査にかかる費用

　画像検査の費用は増大する一方で，診断および総合健康管理費用の増加の多くを占めている．米国政府会計検査院（GAO）によると，メディケア（訳注：高齢者・障害者向けの米国公的医療保険制度）の画像検査にまつわる支出は，2000 年から 2006 年にかけて倍増し，その他の医療費よりも急速に増加している【図 13.2】[3]．この画像検査に関連した支出の増加の多くは，CT，MRI, PET，核医学検査など，最新で最も高価な画像検査に起因している．これらの検査は年率 17% で増加している[4]．米国は 7,000 台以上の MRI 機器を保有しており，国民 1 人当たりの数は他の先進国の 2 倍である．また，米国ではこれらの高度な画像検査が諸外国の 2〜3 倍行われている【表 13.1】[5, 6]．このペースで増加し続けるのか，それともいずれ頭打ちとなるのかは不明である．高度な画像検査の感度は，ある点を超えると治療には影響せず，臨床的には有意ではない些細な異常を検出するだけとなり，臨床上意味のないものとなる．だが検査は常に新たな発展の兆しを見せて

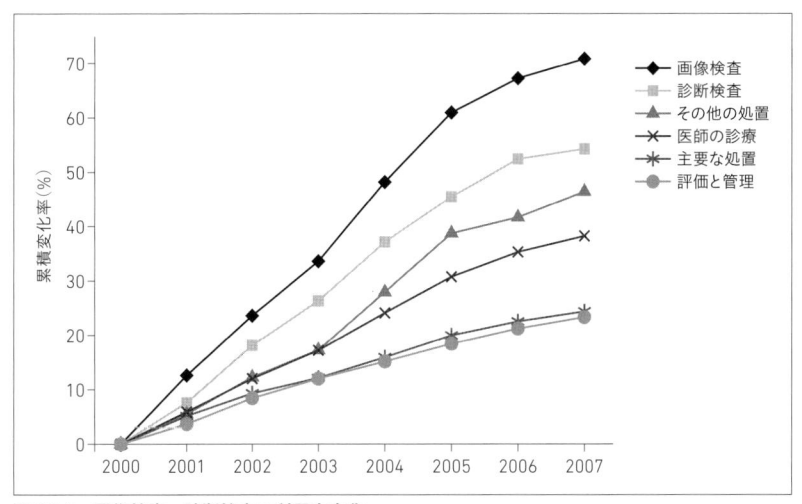

図 13.2　画像検査，診断検査の利用率変化
その他の医療関連サービスと比較し急速に増加している．
〔IgleHart, J. k., N Engl J Med, Health insurers and medicalimaging policy：A work in progress, 360, 1031, Copyright 2009, Massachusetts Medical Society. Reprinted with permission from Massachusetts Medical Society より〕

表 13.1　国別の画像検査の実施数（2014 年）

国	CT 検査/人口 1,000 人当たり	MRI 検査/人口 1,000 人当たり
オーストラリア	115.5	35.3
カナダ	148.5	54.9
デンマーク	150.5	75
フランス	187.9	95.5
オランダ	79.5	51.2
米国	254.7	109.5

〔OECD 健康統計 2016. OECD Health Statistics 2016. Available at：http://www.oecd.org/els/health-systems/health-data.htm. Accessed August 5, 2016.〕

いる．病気をより特徴づけ，検査欲を煽る方向へ，これからも検査の性能は発展を続けるだろう．

　これら画像検査関連の費用は地域差が大きく，少なくとも一部の画像検査は不必要あるいは不適切にオーダーされている可能性がある．被保険者 1 人当たりの画像検査関連費用は，バーモント州の 62 ドルに対しフロリダ州では 472 ドルと約 8 倍もの開きがある[3]．セントルイスにあるワシントン大学で核医学画像の長を務める Siegel は，近年ではオーダーされた検査の 10〜15％で妥当性を疑うと報告している[7]．この「妥当性が疑われる」要素については，将来的にはガイドラインの普及と使用により対処できるかもしれない．米国放射線学会はインターネット上で検査の適正使用ガイドラインを公開しているが，多くの医師はその存在すら知らないため，実診療で使用される機会はこれまで限られていた[8, 9]．ガイドラインの使用を促進する手段として，検査オーダーの過程に意思決定支援アルゴリズムを加える方法も提唱されている．

　画像検査関連費用の増大に伴い健康管理の価値は向上したのか，もしくは，どれほど費用をかければ向上するのかはまだ答えが出ていない．だが，価値を評価することは難しい．費用は常に明確だが，利益に関しては，仮にあるとしても明らかになるには時間がかかるかもしれず，また金銭的な価値に置き換えることはさらに困難である．費用効果分析（CEA）レジストリ（ボストンのタフツメディカルセンターにある価値とリスクの評価センターにより管理される）は，多種多様な疾病に関する 4,000 を超える費用効果分析のデータベースである[10, 11]．診断モダリティに焦点を当てた分析は 6％に過

表 13.2　費用対効果分析の例

検査	費用-便益
虫垂炎を疑った場合の CT 検査	CT スキャンを行うことで不要な入院が減り，手術を必要とする患者の手術が迅速に行われ，患者 1 人当たり平均 447 ドルの経費削減につながる[13].
癌のスクリーニング目的の PET 検査	肺結節の評価と非小細胞肺癌の病期分類に対しては費用対効果が高い．その他の癌の診断や病期分類については，臨床的には有効だが，費用対効果についてはまだ答えが出ていない[14].
頭痛評価のための CT 検査	重大な所見が見つかるのは検査のわずか1〜2%に過ぎず，有意な所見を 1 件検出するのに 50,078 ドルかかる[15].
救急外来での胸痛患者のトリアージ目的の冠動脈 CT	CT アンギオグラフィーを行うことにより女性では経費削減につながった．男性では費用対効果は 5400 ドル/QALY であった[16].
非典型的な胸痛の男性患者に対する運動負荷心電図	検査を施行しない場合と比較し，57,700 ドル/QALY の節約となる[17].

ぎないが，その数は年々増加傾向である．2003 年のメディケア現代化法では，医療研究・品質調査機構（AHRQ）による，臨床効果の比較に関する研究の主導が認められた．2009 年の米国復興再投資法により，費用対効果（CE）研究に 11 億ドル以上の資金が拠出された．質の高い研究へ資金を配分することにより，評価の科学の成熟が担保されている[12]．医学的な画像検査に関する費用対効果の分析例を【表 13.2】に挙げる[13-17].

費用対効果（cost effectiveness：CE）分析

　費用対効果（CE）分析は医療費の相対的価値を評価するための一般的な方法である[12, 17-22]．これらの分析は複雑だが，価値のある検査とない検査を見分けるうえで非常に重要である．それぞれの分析は，通常，介入群と対照群（介入なしなど）を比較し，費用効果比（CE ratio：CER）を算出する．費用効果比は，ドルで算出された費用の差を，有効性の差，または質調整生存年（Quality Adjusted Life Years：QALY）で測定された結果で割ることにより計算される．例えば，子宮頸癌のスクリーニングを全く行わない群と比較し，3 年ごとのスクリーニング群では生存年当たり 11,830 ドルの費用が

かかるが，これは非常に費用対効果が高いと考えられる[21]．

　QALY は健康管理経済学者が用いる人工的な尺度で，より正確な有効性の評価を目的としている．これらの分析は，介入の純便益（訳注：便益から費用を差し引いた額）の判定により左右される．そして最も関心のあるアウトカムは，特定の介入により寿命が延びるかどうかである．40 歳の女性にスクリーニングとしてマンモグラフィーを行うことで寿命が延びるだろうか？　腹部大動脈瘤のスクリーニングにより寿命が延びるだろうか？

　生存年数で測定されるこれらの研究のアウトカムは十分に単純なようだが，もし仮に病気が QOL に影響するとしても観察期間が十分でない場合，あるいは QOL と生存期間の両者を低下させている場合はどうなるだろうか．QALY は，QOL を 0 から 1 の間の効用値（utility）に換算することで算出する．死亡を 0，完全な健康状態を 1 とした場合の現在の QOL を換算する．最近脳梗塞を発症して構音障害が残った患者や右足の麻痺が残った患者では，その QOL が以前の半分にすぎないと推定され，効用値は 0.5 に相当する．慢性疾患では，時間経過で状態が悪化するとともに効用値も変化する可能性がある．そのような例では，生存期間を効用値（QOL）で重み付けして最終的な QALY を算出する．【図 13.3】に，疾患が QOL と寿命の両者に影響を及ぼす場合の QALY の算出例を示す[22]．患者自身の QOL 評 価 法 と し て，Health Utility Index, Quality of Well-Being Scale, Health and Activity Limitation Index などさまざまな尺度がある．母集団の平均を必要とする調査研究では，個々の推定値の代わりに使用できる基準が開発された．臨床研究に基づき費用対効果分析で算出された推定値を用いて，医療経済学者や政策立案者がさまざまな医療戦略を比較する．

　許容可能な費用効果比の絶対的な基準は存在せず，望ましい費用効果比の値は，必然的に状況，設定，保険（公的，私的），医療資源などの影響を受ける[23, 24]．現行の標準治療よりも効果的で安価な介入であれば，明らかに支持に値する．一般に米国では，50,000〜60,000 ドル/QALY を要する介入は，「費用対効果が高い」とみなされる[24]．カナダのガイドラインでは 20,000 ドル/QALY 未満の介入が最も採用されやすいのに対し，通常は費用対効果が 20,000〜100,000 ドル/QALY 未満の介入の採用が推奨される[25]．

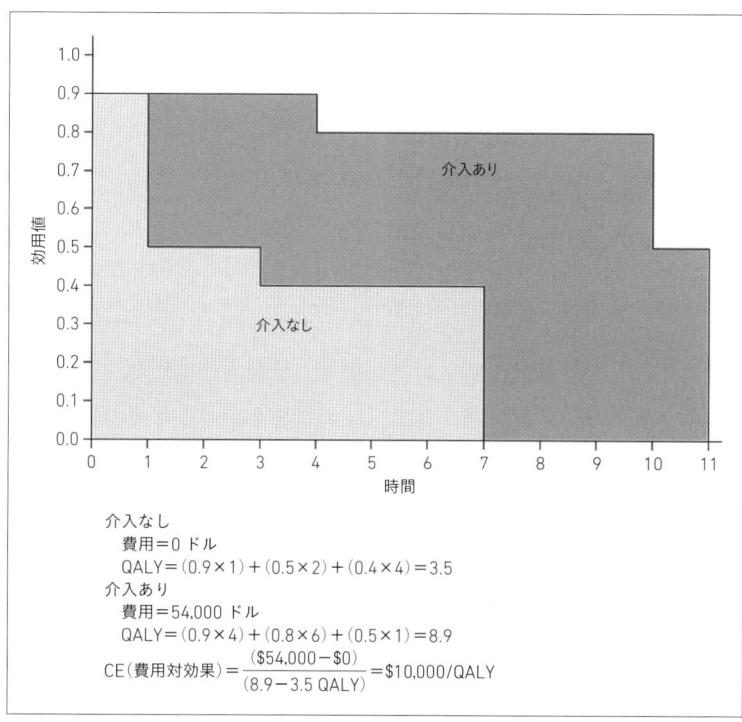

図 13.3　疾患が QOL および寿命に影響を及ぼす場合の，介入の費用対効果の算出法
〔Whitehead, A. J. and Ali, S., Br Med Bull., 96, 5-1,2010 より〕

診断作業の分類とその費用

　診断についてよりよく理解し評価するためには，異なる 3 つの視点に立ち，診断を 3 つに分類するとよい．

　すなわち，診断は以下に分類される．

1. まだ認識されていない疾患のスクリーニング（例：潜在癌，高血圧）
2. （分子的または遺伝学分析による）将来の疾患に対する固有のリスクや傾向の検査
3. 症状の原因評価（例：胸痛）

これらはそれぞれ明らかに異なる思考過程と分析が求められる.
これらの分類では，必要な思考過程や分析がそれぞれ明白に異なる.
診断の費用と便益は別の観点からも評価し得る.

1. 全人口（社会的需要）対
2. 個人　もしくは
3. 科学界

　これらの異なる見地は，時に対立し得る．社会的な見地からは，治療法のない希少疾患や，まだ分類されていない疾患を調べるための費用は正当化しえない．しかし個人的なレベル，例えば希望をもたせることはおろか，診断すらつけられなかった子供が関与する場合には，費用に関係なしにまれな変性疾患の理解を深めたいという願望は十分に説得力がある．科学的な見地からは，まれな疾患の調査・研究なしに医学知識の水準を高めることはできない，という議論がある．診断と治療だけでなく，失敗にも費用がかかる．医療経済は複雑である．医療経済は当然客観的な統計と事実を含むが，医療の優先順位や選択肢は，文化的な人道的な価値や，視点により相対的に変化し得る哲学的価値によって影響される．

◆ ルーチンのスクリーニング検査

　最もよいスクリーニング検査は，疾患を早期発見することで，効果的な早期治療を可能にする．しかし，どのような検査であっても，大集団に適用した場合には偽陽性となる可能性がある．偽陽性の検査結果に起因する合併症や問題は，真の陽性患者を早期発見した場合に得られる利益を相殺しうる．例えば，肺のCT検査は肺癌に対する感度の高い検査法であるが，おそらく良性の病的意義のない結節も検出する．潜在的な便益について分析する場合には，その他の異常を検査する結果生じる費用や潜在的な害についても考慮する必要がある．

　スクリーニング検査が評価される過程は，費用対効果分析が実際どのように機能するかを示す優れた例である．米国予防医学作業部会（USPSTF）

は，この取り組みにおける主要な組織である[26]．この独立した専門家集団は，現存する批判的吟味されたエビデンスを用いて，予防医療を目的とした勧告を作成し普及させる[27]．USPSTF はエビデンスの強さを決定し，特定の介入を支持（推奨）もしくは否定（"医学的に不要"，推奨しない）する．有効と結論づけるエビデンスが十分でない場合には推奨しないこともある．推奨されるには，検査の感度，特異度，精度ともに高いことが求められ，早期介入が効果的であるというエビデンスも必要である．また，病気の有病率とスクリーニング費用を考慮した費用対効果分析が行われていることが望ましい．USPSTF が推奨する検査は全て，純便益が既知の費用やリスクを上回る，という基準を満たしている．USPSTF のガイドラインには，がん検診や頻度の高い疾病に対する一般的に広く用いられる推奨が含まれている．数例を【表13.3】に示す[27]．例えば，USPSTF では 18 歳以上の成人に対する高血圧症のスクリーニングを推奨している．また，PSA を用いた前立腺癌のスクリーニングは推奨せず，成人に対するルーチンの開放隅角緑内障のスクリーニングも推奨しない（中等度のエビデンスレベル）．USPSTF では，「医学的に必要ではない」検査として，全身スキャン，重金属スクリーニング，妊娠中の超音波検査の再検などを挙げている．このような検査は，全国的に推奨されるスクリーニング検査に期待される純便益がないばかりか，医療資源を浪費している．これらの推奨は有用かもしれないが，認識され実施されるまで時間がかかることが多い．この点に関しては，得られた知見を実臨床に反映する過程でよくある問題として認識されている[28]．研究で得られたエビデンスが臨床に応用されない例は，医学全体に多く存在する．例えば，ルーチンの胸部 X 線写真は害が利益を上回ることが随分前から指摘されているが，依然として日常的に行われている[29]．検診の妥当性に関する論争は，2009 年にマンモグラフィーに関する政府の新しいガイドラインが発表され，乳癌検診の対象年齢が 40 歳から 50 歳に引き上げられたときのように，政治的な騒動を引き起こす可能性がある[30]．個人の利益と対立するような集団を対象とした推奨の決定を巡って，患者，人権擁護団体，政治家が激突した．患者と医師が冒してもよいと考えるリスクの種類（不必要な生検のリスク vs. 診断が遅れるリスク）や出

表 13.3　USPSTF のスクリーニングに関する勧告

スクリーニングを推奨	スクリーニングを推奨しない，もしくはエビデンスが不十分
50 歳以上の女性に対する乳がんスクリーニング	肺がんスクリーニング（喫煙者も含む）
女性に対する子宮頸がんスクリーニング	冠動脈疾患スクリーニング
成人に対する高血圧，脂質異常症，糖尿病スクリーニング	がん検索目的での全身画像検査
50 歳以上の成人に対する大腸がんスクリーニング	前立腺癌スクリーニング
65 歳以上の女性もしくは骨粗鬆症の危険性が高い 60 歳以上女性に対する骨粗鬆症スクリーニング	アルツハイマー型認知症の遺伝子スクリーニング

〔http://www.uspreventiveservicestaskforce.org より〕

費をいとわない金額は個人によって異なる可能性がある[30-33]．それらは必ずしも予測できるとは限らず，合理的でもない．

◆遺伝学的スクリーニング：分子診断とゲノム医療の新時代

2001 年のヒトゲノム計画（HGP. 訳注：ヒトゲノムの全塩基配列を解析する計画）完了以降，利用可能な科学技術が急速に普及し，疾患に関連するゲノムの解析が進んだ．そして，症状出現前に多くの疾患を検出できるようになった．子孫が遺伝性疾患をもつ可能性のある両親に対し，妊娠前に遺伝子スクリーニング検査を行い，リスクを判定することも可能である．生殖補助医療においては，移植前に胚を選択し複数の遺伝的条件について検査を行うこともできる．例を【表 13.4】に示す[34]．出生前の遺伝学的スクリーニングは非侵襲的な検査から侵襲的な検査まで幅広く行われている．出生時には，先天性代謝異常，囊胞性線維症，異常ヘモグロビン症を含む数十の遺伝性疾患のスクリーニングが日常的に行われている[34, 35]．今や個人のゲノムの完全な解析も可能である．しかし，得られる情報の多くは有用ではないかもしれないし，誤解を招く可能性もある．一般的な疾患の多くが遺伝要因を有することは判明したが，最終的な発症は複数の要因の影響を受けるため，検査の有用性はまだ確立していない[36]．遺伝性癌症候群（遺伝性非ポリポーシス大腸癌，家族性腺腫性ポリポーシス，BRCA1/2 遺伝子に関連した遺伝性乳癌/卵巣癌）の可能性を認識することで，生活様式を変更し，頻繁にスクリーニング検査を受け，ひいては積極的な癌の治療につながる者もいるかもしれ

表13.4 着床前検査により検出可能な単遺伝子疾患

遺伝形式	疾患
常染色体優性遺伝	ハンチントン病 筋強直性ジストロフィー シャルコー・マリー・トゥース病
常染色体劣性遺伝	サラセミア 嚢胞性線維症 脊髄性筋萎縮症（ウェルドニッヒ・ホフマン病） 鎌状赤血球症
性染色体劣性遺伝（伴性遺伝）	脆弱X症候群 デュシェンヌ型筋ジストロフィー 血友病

〔Bodurtha, J. and Straus, J. F. 3rd. N Engl J Med., 366（1）, 64-73, 2012 より〕

ない[37]．その他の疾患（例えば2型糖尿病や冠動脈疾患）は，あまりに複雑過ぎて，遺伝学のみに基づいて検査を推奨することはできない[36,38]．

　遺伝子型異常の検出力は急速に向上している．遺伝子発現から3,000以上の疾患を同定可能であり，600を超える研究機関が国際的に遺伝子検査を提供している．シアトルのワシントン大学にある情報センターは，米国国立衛生研究所（NIH）から支援を受け，54,000件以上の遺伝性疾患検査を行っている[39]．遺伝子検査の費用は数千ドルになるかもしれないが，CTやMRIと同程度である．また，特定の状況においては，遺伝子検査はCTやMRIよりも安い費用で，時にはより低いリスクで診断情報をもたらす可能性がある．

　分子遺伝学の進歩は，スクリーニングから診断の裏付け，特異的な標的治療の方針決定まで，あらゆる種類の診断に影響を及ぼしている【表13.5】[40-44]．分子遺伝学が発展するにつれ，臨床現場にいる医師も遺伝性疾患に関する知識豊富なアドバイスを提供することが期待される．また近い将来，"十分な遺伝学的知識をもっている"ことも必要とされるだろう[38]．だが，現時点においては，これらの検査のうち費用対効果が高いとされるのはごく一部である．これらの遺伝学的評価を行うための基準は現在明確に定義されているが，検査で得られた情報をいかにしてケアに取り入れるかを判断するためには，さらに多くの検討が必要である[38,45]．

表 13.5　診断を目的とした遺伝子検査の利用

どのように検査が利用されるか	疾患・状態の例
診断の確定	ハンチントン病：遺伝子検査はハンチントン遺伝子異常の検出に対し感度 99％，特異度 100％であり，明らかな家族歴のない患者で特に有用である[40]．
診断の裏付け	嚢胞性線維症：発汗試験が決定的でない場合でも，CFTR 遺伝子の変異により，診断が裏付けされる[41]．
予測試験	遺伝性非ポリポーシス大腸癌：MLH1 および MSH2 は遺伝子の修復に関与する遺伝子で，変異がある場合にこの疾患の指標となる．だが，全ての大腸癌患者のうち，この変異を認めるのはわずか 1〜5％に過ぎない．スクリーニング検査で陽性の患者は，大腸癌の早期発見のために大腸内視鏡検査を受けることができる．遺伝子検査の費用は 1,400〜2,700 ドルである[42,43]．
個人の意思決定	乳癌：乳癌と診断された白人女性の 3.3％で BRCA の遺伝子異常が認められる．スクリーニング検査で陽性の患者は，より頻回の癌スクリーニングを受けることができる．検査の費用は 300〜500 ドルである[44]．

◆「先生，なぜ私は痛みを感じるのでしょう？」：症候性疾患の診断

　スクリーニングの推奨は集団全体のリスクに基づくが，症状に基づく診断は高度に個別化されており，診断に至る過程は臨床医や施設により異なることが多い．臨床医の指針となるエビデンスは増えているものの，潜在的な診断が多数存在し，1 つひとつの疾患が多彩な臨床像をとるため，診断を標準化することは難しい．また，症状に基づき診断しようとしても，出会う患者ごとに独特の症状をとる．健康な 20 歳が雪かき後に胸痛を訴えた場合，単なる筋骨格系疾患だけでなく，心筋梗塞，大動脈解離，心膜炎，気胸も原因となりうる．これらの診断のどれか 1 つでも見逃すと致命的になることがある．ほぼ全ての医療の場において誤診（ならびに医療過誤訴訟）の主な原因の 1 つが心筋梗塞と大動脈解離の見落としである．どの検査をオーダーするかの決定は，ポピュレーション戦略（訳注：集団全体の危険因子を下げる戦略）だけに基づくものではない．目の前にいる患者の症状だけが重要な瞬間もある．安全を期すためにはどれほどの確実性が求められるのか？　いつ検査を行い，いつ行わないのかをどのように決めるのか？この問題は，レーダーシステムの設定調整時に軍が直面する信号検出問題の医学版である．感度を高く設定しすぎると，分析者が圧倒されるほどの信号で画面が埋め尽くされ，大きな鳥ですらミサイルの侵入と誤認する可

能性がある．逆に感度を低く設定すると，ほぼ何も画面に表示されず，ミサイルは鳥のようにみえるか全く見逃されることもある．

　これらの質問の答えは，科学的根拠に基づく診療と意思決定への疫学的な取り組みとの併用により導かれる．最小限の誤報で最もミサイルを認識する理想的な均衡点，すなわちスイートスポットを見つけることが基本的な概念である．この均衡点は検査の特性に関する十分なデータを基に決定することができるが，判断を求められることも多い．どの程度リスクを冒す気があるのか？　どのくらい検査を行うのか？　許容可能な費用とは？　米国の医療制度や医療提供者の職業的倫理観は，病気の発見が完璧でないことを全くもって許容できずに完璧な感度という非現実的な目標を掲げる結果，多くの高額な検査につながる．少なくとも根拠に基づいた費用対効果の高い検査が行われるよう，検査の適正使用のために利用可能な臨床ガイドラインや意思決定ツールが増えている（不確実性を排除するものではなく，必ずしも完全でもないが）．

　急性足関節損傷は頻度の高い疾患だが，救急外来を受診するような症状がある場合X線検査を行われることが多い．しかしながらこれらの検査の有用性は低く，骨折が見つかるのは10〜15％に過ぎない．オタワ足関節ルールは，画像検査を必要とする損傷を確実に予測すると実証された方法である[46]．妥当性を検証した研究では，全ての踵と中足骨の骨折を検出し，X線検査の30〜35％を不要にした[47]．足関節損傷の患者2,342人を追跡した研究では，オタワ足関節ルールを使用した結果，全ての骨折が検出され，救急外来の滞在時間は116分から80分に短縮し，総費用も半分以下に削減された[47]．全ての救急外来で迅速かつ熱心に新しいルールを採用することが理想的だと想像する者もいるかもしれない．しかし医学における多くの革新と同様で，新しいルールの普及は遅く，普遍的に採用されることはなく，初期効果も弱い．一例として，フランスのランダム化比較試験ではこのルールの感度が非常に高いことが確認されたが，X線検査のオーダーを20％減らしただけで，ルールの使用頻度は時間とともに減少する傾向にあった[48]．それでいて医療提供者は臨床の意思決定ルールを概して好意的に捉えている．特に救急医療従事者は，自分たちの業務の流れ

に適合し，診断の補助となり，時間の節約にもなる場合，臨床の意思決定ルールを肯定的に評価している[49].

検査を行うか否かの決断に影響を与える因子

ただ検査を行うほうが簡単なこともある．患者は期待をもち，しばしば疾患の存在を証明するための検査を望む（あるいは少なくとも疾患がないと納得するために）．医師もまた，精度と効率性の両面で非現実的な水準に達するよう追い込まれるため，時として不安を感じる．診断的な有用性とは関係なしに検査が進められるのには多くの要因がある．

◆「思考（あるいは思考停止）」のコスト

臨床家が用いる中心的なベッドサイドスキルは，患者自身の認識や症状に関する説明の傾聴と解釈，診断的考察を否定または支持するための身体診察から得られる所見を頼りにしている．時に病歴と身体所見（H & P）だけで診断につながることもある．

思考の過程は目に見えない作業であるため，当然と見なされないがしろにされることも多い．情報の統合や鑑別診断の列挙，熟慮して診療を進めることなどがその過程に含まれ，他の全ての決定が下される基盤となる．患者が負担する相対的な費用はごくわずかだが，その後の検査や画像検査，結果の解釈，最終的な臨床統合はこの評価にかかっている．医学の「art」が失われ，不適切な身体検査により診断の失敗が生まれていると嘆く者も多い[50-54]．研修医も「CT が本当に必要か判断するのに時間を費やすよりも，オーダーするほうが楽だ」と耳にしてきた．救急医療の質の尺度も，「スループット（処理能力）」や「心筋梗塞で心電図を取るまでの時間」に焦点を当てており，正確さ（および思考の質）にはほとんど注意が払われていない．電子カルテにより情報交換は容易になったが，入力される情報と，対象である患者自身の関係があまりにも乏しいため悩みの種となる可能性もある．身体所見と矛盾しているとしても，検査が終わると臨床医は

さらに読影結果や検査結果頼みとなることが指摘されてきた[55]. 患者やコンサルタントとのコミュニケーションに費やす時間は, 費用対効果の高い診断ツールであるが, 有用性をあまり認識されておらず, 得られた効果もほとんど認識されていない. Kassirer は, 診断がつかないことに対する不安や, 検査を繰り返すことで診断を確定したいという医療者の望みが過剰検査につながると主張している[56].

◆ 防衛医療

防衛医療に関する多くの文献は, 防衛医療が現代医学の主要な問題の1つで, 貴重な医療資源を浪費する流行り病と表現している. 医師の診療に関する最近の調査によると, 医師の9割が「医療過誤の訴訟から身を守るために, 患者が必要とするよりも多くの検査と処置をオーダーする」ことに賛同した[57,58]. 2008年度の PricewaterhouseCoopers (訳注:世界4大会計事務所の1つ) の分析によると, 米国の医療支出の約半数が無駄である. その原因の筆頭が防衛医療であり[59], 年間約600億ドルを占める[60]. マサチューセッツ医学会のデータによると, 検査や放射線検査の20%, 専門家へのコンサルテーションの28%, 入院の13%が防衛医療である[61].

医師が恐れるのも無理はない. 医療者が敗訴した医療過誤事例の大半が診断エラーで, 高額の慰謝料が支払われている. また診断エラーにより, 患者は死亡や重大な障害といった最悪な転帰を辿る[62]. 患者の転帰が悪い場合, 医師は個人としても専門家としても強い悲しみを感じる. 誰が行ったとしても医学的に許容されるであろう100%の正しさにできるだけ近づけたいという, 個人的な強い動機 (法的, 社会的, 専門的) が医師にはあると述べた著者もいる[63]. この完全でありたいという欲求には結局お金がかかる.

◆ 過剰診断

1つの検査は次の検査を生み出す傾向がある. 臨床医は全ての知見を説明もしくは明らかにする必要があるとプレッシャーを感じ, 検査で得られた誤った異常所見をさらに評価し続けたくなることがある. 偽陽性の検査

結果や偶発腫瘍の検出により，診療が混乱し，さらなる検査や不要な侵襲的処置をもたらす可能性がある[64]．診断の確実性の追求にこだわることで，不適切で時に過度の精査につながると Kassirer は述べた[56]．過剰検査は明らかに経済的に影響するだけでなく，臨床的にも影響する．不適切な CT は不必要な放射線被曝と，造影剤反応（アナフィラキシー，腎障害）をもたらす．医療用画像技術の犠牲者達（victims of medical imaging technology）に起こった驚きの事例を，"VOMIT" ともじった報告もある[65]．技術の過度の使用は広く認識されているので，現在では医学的な介入をより認識して適切にコントロールするための，臨床医–患者間のパートナーシップも存在する．Choosing wisely は，ほとんどあるいは全く価値のない検査や処置の特定を目的とした，医療提供者と患者の間のパートナーシップである[66,67]．

◆ 何もしないというアート：検査を行わない決断

「アスピリンを内服して朝に電話をかけて下さい」といった賢いアドバイスと同様に，何かを行わないことが最善の選択であるときもある．病院へのアクセスがよく，電話でのフォローアップにも信頼の置ける患者と関係性を築いている臨床医であれば，患者が期待通りに改善しない場合は再評価と対応ができると知っているため，あえて何もせずに静観することを許容するかもしれない．検査をオーダーするのではなく，時間と経過が検査の必要性を否定するに任せることもある．

時に病気である可能性が十分に高く，治療の利益が明らかで（そして潜在的な有害事象のリスクが十分に小さく）治療の必要な域に達している場合，形式だけの診断的検査は必要とされない．発熱と頸部リンパ節腫大を伴う滲出性咽頭炎は十分な証拠と見なされることが多く，連鎖球菌スクリーニングの結果が例え陰性だったとしても，連鎖球菌性咽頭炎として治療決定を変えうるものではない．可能性が高い疾患の典型的な徴候（例えば免疫能が正常な患者のインフルエンザ流行期の発熱・筋肉痛）がみられた場合には，合理的な診断を確定するのに，病歴と身体所見以外何も必要としないかもしれない．別の極端な例として介入したとしても得るものがほとんどない場合，仮に病気の可能性が高いとしても検査が先延ばしされる可能性もある．例えば，

予後が限られている患者には癌のスクリーニングを控えるかもしれない．このような状態全てに対し検査を決断するには，検査のリスクと利点，介入の潜在的な利点を慎重に評価し，患者のキャラクターや臨床医との関係も考慮する必要がある．決断にはある程度の診断推論が含まれるが，費用はほとんどかからない．安全で費用も意識した慎重な診断の例である．

◆ 診断がつかないことへの恐れ

過剰検査や過剰診断を望むものなどいない．結果がわかっているならば，大半の者は費用や患者のリスクが限られた単純で直接的な方法を選択する．しかし，症状に基づく診断は終わりがみえない．診断を見逃した場合，患者の生活に支障をきたすことや，障害が発生する可能性もある．専門家は，「もし治療対象となる何かがあったら」という未知の恐怖を常に感じている．リスク回避型の人格の持ち主は，自身が過度の検査を強いた結果として加わるリスクを完全に認識することなく，単に「安全にプレーする」ことを好むかもしれない．深刻な診断を見逃した場合，患者が苦しむだけなく臨床医も第二の犠牲者となる可能性がある[68-70]．臨床医は，自身の過ちによって患者が被害を受けた場合，自信を喪失し，罪悪感，怒り，失望，不安，抑うつなどの感情に苦しむ可能性があると Wu は指摘している．臨床医が最適な診断をするためには，よりよい科学と優れたツールが必要である．

ドライビングコストを意識した診断

最適な診断は正確な診断から始まる．費用対効果の高い診断は，資源の有効活用によって精度を高め，不要な検査という穴にはまることを回避する．精度と効率の調和を目的とすることで，経済的に確実的な方法により最適な結果をもたらす．検査を行う価値がある状態とない状態をより明確に定義するための研究は，診断経験の価値の向上に大きく寄与するかもしれない．この概念の効果的な一例として，Newman-Toker は，ベッドサイ

ドでの簡易な手法で，早期の MRI 検査が有用なめまい患者と，画像検査や入院の有用性がないめまい患者を判別する臨床パラメーターを定義した[71]．同様に，Green らは，セリアック病を早期診断することで，不必要な救急外来受診や度重なる画像検査を避けることができ，経済的恩恵も得られることを示した[72]．病気の徴候や症候群をよりよく分類するため研究を進めることで，さらに多くの改善が得られるかもしれない．臨床上の意思決定支援，エビデンスに基づいた臨床ガイドラインと適切なツールの統合も有用な場合もある．目標は，健康管理と診断にかかる費用の改善だが，究極的には診断の科学の進歩により，品質と費用の両者が改善する可能性がある．

▌本章の要約 —— 診断にどの程度費用をかけられるか

- 診断のための医療費の値段は，必ずしも医療の質や結果に一致するわけではない．
- 診断費用高騰の大半は，高度な画像検査の過剰使用による．
- 質調整生存年（Quality Adjusted Life Years：QALY）は診断検査の評価と比較に使用しうる，費用対効果の有用な尺度である．米国放射線学会は，画像資源の使用を改善し，過剰検査を最小限に抑えるための適正ガイドラインを発表している．
- 米国予防医学作業部会（USPSTF）はルーチン検査に関して有用で推奨されるか否かの勧告を出している
- 分子診断学の分野の成長により個人のゲノムが解析できるようになったが，ゲノム解析の進展に比べ，利用を目的としたガイドラインは遅れをとってきた．
- 検査の決断はエビデンスを指針とするが，医療提供者と患者の好み，患者の個人的な価値観や社会の価値観，そしてリスク回避の影響も受ける．

文献

1. Squires D, Anderson, C. U.S. Health care from a global perspective: Spending, use of services, prices, and health in 13 countries. Available at: http://www.commonwealthfund.org/publications/issue-briefs/2015/oct/us-health-care-from-a-global-perspective. Accessed October 31, 2015.
2. Feldman L. Managing the cost of diagnosis. *Manag Care*. 2009;18(5):43–45.
3. Iglehart JK. Health insurers and medical-imaging policy: A work in progress. *N Engl J Med*. 2009;360(10):1030–37.
4. Government Accountability Office. Report to congressional requestors: Medicare Part B imaging services: Rapid spending growth and shift to physician offices indicate need for CMS to consider additional management practices. June 2008. Available at: www.gao.gov/new.items/do8452.pdf. Accessed October 31, 2015.
5. Squires DA. Explaining high health care spending in the United States: An international comparison of supply, utilization, prices, and quality. *Issue Brief (Commonw Fund)*. 2012;10:1–14.
6. OECD Health Statistics 2016. Available at: http://www.oecd.org/els/health-systems/health-data.htm. Accessed August 5, 2016.
7. Rowan K. Rising costs of medical imaging spur debate. *J Natl Cancer Inst*. 2008;100(23):1665–67.
8. Sheng AY, Castro A, Lewiss RE. Awareness, utilization, and education of the ACR appropriateness criteria: A review and future directions. *J Am Coll Radiol*. 2016;13(2):131–6.
9. American College of Radiology. ACR Appropriateness Criteria®. Available at: http://www.acr.org/ac. Accessed October 31, 2015.
10. Thorat T, Cangelosi M, Neumann PJ. Skills of the trade: The Tufts Cost-Effectiveness Analysis Registry. *J Benefit-Cost Analysis*. 2012;3(1):1–9.
11. Cost-Effectiveness Analysis Registry. Available at: https://research.tufts-nemc.org/cear4/. Accessed October 31, 2015.
12. Manchikanti L, Falco FJ, Boswell MV, Hirsch JA. Facts, fallacies, and politics of comparative effectiveness research: Part I. Basic considerations. *Pain Physician*. 2010;13(1):E23–54. Review.
13. Rao PM, Rhea JT, Novelline RA, Mostafavi AA, McCabe CJ. Effect of computed tomography of the appendix on treatment of patients and use of hospital resources. *N Engl J Med*. 1998;338(3):141–46.
14. Buck AK, Hermann K, Stargardt T, Dechow T, Krause BJ, Schreyogg J. Economic evaluation of PET and PET/CT in oncology: Evidence and methodologic approaches. *J Nucl Med*. 2010;51(3):401–12.
15. Jordan YJ, Lightfoote JB, Jordan JE. Computed tomography imaging in the management of headache in the emergency department: Cost efficacy and policy implications. *J Natl Med Assoc*. 2009;101(4):331–35.
16. Ladapo JA, Hoffman U, Bamberg F, Nagurney JT, Cutler DM, Weinstein MC, Gazelle GS. Cost-effectiveness of coronary MDCT in the triage of patients with acute chest pain. *AJR Am J Roentgenol*. 2008;191(2):455–63.
17. Kuntz KM, Fleischmann KE, Hunink MG, Douglas PS. Cost-effectiveness of diagnostic strategies for patients with chest pain. *Ann Intern Med*. 1999;130(9):709–18.

18. Russell LB, Gold MR, Siegel JE, Daniels N, Weinstein MC. The role of cost-effective analysis in health and medicine. Panel on Cost-Effectiveness in Health and Medicine. *JAMA*. 1996; 276(14):1172–77.
19. Gold MR, Siegel JE, Russell LB, Weinstein MC, editors. *Cost-Effectiveness in Health and Medicine*. New York: Oxford University Press; 1996.
20. Cohen DJ, Reynolds MR. Interpreting the results of cost-effectiveness studies. *J Am Coll Cardiol*. 2008;52(25):2119–26.
21. Esselen KM, Feldman S. Cost-effectiveness of cervical cancer prevention. *Clin Obstet Gynecol*. 2013; 56(1):55–64.
22. Whitehead SJ, Ali S. Health outcome in economic evaluation: The QALY and utilities. *Br Med Bull*. 2010;96:5–21.
23. Azimi NA, Welch HG. The effectiveness of cost-effectiveness analysis in containing costs. *J Gen Intern Med*. 1998;13(10):664–69.
24. Owens DK. Interpretation of cost-effectiveness analyses. *J Gen Intern Med*. 1998 Oct;13(10):716–17.
25. Laupacis A, Feeny D, Detsky AS, Tugwell PX. How attractive does a new technology have to be to warrant adoption and utilization? Tentative guidelines for using clinical and economic evaluations. *CMAJ*. 1992; 146(4):473–81.
26. Moyer V, Bibbins-Domingo K. The U.S. Preventive Services Task Force: What is it and what does it do? *N C Med J*. 2015;76(4):238–42.
27. U.S. Preventive Services Task Force. Available at: http://www.uspreventiveservicestaskforce.org/Page/Name/home. Accessed October 31, 2015.
28. Straus SE, Tetroe J, Graham I. Defining knowledge translation. *CMAJ*. 2009 Aug;181(3–4):165–68.
29. Mauri D, Kamposioras K, Proiskos A, Xilomenos A, Peponi C, Dambrosio M, Zacharias G, Koukourakis P, Pentheroudakis G, Pavlidis N. Old habits die hard: Chest radiography for screening purposes in primary care. *Am J Managed Care*. 2006;(11):650–56.
30. US Preventive Services Task Force. Screening for breast cancer: U.S. Preventive Services Task Force recommendation statement. *Ann Intern Med*. 2009;151(10):716–26.
31. American Cancer Society (2009) Press release: American Cancer Society responds to changes to USPSTF mammography guidelines. Available at: http://pressroom.cancer.org/index.php?s=43&item=201. Accessed January 28, 2013.
32. McCarthy M. U.S. panel reaffirms controversial 2009 mammography recommendations. *BMJ*. 2015;350:h2174.
33. Wang AT, Fan J, Van Houten HK, Tilburt JC, Stout NK, Montori VM, Shah ND. Impact of the 2009 U.S. Preventive Services Task Force Guidelines on screening mammography rates on women in their 40s. *PLoS One*. 2014;9(3):e91399.
34. Bodurtha J, Strauss JF 3rd. Genomics and perinatal care. *N Engl J Med*. 2012;366(1):64–73.
35. Francescatto L, Katsanis N. Newborn screening and the era of medical genomics. *Semin Perinatol*. 2015;39(8):617–22.
36. Janssens AC, van Duijn CM. Genome-based prediction of common diseases: Advances and prospects. *Hum Mol Genet*. 2008;17(R2):R166–73.
37. Fostira F, Thodi G, Konstantopoulou I, Sandaltzopouos R, Yannoukakos D. Hereditary cancer syndromes. *J BUON*. 2007;12 Suppl 1:s13–22.

38. Emery J, Hayflick S. The challenge of integrating genetic medicine into primary care. *Br Med J*. 2001;322(7293):1027–30.
39. GENE tests. Available at: https://www.genetests.org. Accessed October 31, 2015.
40. Batepe M, Xin W. Huntington disease: Molecular diagnostics approach. *Curr Protoc Hum Genet*. 2015;87(9):26.
41. Dequeker E, Stuhrmann M, Morris MA, Casals T, Castellani C, Claustres M, Cuppens H, des Georges M, Ferec C, Macek M, Pignatti PF, Scheffer H, Schwartz M, Witt M, Schwarz M, Girodon E. Best practice guidelines for molecular genetic diagnosis of cystic fibrosis and CFTR-related disorders: Updated European recommendations. *Eur J Hum Genet*. 2009;17(1):51–65.
42. Strafford JC. Genetic testing for lynch syndrome, an inherited cancer of the bowel, endometrium, and ovary. *Rev Obstet Gynecol*. 2012;5(1):42–49.
43. U Conn Health. Division of Medical Genetics. Hereditary NonPolyposis Colorectal Cancer (HNPCC). Available at: www.humangenetics.uconn.edu/hereditary/info_hnpcc.html. Accessed October 31, 2015.
44. Organization. Available at: www.breastcancer.org. Accessed October 31, 2015.
45. Higashi MK, Veenstra DL. Managed care in the genomics era: Assessing the cost effectiveness of genetic tests. *Am J Manag Care*. 2003;9(7):493–500.
46. Stiell IG, Greenberg GH, McKnight D, Nair RC, McDowell I, Reardon M, Stewart JP, Maloney J. Decision rules for the use of radiography in acute ankle injuries: Refinement and prospective validation. *JAMA*. 1993;269(9):1127–32.
47. Stiell IG, McKnight RD, Greenberg GH, McDowell I, Nair RC, Wells GA, Johns C, Worthington JR. Implementation of the Ottawa ankle rules. *JAMA*. 1994;271(11):827–32.
48. Auleley GR, Ravaud P, Giraudeau B, Kerboull L, Nizard R, Massin P, Garreau de Loubresse C, Vallee C, Durieux P. Implementation of the Ottawa ankle rules in France: A multicenter randomized controlled trial. *JAMA*. 1997;277(24):1935–39.
49. Richardson S, Khan S, McCullagh L, Kline M, Mann D, McGinn T. Healthcare provider perceptions of clinical prediction rules. *BMJ Open*. 2015;5(9):e008461.
50. Natt B, Szerlip HM. The lost art of the history and physical. *Am J Med Sci*. 2014; 348(5):423–25.
51. Verghese A, Charlton B, Kassirer JP, Ramsey M, Ioannides JP. Inadequacies of physical examination as a cause of medical errors and adverse events: A collection of vignettes. *Am J Med*. 2015;128(12):1322–24.
52. Jauhar S. The demise of the physical exam. *N Engl J Med*. 2006;354(6):548–51.
53. Dalvi B. The "Lost" frontier of clinical medicine: Have we reached a point of no return? *Ann Pediatr Cardiol*. 2009;2(1):1–2.
54. Fred HL. Hyposkillia: Deficiency of clinical skills. *Tex Heart Inst J*. 2005; 32(3):255–57.
55. Marks LB. "Error bars" in medical imaging: Stealth and treacherous. *Radiology*. 2015;277(2):318–28.
56. Kassirer JP. Our stubborn quest for diagnostic certainty: A cause of excessive testing. *N Engl J Med*. 1989;320(22):1489–91.
57. Bishop TF, Federman AD, Keyhani S. Physicians' views on defensive medicine: A national survey. *Arch Intern Med*. 2010;170(12):1081–83.
58. Kanzaria HK, Hoffman JR, Probst MA, Caloyeras JP, Berry SH, Brook RH. Emergency physician perceptions of medically unnecessary advanced diagnostic imaging. *Acad Emerg Med*. 2015;22(4):390–98.

59. The price of excess: Identifying waste in healthcare spending. Available at: http://www.oss.net/dynamaster/file_archive/080509/59f26a38c114f2295757b b6be522128a/The%20Price%20of%20Excess%20-%20Identifying%20Waste%20 in%20Healthcare%20Spending%20-%20PWC.pdf. Accessed February 15, 2017.

60. Kessler D, McClellan M. Do doctors practice defensive medicine? *Quart J Economics*. 1996;111(2):353–90.

61. Massachusetts Medical Society. Investigation of defensive medicine in Massachussets. Nov. 2008. Available at: www.massmed.org/defensive medi-cine. Accessed October 30, 2015.

62. Saber Tehrani AS, Lee H, Mathews SC, Shore A, Makary MA, Pronovost PJ, Newman-Toker DE. 25-Year summary of U.S. malpractice claims for diagnostic errors 1986–2000: An analysis from the National Practitioner Data Bank. *BMJ Qual Saf*. 2013;22(8):672–80.

63. Kassirer J. Correspondence: Our stubborn quest for diagnostic certainty. *N Engl J Med*. 1989 Nov 2;321(8):1272–73.

64. Chojniak R. Incidentalomas: Managing risks. *Radiol Bras*. 2015;48(4):IX–X.

65. Hayward R. VOMIT (victims of modern imaging technology): An acronym for our times. *BMJ*. 2003;326:1273.

66. Morden NE, Colla CH, Sequist TD, Rosenthal MB. Choosing wisely: The politics and economics of labeling low-value services. *N Engl J Med*. 2014;370(7):589–92.

67. Choosing Wisely. An initiative of the ABIM Foundation. Available at: http:// www.choosingwisely.org. Accessed October 31, 2015.

68. Wu AW. Medical error: The second victim. *West J Med*. 2000;172(6):358–59.

69. Levinson W, Dunn PM, Portland O. A piece of my mind: Coping with fallibility. *JAMA*. 1989; 261(15):2252.

70. Seys D, Wu AW, van Gerven E, Vieugeis A, Euwema M, Panella A, Scott SD, Conway J, Sermeus W, Vanhaecht K. Health care professionals as second victims after adverse events: A systematic review. *Eval Health Prof*. 2013;36(2):135–62.

71. Newman-Toker DE, McDonald KM, Meltzer DO. How much diagnostic safety can we afford, and how should we decide? A health economics perspective. *BMJ Qual Saf*. 2013;22 Suppl 2:ii11–ii20.

72. Green PH, Neugut AI, Naiyer AJ, Edwards ZC, Gabinelle S, Chinburapa V. Economic benefits of increased diagnosis of celiac disease in a national man-aged care population in the United States. *J Insur Med*. 2008; 40(3–4):218–28.

修正プログラム

The Fix

14

医学教育と診断プロセス
Medical Education and the Diagnostic Process

Pat Croskerry

はじめに

　学生が医学教育を通してウブな個人から立派な医師に育っていくのをみることができるのは医学教育者にとってこのうえない体験である．医学の道を進むものにとって学生であるこの期間は最も忙しい時期でもある．学生時代ほど多くの情報を記憶し処理することはないであろう．学生が優秀な医師になるために必要なことを医学教育者は全て行ってきたと思われている．

2 つの知識

　学生は 2 つの知識を修得しなくてはならない．Knowing that（平叙的知識）と Knowing how（手順的知識）である．前者は，基本的な医学的知識を与えることだ．これは通常，必ずというわけではないが，準備教育課程で習得した基礎科学の知識を土台として行われる．一般に，医学の体系的な知識

に基づいて評価される National Board Examinations での成績から判断すると，ほとんどの医学部はこの医学的知識をうまく教えられているようだ．医学を教える際には，時の試練を経たアプローチが保持されており，同時にそれは新しいアイデアが次の世代の学習者に導入されるにつれて進化し続けるプロセスだ．Lucey が言うように現在の医学教育は教育学的観点から，という意味では素晴らしい．「目的ベースの教育方針は適格性ベースになり，受動的講義は少人数制の参加型学習に変わった．会話，スキル，判断といったトレーニングは実患者での実践からシミュレーションに変わった」[1]．これらのプロセスはエキスパートな医者，つまり自主的で，独立していて，権威ある，膨大な生化学の分野を制覇した医者をつくることを目的としている[1]．

　手順的知識は臨床推論と意思決定のことであり，医学知識に基づいて考え，推測し，決定することを指す．歴史的にみると教育者たちはこの分野の教育ではそれほど長けておらず，明確な教育方法が提示されたことはない．元来，この分野の能力は指導医の指導や模範的先輩医師から自動的に教わると思われてきていた．よって，この章を読む医師たちの中で臨床推論についてのちゃんとした講義を受けたものは少ないだろう．臨床推論は全く重要視されなかったわけではなく，多くの場合疫学や臨床推論のはじめ，といった形で低学年の講義で紹介されてきた．これらの講義は主に研究や統計学についてとその解釈と臨床への応用についてであった．EBM が重んじられ感度，特異度，ベイズの定理，尤度比などが教えられた[2]．これらの道具を駆使して学生は医学的研究の臨床での利用価値を測れるようになると期待されていたのである．第 8 章「合理的な診断医とは」で述べられたように平叙的知識と手順的知識は必須なマインドウェアであり，それらがないと合理性を守れなくなってしまうのである．

　合理性は汚染されたマインドウェアにも障害される【図8.2】．この場合も平叙的知識と手順的知識が必要とされる．平叙的な部分としては数々の脆弱性やバイアスの名前，言葉の定義などを知ることである．だが学生はこれらの要素がどのように力を発揮し，どのように合理的思考回路に影響するかを手順的に知る必要がある．

臨床的判断に影響する要素

　ここ数十年臨床推論の教育方法についてさまざまなアプローチがされてきた．主に，学生が膨大な情報をいかに統合し処理するか，という観点であるが，近年はバイアス，推論の妨害因子（第7章「認知と感情バイアスと論理的な失敗」参照），個人因子（第9章「臨床上の意思決定と診断における個々人の変動性」参照），患者因子（第17章「診断における患者の役割とは？」参照），環境因子の重要性が意識されはじめている．もともとは医療における意思決定をする者は最適な状態，つまり合理的で，十分な休養と睡眠と栄養が確保されており，感情的に安定しており，資源の制限や負荷がない状態にあると思われてきていた．いくつかの例外を除いて最近まで臨床推論と意思決定に影響する因子は表立って研究されてこなかった【図14.1】[3-5]．特に，臨床推論のプロセスにおける認知バイアスと感情バイアスは最も意思決定に影響すると思われるにもかかわらず重要視されてこなかった（第7章「認知と感情バイアスと論理的な失敗」参照）．

　今まで意思決定におけるバイアスは研究方法バイアス，公表バイアス，編集バイアス，英語バイアス，恣意的データ操作などに限定されたものであった．

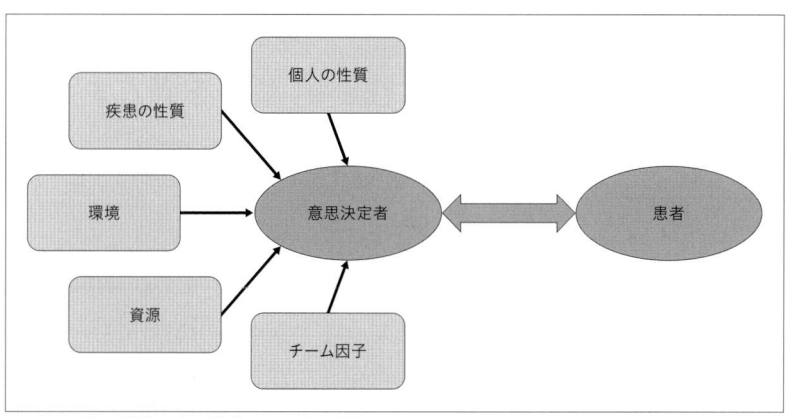

図14.1　臨床推論と意思決定にかかわる因子

科学的意思決定と人間的意思決定

　歴史的にみると医療における意思決定の科学は実際の現場で起こる臨床推論プロセスとはかけ離れて認知されていたようである．2004年に『Medical Decision Making』に掲載された51の投稿のうち60％の筆者が医学的訓練を受けておらず，臨床の現実と責任に触れたことのない人々であった．確かに卵を知るのにニワトリである必要はなく，臨床経験がない研究者でも同等にもしくはよりよく臨床意思決定プロセスを研究できるかもしれない．しかし多くの臨床医は今までの定量的でドライな意思決定のテキストに絶望してきたし，そうでない者も研究者たちが意思決定の経験的または定量的でない側面に明らかに興味がないことに失望してきた．当時，ある評論家は，「医療における意思決定をする人たちは経験的要素やバイアスについて十分熱意をもって接していない」[6]と嘆いていた．全体的に，医療における意思決定については生身の部分ではなく，定量的側面ばかり注目されてきた．これはLuceyの理想的医師に期待されていたことと相違ない[1]．そして『Medical Decision Making』の執筆者たちも悪いわけではなく，『Medical Decision Making』は臨床推論の雑誌と銘打っていたわけではなかった（ただそのように理解している人もいたであろうが）．

医療における意思決定は模範的基準を満たすか

　医療における意思決定と臨床推論プロセスは切っても切り離せない存在である．よって，医療における意思決定を左右する要素は，臨床推論プロセスを左右するはずである．多くの教育者が気づいていないかもしれないが，臨床推論を最も左右するのは意思決定者の合理性である（第8章「合理的な診断医とは」参照）．ここ数十年，認知心理学の分野では合理性についていくつもの研究がなされてきた．Stanovichが言うように，これらの研究により個人の推論能力は模範的基準，つまり我々の考えの正確さと我々の行動の効果を最適化するレベルには達していないことがわかった．「推論

において人々は時々模範的とするレベルから外れることがある．人々は基準以下の結果をもたらすような思考回路の癖や信条をもっていることがある．例えば人は確率論を不適切に解釈し，仮定を間違え，効用理論の原理に背き，信条を適格に測らない．彼らの選択は関連しないものに左右され，データを評価するときに逆説を無視し，バイアスとなるような情報を列挙する」[7]．よって，もし人の判断が間違っている可能性があるなら医療における意思決定が常に合理的であることは可能だろうか．そしてそれが非合理的であることがありえるなら，臨床推論の教育でも失敗が起こる可能性を無視することはできない．

認知バイアスと感情バイアスの影響力

ここ二，三十年で医学界は変化し，とうとう我々は診断を下す際の認知プロセスについて大々的に論ずることができるようになってきたのである．1991 年に出版された 2 冊の本が診断医の認知の補正に着目していた．1 冊目は Riegelman による，2 つの基本的なエラー，無知によるエラーと知識の実践によるエラー，についての洞察力に富む本である．この 2 つのエラーは前述した平叙的知識と手順的知識に関連する．彼は特に知識の実践におけるエラーに焦点をおいており，いかに手順的知識の多段階プロセスが認知エラーによって影響されていくかを語っている[8]．Kassirer と Kopelman は Learning Clinical Reasoning で臨床推論における認知バイアスについて具体的に述べている[9]．彼らの本は John Wong を著者に加え最近改訂された[10]．1978 年の Detmer らによる外科における認知バイアスと感情バイアスについての研究[11] に始まり，バイアスの研究は麻酔科[12]，皮膚科[13]，救急科[14]，医学総論[15, 16]，神経内科[17]，神経外科[18]，産婦人科[19]，眼科[20]，病理学[21, 22]，小児科[23]，小児精神科[24]，精神科[25]，放射線科[26, 27]，外科[28, 29]，医学教育[30]，集中治療学[31]，法医学[32]，血液学[33]，歯科学[34] でみられるようになってきた．Kassirer と Kopelman に続き教科書ではバイアスの影響が具体的に述べられるようになってきた[3-5]．イギリス

では最近,『Clinical Reasoning in Medical Education』(医学教育における臨床推論/CreME) という臨床推論の教育資料を共同で構築することを目的とした活動が始まり, イギリスの医学部の半分以上が参加している[35]. しかしそれでも多くの学校のカリキュラムではこの話題に大々的に触れてはおらず, 本来受けるべき脚光を浴びられない状況が続いている.

臨床推論と意思決定の教育モデル

医療における意思決定についての認知が広まることにより, 我々は理解を深めることができるようになり, 意思決定にかかわるプロセスの複雑さをはっきりさせることができるようになった.【図14.2】はダルハウジー大学が作った臨床推論の過程で影響しうる因子を描いている. この図は臨床推論の教育で基礎や, 医療における意思決定の重要因子を学ぶうえでの道しるべとなりうる.

この図では患者の症状と所見が左端から始まる. すでにこの段階から色々なバイアスが干渉しうる. Case study 14.1 のように患者自身が症状を特定の方向に解釈してしまい医者を惑わすかもしれない. トリアージバイアス (triage cueing), 診断バイアス (diagnosis momentum), と地理バイアス (geography is destiny) といったバイアスもこの時点から影響しうる. この段階では意思決定者は最も脆弱であり, あらゆるバイアスに影響されやすいため警戒する必要がある.【図14.2】の矢印の上にある要素は学生の間に学ぶべき要素であり, この本で詳細に述べている. 医学生は意思決定における二重過程モデルの性質について熟知するべきである. 医療における意思決定における認知バイアスと感情バイアスについて注意すべきであり, 具体的に意思決定に影響しうるバイアスについては特に重視するべきである (付録I参照). 患者や同僚さえも情報をねじまげる誤診の餌食となる可能性もある. たとえば Case study 14.1 のようにフレーミングやプライミングにより相関と因果を混同させることがある. コミュニケーションの訓練も学生時代に積むべきであり, 特に専門家同士での会話におけるバイアスに重点を

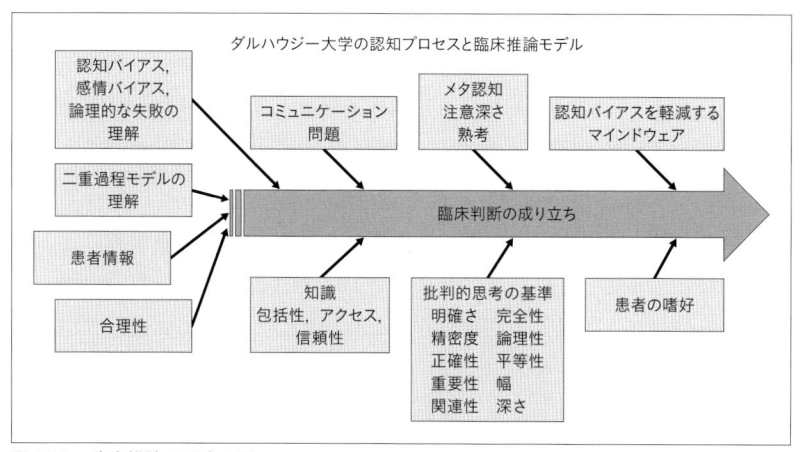

図 14.2　臨床推論の発達モデル
最も左側にある患者の症状と所見から始まり，さまざまなプロセスを経て臨床判断にいたる.

おくべきである（第7章【図7.1】参照）．メタ認知のプロセスを知ることも，学生が自分の考え方を考えることを促すのに重要である．第15章「認知バイアスを軽減する：よりよい診断医になる」で述べられるように，これは認知バイアスを軽減させる対策のトレーニングで，より補強されるだろう[36]．学生は David Perkins が提案したマインドウェアという問題解決の道具（公式，手順，またはその他の知識）でどのように認知バイアスを乗り越えるか具体的に教えられるべきである[37, 38]．マインドウェアについては第8章「合理的な診断医とは」で詳細に述べられている．

Case study 14.1

救急外来において患者の病歴にかかわるバイアスの例

　ある 68 歳の元気な女性が肩の痛みを主訴に救急外来を受診した．彼女が言うには草刈りをしていたところ，草刈機がはまり込んでしまい，抜け出すのに奮闘し，そのとき肩を捻ってしまったようだと（フレーミング効果）．改善傾向を示している左肩痛以外は特に異常はなく，肩を見て欲しいだけだと言う．

トリアージの段階では草刈りによる左肩痛がある患者と記載されている（トリアージバイアス）．バイタルサインに異常はなく，彼女は軽症エリアに案内され少々の待ち時間のあと救急医に診察された．この病院では救急医は 8 時間勤務の最初の 6 時間をメインエリアで過ごし残り 2 時間を軽症エリアで働くことになっている．そうすることで勤務終了間際に複雑な症例に遭遇することがないようにしている．これは地理バイアスの現れである．つまり軽症エリアで働く医師は軽症例しか受診しないと思い込んでいる．

　　担当医は彼女から簡単な病歴を取り診察をした．患者の肩は軽度の運動障害があるが概ね良好であった．X 線写真を撮像すると軽度の加齢性変化のみで急性な変化はなかった（確証バイアス）．担当医は関節炎と診断し三角巾で肩を固定し抗炎症剤を内服し数日療養するよう指示した．

　　数時間後患者は脱力感，嘔気，嘔吐を主訴に再来した．彼女は顔面蒼白で発汗著明で血圧も低かった．トリアージの段階で心電図検査が行われ，結果は急性下壁梗塞を示唆するものであった．

　　【図 14.2】の下半分には医学教育の平叙的と手順的な内容にかかわるさまざまな要素がある．医学教育者は合理的態度が何でどのように修得されるかをしっかり理解していることが最も重要である．合理的医師の性質については第 8 章「合理的な診断医とは」で述べられている．医学知識は膨大であり代わりとなるものはないが，近年はさまざまなアイデアにより暗記の必要性は減少してきている．しかし，知識が欠損しているなら信頼できる情報に迅速にアクセスできる術を学生は修得しなくてはならない．膨大な情報を処理するには，【図 14.3】にあるように知的な特性を養うための批判的思考の基準を用いる必要がある．そして最後に患者の選択が最も重要であり，全ての決定は患者の価値観や選択を加味する必要がある．

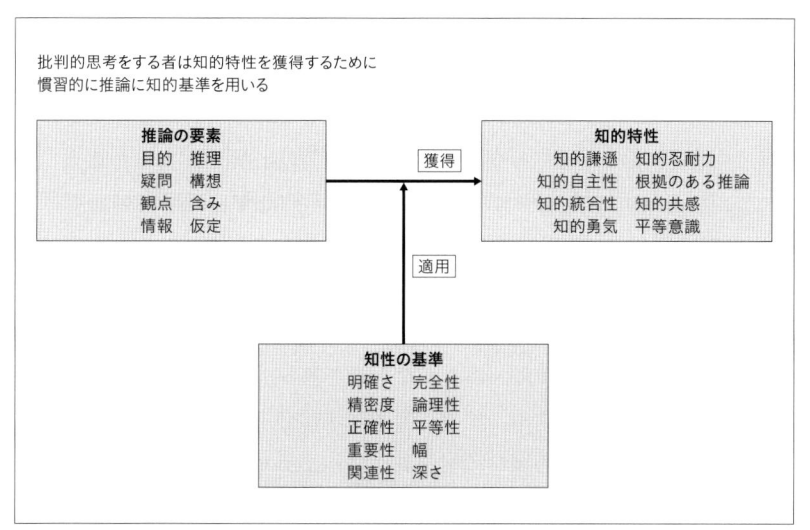

図 14.3　批判的思考の基準を用いて知的特性を獲得する
〔Paul, R. and Elder, *L. Foundation for Critical Thinking*, Tomales, CA, 2014. http://criticalthinking.org/store/products/poster-standards-ekements-traits-192 より〕

結論

　Lucey の示す「卓越した医師」は 20 世紀には有能とされたかもしれないが，振り返ってみるとそうではなかったことがわかる．彼らは臨床推論における認知バイアスの影響力を知らず，彼らの診断の失敗に気づいていない．彼らの失敗率はおそらく高かったと思われる[39]（第 8 章「合理的な診断医とは」参照）．この権威的な医師に欠けているのは診断プロセスにおける認知レベルの失敗の理解と警戒である．つまり認知バイアスや感情バイアスそして推論における論理的な失敗に対する警戒が欠如している．しかし多くの医学部が診断の失敗に最も影響する意思決定にかかわる因子について教育せず，非合理的態度に通ずる認知レベルの失敗について触れない（第 8 章「合理的な診断医とは」参照）．

　21 世紀の医師を育てるにあたって教育者はシステムベースの修練と多職種でのチームワークに重点を置く必要がある[1]．新たな効果的システムの一部として，医師は膨大な能力を擁さなくてはならない[1]．新たな基礎

科学は心理学，特にその核である認知心理学を含む行動科学と関連づけられている．実際の医療現場に出る準備として認知心理学の基礎を学ぶことを提唱する者も出はじめている[40,41]．最も重要なのは合理的意思決定に特化した訓練を積むことである．合理性の多元性は心理学者たちが詳細に述べており（第8章「合理的な診断医とは」参照），近年の認知心理学者の間では合理性は批判的思考や知性の上位に存在するとみなされている[42]．合理的思考の評価が求められるようになり Comprehensive Assessment of Rational Thinking（合理的思考の包括的アセスメント/CART）という評価方法が考案された[43]．CART は合理性の IQ テストのようなものである．CART は医学部受験者のスクリーニングの補助や，すでに臨床現場にいる医師の医療における意思決定において補正が必要な領域を見つけ出すテストとしても使える．

　もし優秀な判断者の最も重要な性質が合理性とするなら，そして診断エラーの大部分が臨床推論の過ちによるとするならば，我々は臨床推論と意思決定における合理性を強く教育していく必要がある．我々が最も伝えたいのは，医学教育の目標は進化しなければならないということである．診断プロセスに長けた医師だけでなく，合理的に均整のとれた，思慮深く注意深い医師を我々は必要としているのである．

▌ 本章の要約 ── 医学教育と診断プロセス

- ・医学知識には 2 種類あり，平叙的知識と手順的知識である．歴史的に前者の教育は十分されてきた．
- ・臨床推論は複雑であり多くの因子がかかわっている．疫学や統計学は意思決定の訓練の一部でしかない．
- ・意思決定者の能力が模範的基準に満たないことは明らかであり，特に意思決定プロセスにおけるバイアスの影響力にもっと注意を払う必要がある．
- ・新たな臨床推論プロセスモデルは多くのサブプロセスを含み，それらにも着目する必要がある．
- ・意思決定において合理性が認知面において最も重要であると唱

えられるようになり，CART を使って評価できるようになった．
教育者は CART を受験者の評価の一部として採用することや，
臨床医の臨床推論と意思決定における欠点の発見に応用でき
る．

文献

1. Lucey CR. Medical education: Part of the problem and part of the solution. *JAMA Intern Med.* 2013;173(17):1639–43.
2. Rao G. *Rational Decision Making: A Case-Based Approach.* New York: McGraw-Hill Medical; 2007.
3. Brush JE. *The Science of the Art of Medicine: A Guide to Medical Reasoning.* Richmond, VA: Dementi Milestone Publishing; 2015.
4. Trowbridge RL, Rencic JJ, Durning SJ, editors. *Teaching Clinical Reasoning: ACP Teaching Medicine Series.* Philadelphia, PA: American College of Physicians; 2015.
5. Cooper N, Frain J, editors. *ABC of Clinical Reasoning.* Indianapolis, IN: Wiley; 2017.
6. Hamm RM. Theory about heuristic strategies based on verbal protocol analysis: The emperor needs a shave. *Med Decis Making.* 2004;24(6):681–86.
7. Stanovich KE. On the distinction between rationality and intelligence: Implications for understanding individual differences in reasoning. In: Holyoak KJ, Morrison RG, editors. *The Oxford Handbook of Thinking and Reasoning.* Oxford: Oxford University Press; 2012. pp. 343–64.
8. Riegelman RK. *Minimizing Medical Mistakes: The Art of Medical Decision Making.* Boston, MA: Little, Brown; 1991.
9. Kassirer JP, Kopelman RI. *Learning Clinical Reasoning.* Baltimore, MD: Williams & Wilkins; 1991.
10. Kassirer J, Wong J, Kopelman RI. *Learning Clinical Reasoning.* 2nd ed. Baltimore, MD: Lippincott, Williams & Wilkins; 2010.
11. Detmer DE, Fryback DG, Gassner K. Heuristics and biases in medical decision-making. *J Med Educ.* 1978;53(8):682–83.
12. Stiegler MP, Neelankavil JP, Canales C, Dhillon A. Cognitive errors detected in anaesthesiology: A literature review and pilot study. *Br J Anaesth.* 2012;108(2):229–35.
13. David CV, Chira S, Eells SJ, Ladrigan M, Papier A, Miller LG, Craft N. Diagnostic accuracy in patients admitted to hospitals with cellulitis. *Dermatol Online J.* 2011;17(3):1.
14. Croskerry P. Achieving quality in clinical decision making: Cognitive strategies and detection of bias. *Acad Emerg Med.* 2002;9(11):1184–204.
15. Croskerry P. The importance of cognitive errors in diagnosis and strategies to prevent them. *Acad Med.* 2003;78:1–6.
16. Redelmeier DA. Improving patient care: The cognitive psychology of missed diagnoses. *Ann Intern Med.* 2005 Jan;142(2):115–20.

17. Vickrey BG, Samuels MA, Ropper AH. How neurologists think: A cognitive psychology perspective on missed diagnoses. *Ann Neurol.* 2010;67(4):425–33.
18. Fargen KM, Friedman WA. The science of medical decision making: Neurosurgery, errors, and personal cognitive strategies for improving quality of care. *World Neurosurg.* 2014;82(1–2):e21–9.
19. Dunphy BC, Cantwell R, Bourke S, Fleming M, Smith B, Joseph KS, Dunphy SL. Cognitive elements in clinical decision-making: Toward a cognitive model for medical education and understanding clinical reasoning. *Adv Health Sci Educ Theory Pract.* 2010;15(2):229–50.
20. Margo CE. A pilot study in ophthalmology of inter-rater reliability in classifying diagnostic errors: An underinvestigated area of medical error. *Qual Saf Health Care.* 2003;12(6):416–20.
21. Foucar E. Error in anatomic pathology. *Am J Clin Pathol.* 2001;116(Suppl): S34–46.
22. Crowley RS, Legowski E, Medvedeva O, Reitmeyer K, Tseytlin E, Castine M, Jukic D, Mello-Thomas C. Automated detection of heuristics and biases among pathologists in a computer-based system. *Adv Health Sci Educ Theory Pract.* 2013;18(3):343–63.
23. Singh H, Thomas EJ, Wilson L, Kelly PA, Pietz K, Elkeeb D, Singhal G. Errors of diagnosis in pediatric practice: A multisite survey. *Pediatrics.* 2010;126(1):70–79.
24. Jenkins MM, Youngstrom EA. A randomized controlled trial of cognitive debiasing improves assessment and treatment selection for pediatric bipolar disorder. *J Consult Clin Psychol.* 2016 Apr;84(4):323–33.
25. Crumlish N, Kelly BD. How psychiatrists think. *Adv Psychiat Treat.* 2009;15(1):72–79.
26. Sabih DE, Sabih A, Sabih Q, Khan AN. Image perception and interpretation of abnormalities; can we believe our eyes? Can we do something about it? *Insights Imaging.* 2011;2(1):47–55.
27. Bruno MA, Walker EA, Abujudeh HH. Understanding and confronting our mistakes: The epidemiology of error in radiology and strategies for error reduction. *Radiographics.* 2015;35(6):1668–76.
28 Shiralkar U. *Smart Surgeons, Sharp Decisions: Cognitive Skills to Avoid Errors and Achieve Results.* Shropshire, UK: TFM Publishing; 2010.
29 Boyle DJ. Cognitive errors. In: Stahel PF, Mauffrey C, editors. *Patient Safety in Surgery.* London: Springer; 2014. pp. 19–32.
30. Hershberger PJ, Markert RJ, Part HM, Cohen SM, Finger WW. Understanding and addressing cognitive bias in medical education. *Adv Health Sci Educ Theory Pract.* 1996;1(3):221–26.
31. Gillon SA, Radford ST. Zebra in the intensive care unit: A metacognitive reflection on misdiagnosis. *Crit Care Resusc.* 2012;14(3):216–20.
32. Dror IE, Thompson WC, Meissner CA, Kornfield I, Krane D, Saks M, Risinger M. Context management toolbox: A linear sequential unmasking (LSU) approach for minimizing cognitive bias in forensic decision making [letter]. *J Forensic Sci.* 2015; 60(4):1111–12.
33. Brereton M, De La Salle B, Ardern J, Hyde K, Burthem J. Do we know why we make errors in morphological diagnosis? An analysis of approach and decision-making in haematological morphology. *EBioMedicine.* 2015;2(9):1224–34.
34. Hicks EP, Kluemper GT. Heuristic reasoning and cognitive biases: Are they

298   **section 5** 修正プログラム

hindrances to judgments and decision making in orthodontics? *Am J Orthod Dentofacial Orthop.* 2011;139(3):297–304.

35. CReME. http://www.creme.org.uk/index.html. Accessed July 9, 2016.
36. Sibinga EMS, Wu AW. Clinician mindfulness and patient safety. *JAMA.* 2010; 304(22):2532–33.
37. Stanovich, KE. *What Intelligence Tests Miss: The Psychology of Rational Thought.* New Haven, CT/London: Yale University Press; 2009.
38. Nisbett RE. *Mindware: Tools for Smart Thinking.* New York: Farrar, Straus and Giroux; 2015.
39. Berner ES, Graber ML. Overconfidence as a cause of diagnostic error in medicine. *Am J Med.* 2008;121(5 Suppl):S2–23.
40. Redelmeier DA, Ferris LE, Tu JV, Schull MJ. Problems for clinical judgement: Introducing cognitive psychology as one more basic science. *CMAJ.* 2001;164(3):358–60.
41. Elstein AS. Thinking about diagnostic thinking: A 30-year perspective. *Adv Health Sci Educ Theory Pract.* 2009;14(Suppl 1):7–18.
42. Stanovich KE, West RF, Toplak ME. Intelligence and rationality. In: Sternberg R, Kaufman SB, editors. *Cambridge Handbook of Intelligence.* 3rd ed. Cambridge, UK: Cambridge University Press; 2011. pp. 784–826.
43. Stanovich KE, West RF, Toplak ME. *The Rationality Quotient: Toward a Test of Rational Thinking.* Cambridge, MA: MIT Press; 2016.

15

認知バイアスを軽減する：よりよい診断医になる

Cognitive Bias Mitigation: Becoming Better Diagnosticians

Pat Croskerry

はじめに

　多くの人間の行為は変化を極端に疎む．理論的には，全ての行為の前に，ある程度の認知が先行する．そのため，実際に行為を変えるには，まず認知の変化に関して，考えるべきである．さまざまな領域で多くのチャレンジが試みられてきた．例えば，中毒の治療にかかわる人々は，自傷行為から逃れることが難しい現実に直面する．司法システムは社会に受け入れがたい行為を常に変えようとしている．医師は不健康につながる行動を変えるように患者の動機づけを行っている．コーチはアスリートの動作を常に洗練している．教師は生徒に新しい学習事項をもたらし，古いものを削ぎ落としている．科学をはじめとする多くの領域で，新たな知見をアップデートしようと日々挑戦が続いている．しかし，人の意思決定は，多くのバイアスによって非論理的になってしまう．世俗的思想もそうでない思想・信念も極端にバイアスのかかる特徴があり，その1つであるイデオロギー的過激主義は，耐え難い人々の苦難を説明してくれる．バイアスを取り除き，バランスのとれた理論的に考え抜く人々を創ることは，社会の

直面する最たる挑戦かもしれない．バイアスを取り除くための必要十分な手法を身につけるために皆，生涯をかける旅に出る．もし，誤診の主な背景に認知が関与しているのであれば，認知バイアスを除いて臨床的に思考する戦略に則ることは非常に重要である．

　一般に，患者の診断に関する臨床決断は，合理的（rational）か直観的（intuitive）の2つのうちのどちらかの思考に基づいて行われる．前者は，信頼でき，安全で，効果的だが，時間がかかり，資源集約的（第3章「診断プロセスへの現代の認知的アプローチ」および第7章「認知と感情バイアスと論理的な失敗」参照）である．後者は，迅速で，一般的で，概ね効果的だが，失敗につながることもある．臨床決断における直観的思考はヒューリスティックな特徴があり，つまり，ショートカットで，省力的な思考方法で，「前に何回も同じ症例をみた」という感じである．認知心理学において，実用的には95%の時間は直観的思考で占められているとされる[1]．意識せず，意図せず，集中せず，解析的な思考をせずに，1つのことが自動的に次の誘因となるような連鎖が連なり，多くの日常的な行為を行っている．だから，ヒューリスティックを用いるのが一般的な帰結であり，多くはうまくいくが，エラーを内因している．我々のシステム上のエラーをバイアスと名付けており[2]，バイアスは100を超える認知バイアスを含み[3]，10を超える感情バイアスを含む[4]．

バイアスの心的妨害（pervasiveness）

　バイアスは人の判断と意思決定に内在する[5]．失敗する意思決定の主因となる（第8章「合理的診断医とは」）．医療従事者個人を越えて，医療組織レベルでも[6,7]，科学界でも[8]，その重要性は認識されてきている【図15.1】．Seshiaらは医療者個人や組織において，認知バイアスの集約した影響や論理上の誤り，利害関係や倫理違反を認知バイアスプラス（Cognitive biases plus）と命名した[6]．この4つは論理や意思決定を歪める．バイアスは「理論からの予想される歪み」と称される[9]．診断医の有するバイアスの多くは認

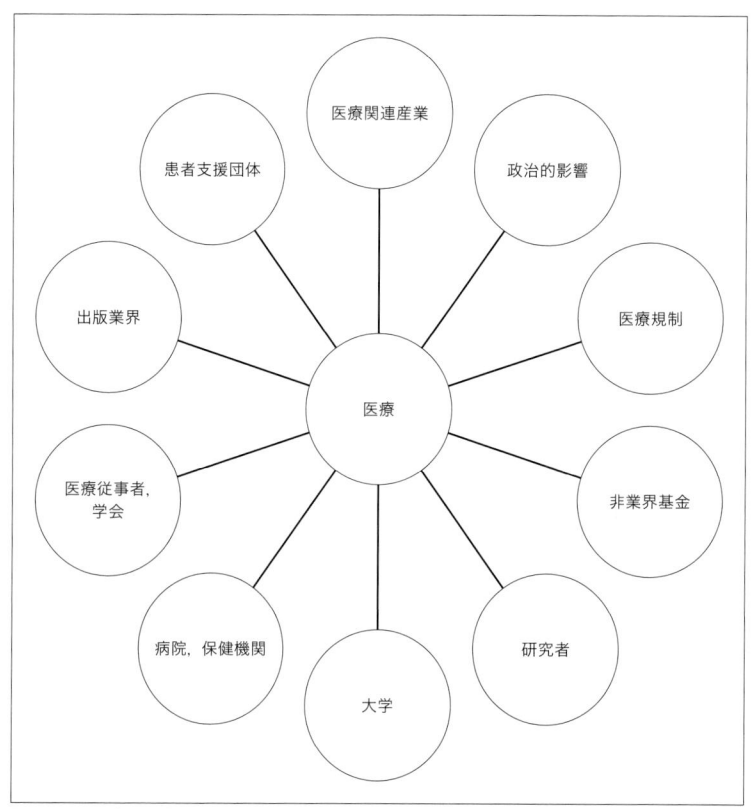

図 15.1 医療に認知バイアスや誤った推論，利害関係，倫理違反の影響を与える 10 の主な組織

〔Seshia, S. S. et al., J Eval Clin Pract., 20（6），735，2014 より〕

識されており，自身で修正される．その背景には，臨床行為の学習と改善のプロセスがある．特定の状況では，不適切な対応がよくない結果となることを知っている．そのため，洞察や内省により，よい結果となるように模索する．変えることが難しい特定のバイアスは持続するため，このようなバイアスは研究対象となり，認知バイアスを除くことに注目が集まる[10-15]．バイアスをなくすより，認知バイアスの軽減（cognitive bias mitigation；CBM）のほうがより的を射ているのかもしれない．思考におけるバイアスを有効に軽減できれば，よりよい理論家となることができ，診断理論

技術の向上につながるだろうというのが，基本的な論調である．

　一般的な傾向として，人の思考において，意思決定はバイアスに影響される．前後関係・チーム・患者・医療資源の制限・物的設備・人間工学（第11章「診断の成否におけるヘルスケアシステムの役割」および第17章「診断における患者の役割とは？」参照）といった多くの要因に意思決定の質が影響を受けるのは明白である．また，感情や疲れ・認知の負荷・決定疲れ・解釈や注意をそらされるもの・睡眠不足や睡眠負債といった個人のホメオスタシス（第9章「臨床上の意思決定と診断における個々人の変動性」参照）もその要因に含まれる．そのため，バイアスのかかった意思決定への傾きは周辺状況によっては増幅されうる．個人の人格や知能，論理，性別と他の変化しうる要因が意思決定に影響する（第9章「臨床上の意思決定と診断における個々人の変動性」参照）．精神病理や宗教的な信条，ポストモダニズム，脱構築，神秘的な思考も，論理に多大な影響を与えうるが，今回は取り扱わない．

認知バイアスの軽減

　2つの疑問がある．まず，認知バイアスの軽減で意思決定が向上しうるのか？　直観的思考ではバイアスのかかる状況下において，分析的思考をとるように注意を適切に促したい．そのような状況を同定し，認知バイアスの軽減が行えるかということである．Burton が言うように[16]，この点に関していくつかの意見がある．『Thinking, Fast and Slow』（訳注：日本訳「ファスト＆スロー，あなたの意思はどのように決まるのか？」村井章子訳，ハヤカワ・ノンフィクション文庫）[2] を著した Daniel Kahneman は，よりよい意思決定のために，認知の失敗を修正できるかについて懐疑的な見方を示している（著書内で，認知バイアスの軽減に対する提案は記されているが）．他方，著名な認知科学者である Steven Pinker は多くの確証を示しつつ，時の流れとともに多くの我々の行為は変えられると指摘している[17]．最近の進歩では，もう少し楽観的な見方をされる[18]．次に，意思決定の環境を向上することで，悪影響を与えるような周辺条件を軽減しうるのか？　以下に示すいくつかの戦略が，

認知外の介入，つまり職場を変えることと同等の最適解となりうるかもしれない．

認知バイアスを除くための戦略の原則

◆ 臨床医が無関心期を超えるために

　まず，診断医は自らの思考にバイアスがかかることがあり，必要に応じて変わるべきであることを受け入れる必要がある．多くの臨床医は，認知バイアスとそれが思考にもたらす影響について単純に気がつかず，知らされてもいない．つまり，これらのことが，古典的な医学教育にまだ取り込まれておらず，この概念や言葉は多くの人にとって異質なのであろう[16]．多くの臨床医は医学外の領域である認知科学からの恩恵を受けたがらないため，Not Invented Here（NIH）バイアス（訳注：自分ではなく他人が発明したものは優れたものと認めにくいバイアス）がはびこりやすい[18, 19]．バイアスに気がつくことは，ブラインド・スポット・バイアス（blind spot bias. 訳注：未熟な人が誤って自らの能力を平均より高いと考え，幻想上の優位性を思うこと）[18, 20]による思考の歪みを認めることになりかねない．つまり，バイアスがかかっていないと信じているため，修正する必要がないと考える．もう1つの可能性は，判断にバイアスがかかっていることを受け入れつつも，重大な結果にならないと信じているのかもしれない．

　認知の変化が，個々のイベントを通じて不連続に起こるのはまれであり，通常，関心の欠如した時期（無関心期）から変化を考慮する時期（関心期），そして変化を決め，戦略を練り，最終的に変化を起こし，それを維持する時期というように連続的に起こる．これらの主な段階は，行動変容ステージモデル（Transtheoretical Model of Change）として描かれている【図15.2】[21]．多くの臨床医は現在，無関心期であり，認知のバイアスについてほとんど無関心のようで，思考の変化について特に行動を起こす理由が見当たらない．

　回診，セミナー，ワークショップ，雑誌や他のコミュニケーション方法ではこれらの考えが紹介され，関心を促している．Groopman の著作であ

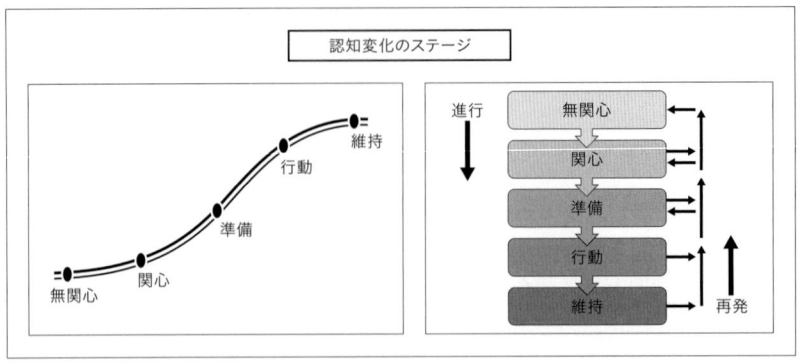

図 15.2　Prochaska, J. O. らにより提唱された行動変容ステージモデル
〔Am Psychol., 47（9）, 1102-1104, 1992 より〕

る『How Doctors Think』（訳注：邦訳『医者は現場でどう考えるか』美沢惠子訳, 石風社）[22] といった, 重要な考えを取り込んだ大きな節目を時折迎える. 他にも, 感情的な変化を伴うとき, 1つのイベントや経験で思考の変化が引き起こされることがある. 例えば, 臨床医が頭痛を良性疾患と誤診し, その後クモ膜下出血にて死亡した場合, その後に頭痛患者へのアプローチは永久に変わるような印象に残る経験となるだろう. 影響と気づきは, 論理や信念や変化への特に有効な動機づけとなる.

　驚くほど多くの種類の認知バイアスの軽減戦略が提唱されてきた[10, 11, 13, 14]. 医学自体が, 一般によくあるバイアスに対して, それを軽減する機能を内在してきた歴史的経緯がある【表 15.1】. 古いものでは, ヒューリスティックやバイアスについての文献が出る前の1970年代初めから, 提唱されている[23]. 新しいものでは, 医学領域外から起こり, 近年発展してきている. 以前は無関心期であった臨床医が, 思考を開放する際, 認知バイアスの軽減に有効な多くのアプローチを以下に解説していく.

◆ 二重プロセス理論訓練（Dual Process Theory Training：DPTT）

　気づきを促し, 認知バイアス軽減の理論を理解するためには, 意思がどのように決定されているか基本的なプロセスをみていく必要がある. 基本的には, 診断推論に適応される二重プロセス理論[24], 二重プロセスモデル

表 15.1　医学において，認知バイアス感情バイアスを軽減しうる戦略

戦略	目的	対処できるバイアスの例
病歴と所見	データを意図的・系統的に集める	情報不足，診断バイアス
鑑別診断	明確な診断や最も考えやすい診断以外の可能性を強制的に考える	アンカリングバイアス 調整バイアス 検索に対する満足 早期閉鎖 利用可能性バイアス 代表性バイアス 確証バイアス
診断未確定（Not Yet Diagnosed；NYD）を用いる	診断の可能性を保つ	早期閉鎖 ラベリング※1 確証バイアス
臨床予想ルール	患者の症状や症候，データに対して強制的に科学・統計的な考察を行い，疾患や予後について可能性の数値を算出する	基準謬論※2 推論のエラー 可能性の見積りエラー
EBM	分析的な意思決定を裏付けする客観的・科学的データを必須とする	多くのバイアス
チェックリスト	特に複雑で，ストレスがかかり疲労した状態で，通常プロセスの後に，考慮される重要事項を埋める	アンカリングバイアス 調整バイアス 利用可能性バイアス 記憶違い
語呂合わせ	記憶違いを防ぎ，考慮されうる鑑別診断の範囲を保つ	利用可能性バイアス アンカリングバイアス 調整バイアス 早期閉鎖
ピットフォール	経験の乏しい臨床医に，ある研修環境下で，よく遭遇し，想定される失敗に注意を促す	多くのバイアス
最悪のシナリオを除外（Rule Out Worst‐case Scenario；ROWS	ある特定の臨床情報で，見逃せない最も重篤な事態を想定する	アンカリングバイアス 利用可能性バイアス 早期閉鎖
Until Proven Otherwise（UPO）	他の疾患が除外されるまで，その病気の診断がつかない	アンカリングバイアス 確証バイアス ラベリング※1 早期閉鎖
注意事項	重篤な状態とならないために，特定の分野で重要なルールを作り，注意を促す	多くのバイアス
レッドフラッグ	よくある状況で，ある症状や症候を探すことで，重篤な状態を見逃さずに済む	アンカリングバイアス 確証バイアス ラベリング※1 早期閉鎖

※1 ラベリング（訳注：diagnostic momentum，以前の診断を不批判に受け入れてしまうこと）．
※2 基準謬論（訳注：base rate fallacy，確率を求める際に基準を無視して他の情報に頼ること）．

の特性（第3章「診断プロセスへの現代の認知的アプローチ」参照），ヒューリスティックの特性，認知バイアスや感情バイアス，これらすべては重要視される．強みも誤りも含みつつ，意思決定の全容を訓練する戦略である．

◆ バイアスの内包 （Bias inoculation：BI）

特定のバイアス軽減戦略を用いるのと同様に，特定の認知バイアスや感情バイアスについて学ぶことや，前後関係が異なる多くの臨床事例を学ぶことも重要である[25]．検索に対する満足（search satisficing）について，整形学，中毒学，軟部組織の異物に関する問題を例に取る．1つ異常を発見した際は，（訳注：それだけで検索を満足してやめずに）他の異常についても気をつけるのが一般的なルールとなる．ある臨床状況で，バイアスがどのように働き，どの概念が適応できるか考える．可能であれば，少し時間をあけて，再度テストして，強化し，再々度テストし強化し，と何度も繰り返す．このような方法は，ワクチン接種のブーストのようなもので，認知工学（cognitive engineering）ともいわれる．

◆ 特定の教育的介入 （Specific Educational Interventions：SEI）

問題に内在する基本的な知識を学び，その技術を得ることで，特定のバイアスを軽減できるかもしれない．例えば，確率や統計的思考，実験的研究のコースを受講することで，有病率のエラー（訳注：base rate error，確率を求める際に基準を無視して他の情報に頼ること）に陥りにくくなり，科学的根拠に基づかない主張に対してより敏感に対応できるかもしれない．そのため，医学生は批判的思考（第2章「医療における意思決定」および第9章「臨床上の意思決定と診断における個々人の変動性」参照）や討論，基礎研究についても訓練しており，さまざまな媒体（親や同僚，製薬会社，メディア）からの不当な仮説についても棄却しやすい．

◆ インターアクティブシリアスコンピューターゲーム （Interactive Serious Computer Games：ISCG）

いくつかの研究では，ある認知バイアスを取り除くことを目的とした，

インターアクティブシリアスコンピューターゲーム（ISCG）による訓練が素晴らしい効果を示している[26-30]．ISCG による反復練習により，記憶保持も向上している．米国情報高度研究開発活動（Intelligence Advanced Research Projects Activity：IARPA）で「シリウス」（Sirius）プロジェクト（訳注：米国で情報アナリストが不公正な判断をくださないように訓練するプログラム）に端を発し，認知バイアス軽減の介入に役立つようだ．

◆ 認知チュータリングシステム（Cognitive Tutoring Systems：CTS）

　近年開発されたソフトウェアで，臨床状況での意思決定をモニターし，あらかじめ設定された基準で，認知バイアスを検出する．複数の臨床医学状況における学習者の意思決定プロフィールから特定のバイアスに対するフィードバックを構築する[31]．学習者に対するフィードバックから，あるバイアスを避けるための戦略を立てられれば，認知バイアス軽減の効果的な手段となるだろう．

◆ より多くの情報を得る（Get More Information：I）

　ヒューリスティックやバイアスはしばしば不十分な情報しか集められない．システム 1（ヒューリスティックでバイアスのかかりやすい，訳注：二重プロセスモデルでは，直観的思考をシステム 1，分析的思考をシステム 2 としている）は情報不足の状況下で典型的には発動しやすく，特に一見辻褄が合うようにみえる情報において，素早い反応を示す．Kahneman はこの現象を「自分のみたものが全て」（WYSIATI：What You See Is All There Is）としており，自分が見聞きしたものが全てで，意思決定に十分と考えてしまう[2]．浅はかな思考ともされる[32]．情報不足の状況で，辻褄が合うように都合のよい物語をつくりやすいのは，逆説的だが，少ないピースのほうが，より辻褄合わせをしやすい傾向にあるからだ．Kahneman 曰く，自分の知らないものを無視しやすい傾向が強くなる[2]．そのため，より多くの情報を集めると，より多くの考えが浮かび，他の解釈がないか考えさせられるだろう．

◆ 構造化データの取得 （Structured Data Acquisition：SDA）

　臨床医が患者の症状の中で，目立った特徴に注目した際に診断エラーが起こりやすい．アンカリングや検索に対する満足といった多くのバイアスに陥り，システム 1 が発動し，鑑別診断を早期閉鎖する．特に廊下での正式でないコンサルテーション（訳注：“corridor consultations” カーブサイドコンサルテーション curbside consultations ともいわれる正式なルートを介さない相談のこと）や通りがかりで診断する際に，この現象は起こりやすい（第 4 章「正統な医学診断に代わるもの」参照）．そうならないために，不明確な部分を補填し，意図的に構造化したデータを得るようにする．例えば，精神科での意思決定に際しては，DSM（訳注：Diagnostic and Statistical Manual of Mental Disorders の略語，米国精神医学会が作成する精神疾患・精神障害の分類マニュアル）に基づく疾患について問診（Structured Clinical Interview for DSM disorders；SCID）による構造的なアプローチを取るように訓練され，バイアスを排することで，診断向上につながる[33]．標準化診断インタビュー（Standardized Diagnostic Interviews；SDIs）や専門家の意見，診療録の情報を統合する LEAD（Longitudinal, Expert and All Data）アプローチ[34] もまた，バイアスの軽減につながるだろう．

◆ より懐疑的であれ （Being More Skeptical：S）

　人の思考は一般に信じないよりは信じようとする傾向にある[35]．何かを解釈する際，システム 1 が発動すると，現実より理にかなっていて，予測可能で，首尾一貫した現象だと強く思い込みがちである[2]．医学は不確実性を伴うものであり，目の前の事象をそのまま信じないようにするべきである．つまり，データの見た目の正確さや動きに，より懐疑的であり，チャレンジングであるべきだ．

◆ 感情バイアスを除く （Affective Debiasing：AD）

　一般に，全ての判断にはある程度の感情的なインプットを伴うが，それにもかかわらず，認知バイアスと感情バイアスの間に離齬がしばしば生じる．感情バイアスの中には，経験に先立つ感情との関連により，無意識か意識的に後天的に習得されたものもある．しかし，多くの感情バイアス

は，生来の備わっているものである．感情や意識が，強い信念を形作る動機となることは注目に値する．しかし，臨床医の意思決定には無意識に感情の影響が作用するため，感情バイアスの軽減は特にチャレンジングである．意思決定におよぼす感情の影響について概要を把握し[36]，感情バイアスについての中間分類もある[37]．感情バイアスが強く反作用しうる際は，Gigerenzer はそれに対抗する強い感情を用いることを勧めている[38]．

◆ 強制機能 （Forcing Functions：FF）

意思決定を行う臨床行為には，多くの強制機能がある．これが最も重要なバイアスを除くツールなのかもしれない．強制機能を採用しているインターフェイスも求められる．明らかなものである必要はなく，よりよい結果を得るため知らぬ間に導くことを Thaler と Sunstein が父権的な自由意志（paternal libertarianism）と称している[39]．強制機能の例を以下に示す．

1. **代替案を提示**：代替案を提示できることは，特に思考が狭まる際に有効な戦略である[40]．アンカリング，確証バイアス，ラベリング（訳注：diagnostic momentum，以前の診断を不批判に受け入れてしまうこと），早期閉鎖といった多くのバイアスを軽減することができるだろう．医学では，鑑別診断を提示することが，時代を越えて用いられる内因性の強制機能である．関連し競合する代替案を考えざるを得ない．代替案を個別に考えると，より効果的だろう[41]．

2. **判断支援システム** （Decision Support System：DSS）：患者の背景や症状や症候を入力すると，自動で鑑別診断を提示してくれるコンピューターシステム〔例：DXplain （訳注：マサチューセッツ・ジェネラル・ホスピタル MGH にて開発された自動診断のソフトウェア，臨床情報を入力すると鑑別診断をリストアップしてくれる）や Isabel （イザベル社の診断支援システム）〕がある．その鑑別診断リストによって，考えていなかったものも含め考慮せざるを得ない．この方法は，有効で迅速である．

3. **認知強制戦略** （Cognitive Forcing Strategies：CFS）：強制機能が用いられる特別な状況もあり，臨床医は強制機能を内包し，状況に応じて意識して用い

ることが求められる．臨床におけるシステムチェンジを意味する．CFS
は包括的なものから特異的なものまで含む[42]．

4. **反証戦略**（Disconfirming Strategy；DS）：確証バイアス（付録I参照）はすでに
ある仮説を支持するような情報を探してしまう傾向のことであり，論理
的思考の際によく認められるバイアスと考えられている．確証を得るた
めの戦略では，すでにある仮説を信じようとするが，それに最も強力な
反作用するのは反証戦略である．反証仮説は，科学的か非科学的か，つ
まり真か偽かの究極的な二元論を展開できる．

5. **データ盲検**（Data blinding）：さまざまな形のデータ盲検戦略は，他者の思
考から多大な影響を受けないように，意思決定者を守るために必須であ
る．ランダム化二重盲検臨床試験での肝となる．個人のバイアスでも適
応でき，例えば，"認知の悪影響（cognitive contamination）" を避け，認知の
独立性を担保するために，救急医の中には他の意見を聞きたくなかった
り，トリアージナースのノートを読みたがらなかったりするものもい
る．法医学において，意思決定者が意見や判断を決める過程で，タスク
と無関係な情報でバイアスがかからないようにこの変法にあたる Linear
Sequential Unmasking（訳注：LSU，司法での意思決定において，認知バイアスを最小
限にするために情報の流れを管理するプロセス）という手法が取られる[43]．

6. **ルールに則る**（Standing rules）：ある臨床状況（例：救急部）では，必ず除外
しないといけない鑑別を除外できるまでは，他の診断はできない．例え
ば，胸部X線撮影や両上肢の血圧を測定し，胸部大動脈解離を除外す
るまでは，急性心筋梗塞の診断はできない．

7. **予想される後知恵**（Prospective hindsight）：人には新たな問題に対する自身
の意思決定を楽観視し，成功率を過信する一般的な傾向がある．この過
信に対する対処のことである．その時点の判断が将来になって失敗で
あったと判明した場面をイメージする．例えば，救急部においてある診
断を受けた患者に，帰宅後次の日になって明確な診断の誤りがあったと
判明するという事象を救急医はイメージするかもしれない．このように
将来の時点から過去の失敗を（仮想の中で）検証するプロセスを経ること
で，未来になって初めて明らかになるような診断について想起する機会

を生み出すことができるだろう.

8. **臨床での全般的な診断ルール** (General diagnostic rules in clinical practice)：
予想しうるピットフォールを避けるための全般的なルールがある. 例え
ば, 神経症状のある患者では, 血糖測定するまでは診断できない. 肺塞
栓症は, どのようなタイプの胸痛でも常に鑑別にあげる. 糖尿病患者の
全身症状では, 12誘導心電図を施行する. 不安神経症, 身体症状障害
(訳注：原著は somatization disorder 身体化障害であったが DSM-5 より削除され, somatic
symptom disorder), 転換性障害は除外診断である.

9. **特定の強制戦略** (Specific forcing strategies)：臨床医は診断エラーを避けるた
めに, 最悪のシナリオを除外 (Rule Out Worst-case Scenario；ROWS) といった
戦略にとることもある. 例えば, 手関節の捻挫の症状のときは自動的に
舟状骨の診察を行う. 筋骨格系の胸痛と診断する前には, 急性冠症候
群, 気胸, 大動脈解離, 肺炎, 肺塞栓症を考慮する. 背部痛ではいつ
も, 馬尾症候群を除外するように努める. 臨床医がある特定の鑑別を除
外できるまでは, 他の疾患を診断しないように努めるような, Until
Proven Otherwise (UPO) という同様の戦略がある. 例えば, アスリート
がフィールド上で, 頭部外傷を負った際は, 除外できるまでは頸部外傷
の疑いを残す. 新規の神経症状は, 低血糖を除外するまでは他の疾患を
診断できない. 興奮して攻撃的な患者では, 低酸素血症を除外するまで
は他の疾患を診断できない.

10. **チェックリスト** (checklist)：基本的な強制機能である. 航空業界では標
準的に用いられているが, 今や医学界, 集中治療[46], 外科[47], そして診
断プロセス[48] にも用いられるようになった. 単純に「他に何かない
か？」と考える方法もあり, "強い推論 (strong inference)" とも呼ばれる[49].

11. **構造化されたレポートテンプレート** (Structured report templates)：ある程
度の構造化されたレポートテンプレートを用いることで, 意思決定者が
ある側面や問題の領域, データの特徴を違う視点でみることができ
る[50]. 判断の鍵になる部分を押さえ, 違う視点でも省みるように強制す
る戦略である.

12. **中止基準** (Stopping rules；SR)：多くの問題解決と意思決定は, どれだ

け・どのように情報を集めるかに依存する[51]．情報の探し方は，最終的な選択と同様に，考慮すべき選択肢の数と質による[52]．中止基準は重要な強制機能であり，十分な情報を集められ，最適な判断ができると考えられる基準を設定する．診断が安全にできるレベルまで達する基準が一般的である．例えば，X線検査で骨折が見つかった際は，他の骨折や軟部組織傷害が除外されるまでは読影する．1回の血中トロポニン測定だけでは急性冠症候群は除外できない．損傷を受けた関節の診察は，関節上と下も診察を行う．

◆ メタ認知，マインドフルネス，リフレクション（Metacognition, Mindfulness, and Reflection : MMR）

思考やリフレクションに対するメタ認知のプロセスは，システム1の上にシステム2のチェック機構（実行制御）をもつ二重プロセスモデルに代表される．Mamede らは意思決定へのリフレクション戦略の有効性について示している[53, 54]．臨床医の診断精度は，早くアセスメントすることで低下し，ゆっくりとアセスメントすることで向上する[55]．マインドフルネスは，いまこの瞬間での判断を加えない気づきと定義される．メタ認知やリフレクションとの大部分で重なる．マインドフルネスの質の向上は，バイアスを減らすだろう[56-58]．

◆ スローダウン（Slowing Down : SD）戦略

スローダウンは，直観的思考（1型プロセス）から解析的思考（2型）への転換を敢えて行い，状況を振り返る機会を与える戦略である[59]．目の前の状況によるが，積極的に計画されている合間もあり，例えば，手術室で計画されているタイムアウトがこれにあたる[60]．

◆ 再バイアス（Re-Biasing : RB）

他のバイアスを打ち消すようなバイアスを用いる．つまり，バイアスが見つかったときに，他のバイアスをかけて，元を打ち消すようにする強制戦略である．例えば，精神疾患を有する患者の診断やマネージメントに関

するバイアスは多数ある．医学的問題が矮小化され，精神疾患を有さない患者に比べて，病院での有害事象に苦しむことが多い．このバイアスに気づき，臨床医は精神疾患を有する患者の医学的訴えや診察や必要な検査に対して，より敏感になるようにバイアスを敢えてかける．

◆ グループ決定戦略 （Group Decision Strategy：GDS）

時として，個人の意思決定よりも集団知が優ることがある[61]．集団でまとめた理論のほうが，個人的に考えた理論に優る傾向にある[62]．時間がかかり，いつも実践できるわけはないが，複雑な状況で，ケースカンファレンスを行い，最適な解決方法をみつける価値はあり，腫瘍カンファレンスはその例である．少なくとも，自分の考えを同僚に確認してもらう価値はある．

◆ 公共政策の意思決定 （Public Policy Decision Making）

ここで論じる介入は主に個人レベルを想定しているが，組織における意思決定についてもバイアスがかかり，その軽減も必要である．組織に属する個人は，政策立案にかかわるバイアスを防ぎ，認知バイアスの軽減を行うことで，イデオロギーの是正につながる．例えば，世界銀行は，2015年の世界開発報告にて，個人のスタッフによる意思決定の手法に注目している[63, 64]．驚くべきことではないが，いくつかのよくあるバイアスがかかっていることが見つかった．そのため，政策や実地において，組織レベルの軽減策が盛り込まれた．

◆ 個人の責務 （Personal Accountability：PA）

判断について精査され，その責任が課されると，個人は意思決定のため注力し，そのパフォーマンスが向上するのが一般的である．個人の責務とすることで，よりよい意思決定を行うようにする戦略である[65]．

◆ 直観を鍛える （Educating Intuition）

逆説的だが，バイアスの軽減よりも直観を鍛えるほうが，意思決定の質

は全体的に向上する。たちが悪くなく（less "wicked"），協力的な環境下で意思決定を行えるようなアプローチを大まかには目指す[66]。職場によっては難しいこともあるが，臨床医は友好的で協力的な環境を整えるようにする。仕事を引き受けすぎず，認知の負荷をかけすぎないようにする。なるべく少ない問題に対応するようにし，適宜休憩し，判断疲れを避ける。プロトコル，判断基準，臨床ガイドラインやクリニカルパスは，用いるべきである。いつ，どのようなときにチームメンバーがお互いを介入するかルールを決めておいてもよいかもしれない。役割と責務を明確にしておくのもよいかもしれない。Hogarth は協力的な環境を整えることで，よい意思決定をすることを勧めている[66]。

◆ スパークライン（Sparklines）

スパークラインは臨床データをミニグラフで表したものである。例えば，小児の重症のウイルス呼吸器感染症についての月毎のグラフは，割合やトレンドの予測に役立つ。これらのグラフは，視覚的に集約されたデータで，バイアスを軽減できる[67-69]。

◆ 文化的訓練（Cultural Training）

意識的にしろ，無意識的にしろ，バイアスがあることがわかれば，それを避けるような文化的プレッシャーが生まれる。例えば，西欧の文化では，弁証法的の推論によって違う推論や仮説を呼び起こし，特定のバイアス〔根本的な帰属の誤り（訳注：fundamental attribution error，個人の行動を説明するにあたり，気質的・個人的面を重視しすぎ，状況面を軽視する傾向），確証バイアス，インタビュー錯覚への感度〕が発現しにくくなり，前後関係の影響を受けにくくなる[70]。

全てのバイアスは均等に起こるか？

全てのバイアスは均等に起こる，全てのバイアスは均等に克服が難しい，認知バイアスの軽減戦略は有効かもしれない，という記述のある戦略

的推論が医学書ではびこっている．しかし，Larrick が指摘しているように，多くのバイアスは複数の影響があり，1：1対応のバイアスの原因や介入でない[71]．一度のバイアス排除の介入のみでは有効でないことが多い[72]．二重プロセス理論や認知心理学者の研究から，多くのバイアスは発見的手法（ヒューリスティックス）と1型プロセスと呼ばれる直観的思考と関連していることがわかっている．Stanovich[73] は，その起源に応じて以下のような4つに分類している．

1. **生来備わっているプロセス**：（ダーウィンの説では）適応した度合いに応じて，過去の進化で自然に淘汰される．状況によっては適応できないこともあるが，遺伝子を通じて次の世代に引き継がれ，生来備わるプロセスは脳内に保存されている．これは進化の過程からみた心理学（第6章「現代医学にみる石器時代の頭脳：遍在する古代の足跡」参照）の考え方である．進化バイアスという定義について厳密な吟味はされていないが，例えば，メタ・ヒューリスティック（訳注：経験則を経験的に用いて最適化を行うアルゴリズムの総称）〔アンカリング，調整バイアス，代表性バイアス（訳注：一度「あるべき姿」を描いてしまうと新たな情報が加わっても，その「あるべき姿」から逃れられなくなってしまうバイアス），利用可能性バイアス〕，検索に対する満足，過信などが挙げられる．

2. **感情により制御されるプロセス**：生来備わる感情に由来する，主な6つの分類があり，喜び，悲しみ，怖れ，驚き，怒り，嫌悪である．例えば，蛇に対する怖れは，全ての文化に共通している．社会的に構築される，後天的に習得されるものもあり，両者の組み合わせもある．例えば，生来備わるものが，学習で修正されることもあり，例えば，特定のタイプの患者に対する直観的な反応がある[74]．

3. **過剰学習を通じて認知と行動のレパートリーとして強く埋め込まれたプロセス**：ある特定の知見に関連するが，文化や社会的道徳に意図的に内包されているものを表す．気管内挿管がその好例である．精神運動，視覚，触覚応答（触覚），麻酔など多くの反復を通して，スムーズに難なく気管内挿管が可能になる．家庭医の外来や救急室では，「常連さん」の頻回受診を通じて，重篤な問題が予想されないだろうというバイアスが

形成されるだろう．

4. **暗黙的学習**（implicit learning）**により習得されたプロセス**：2つの基本的な方法を通じて，習得される．まずは，学校で行われるような正式な訓練により，明らかに意識的な学習で習得されるものである．2つ目は，意図や意識外の暗黙的学習である．暗黙的学習は，技術の発展や知覚，全ての行為や態度に重要な役割を担う．この学習を通じて，しっかりと理解する必要がない偶発的な共分散や，物事と環境の複雑な関係性を認識し評価することができる．そのため，無意識に習得されたバイアスもある．医学生やレジデントは，明らかにされているにしろ，しないにしろバイアスのかかった環境下で時間を過ごすだけで，ある特定のバイアスをわずかに得てしまうかもしれない．例えば，年齢や社会的地位，性別，人種，精神疾患を有する方などにおける固定観念をもつかもしれない[75]．[1型プロセス（訳注：直観的思考，システム1）はバイアスがかかりやすく，意思決定に適切した方法とはいえないが，不適切な判断のもととなる諸悪の根源でもない．Arkes は2型プロセス（訳注：分析的思考，システム2）でもバイアスによるエラーが起こると指摘しており，第5の分類としている][76]．

5. **不適切な戦略や不完全な決定ルールに則ってバイアスのかかったエラー**：意図的な戦略やルールを用いて意思決定者が意識的に解析的に考えているのに，失敗する．最初の戦略選択に問題があり，診断を過小評価もしくは過大評価してしまう．どちらかというと，重大な結果を見逃しにくい過大評価（例えば，ROWS）のほうが望ましいが，リソースの無駄使いを招いてしまう．リスクが高くないと踏んだときは，不適切な戦略を選んでしまうのが一般的である．

意思決定の規範（Prescriptive Decision Making）

◆ 認知の病に処方箋はあるか?（Cognitive Pills for Cognitive ills）

意思決定へのバイアスを簡単には除けないというエビデンスがある．しかし，最適なアプローチを行うことで，認知バイアスをある程度軽減でき

る．もしバイアスの原因が異なるのであれば，強いバイアスや変えるのが難しいバイアスがあるのか．バイアスを軽減しうる他のアプローチはないだろうか．

　生来備わる，いわゆる"進化"バイアスは変えることが難しく，複数の介入と同じく，いくつかの異なる認知バイアス軽減の戦略が必要になるだろう．まず文化的，外向的などのバイアスは生まれないことが理想だが，後天的に学習され確立するもののため，変えやすい．よいモデル，より教育プログラム，最適な学習環境がバイアスの形成を最小限にする．習得しきっていないバイアスは，固執が少なく，変えやすいだろう．強い感情バイアスには，本質的に認知バイアスとは違った戦略が必要になるだろう．

　最近の研究は，バイアスとその定義についてより特異的になってきている．Arkes[76]，Campbell ら[77]，Arnott[9] により，多くの戦略が命名され，考案されている．Arkes が考案したように，どの戦略が特定の性質をもつバイアスに作用するのか，どの戦略のタイプがどのバイアスのクラスに作用するかも予想できる[76]．【表 15.2】は Arnott により最初に開発された分類に基づいている[9]．分類された用語の定義や効果には多くの重複がある．彼の分類に基づいて，認知バイアス軽減戦略が，効果的に，より包括的に可能になる．

　最近，より多くのことが明らかになってきている．患者の治療について意思決定に関与する全員が，基本的な意思決定理論や二重プロセスモデル，その基本的な特徴とバイアスの原因について，基礎的な訓練を受けるべきである．認知バイアスや感情バイアスについて，どれだけ一般的で，認知バイアス軽減の必要性にも配慮するべきである．その間，どの認知バイアス軽減戦略をとるべきか考える必要がある．【表 15.3】は主なバイアスの種類とその特徴，そしてまだ実験段階だが，その対処戦略がリストアップされている．興味深いことに，Stanovich[73] が著したバイアスの分類や，フランシス・ベーコン（訳注：イギリスの哲学者）が 1620 年に Novum Organum[78]（訳注：ノヴム・オルガヌム，フランシス・ベーコンにより記された哲学書）に著したのが元となる明確な論理に対する心理学的抵抗に驚くくらい関連している．Bacon は 4 つのタイプの論理の問題，つまり精神（cave/cavern）の先入

表 15.2　メカニズムによるバイアスの分類

バイアスの種類	バイアスのメカニズム	バイアスの例	認知バイアスの軽減しうる包括的な戦略												
			I	S	DPTT	BI	TS	DS	RF	SEI	MMR	IE	U	CTS	ISCG
記憶	情報の記憶と思い出しに干渉する	後知恵，利用可能性，思い出し，検索，代表性，証言	+	+	+	+	+				+		+	+	
統計	規範的原則や確率論に反する情報処理	偶然，接続，相関，分離，サンプル，部分集合	+	+	+					+	+		+	+	
確証	検索に対する満足や早期閉鎖により意思決定者の視点を歪める	完全，コントロール，確証，願望，過信，冗長，選択，成功，テスト	+	+	+	+			+		+		+	+	
調整	顕著な特徴が強調され，より客観的な基準点を確立や調整できない	アンカリング，調整，保全，参照，回帰	+	+	+						+		+	+	+
プレゼンテーション	情報が保存中に歪められた形でデータが表出する	フレーミング，リニア，モード，オーダー，スケール	+	+	+			+			+		+	+	+
状況	意思を決める特定の状況や前後関係で起こる	減衰，複雑，エスカレーション，習慣，矛盾，ルール	+	+	+						+		+	+	+

BI：バイアス内包，CBM：認知バイアス軽減，CTS：認知チュータリングシステム，DPTT：二重プロセスモデル訓練，DS：反証戦略，I：より多くの情報を得る，IE：環境を整える，ISCG：インタラクティブシリアスコンピューターゲーム，MMR：マインドフルネス・メタ認知・リフレクション，RF：リフレーミング，S：懐疑的思考，SEI：特定の教育介入，TS：テクノロジー戦略（DSS，判断支援システム），U：アンフリージング.

観（イドラ，idols）を挙げている．種族のイドラ（idols of tribe）は原始的で，生来備わっている信条であり，洞窟のイドラ（idols of cave）は性格や教育，習慣や環境の影響に基づく個人の特性であり，市場のイドラ（idols of the marketplace）は言語の意味に由来する．アイデアの代用として用いられた言葉が誤解を招くことである．そして，劇場のイドラ（idols of the theatre）は，ドグマや現状に盛り込まれたもので，変化を嫌う．

　患者にかかわり，臨床での意思決定に関与する全員が，基本的な意思決定の一般的な訓練を受け，二重プロセス理論を理解し，その主な特徴を理解し，バイアスがどこで起こり作用するのか知っておくべきである．ヒューリスティックやバイアスの一般的な特性について知るところから，全ての認知バイアス軽減が始まる．

◆ 状況によって作用しやすいバイアスがあるか？

　多くの臨床医は，状況は特にバイアスを受けやすいと考えるだろう．状況によっては，臨床医が特定のバイアスや多くのバイアスを受けやすくなる．よく遭遇する状況について【表15.4】に示す[79]．

実際どのように認知バイアス軽減は作用するのか？

　ある程度のバイアスを除くことは日常生活の一部でも行われている．ある行為が好ましくない結果を招くときに，同じ轍を踏まないようにしている．強制戦略を用いたり，無意識を意識的に抑制したりしている．車の鍵を急いでいるときに限って見つけられないことがあるので，人によっては帰宅次第鍵を置く場所を決める強制戦略で対処している[15]．他には，ナイジェリアからのメールで経済的支援を要求されたとき（訳注：Nigerian scam とも呼ばれ，主にナイジェリアを始めとするアフリカ地域を舞台に多発し，手紙や電子メールで金銭をだまし取ろうとする国際的詐欺の一種），あまりにうまい話への対処法として，信じる気持ちを抑え，懐疑的になることがよい考えだと知っている．興味深いことに，高い知性の者は必ずしもそのような愚行に嵌らないような予

表15.3 起源によるバイアスの分類

バイアスの種類	認知バイアスを軽減しうる戦略						
バイアスの特徴と決定因子							
例	DPTT	ISCG	BI	MAS	TO	SEI	RB
1. 進化							
a) 配線で接続されたもの，組み合わせ行為でつながったため太古の環境に適応したもの							
・検索に対する満足	+	+	+			+	
・代表性	+	+	+				+
・アンカリング	+	+	+				+
・利用可能性	+	+	+				+
・過信	+	+	+				+
・早期閉鎖	+	+	+				+
・基準誤論	+	+	+				+
・確証	+	+					
2. 感情による制御							
a) 進化に由来し，生来備わるもの							
・怖れ，不安，怒り	+	+		+	+		
b) 人生を通じた個人の経験に関連した後天的な感情気質							
・境界性人格障害の患者に対する逆転移	+	+		+	+	+	
・違法薬物常用者に対する嫌悪	+	+		+	+	+	
3. 過剰学習							
a) 後天的に携る文化/人種/社会/プロフェッショナルの道徳とバイアス							
・人種に基づくステレオタイプ	+	+				+	
・患者をクラス毎に分類	+	+				+	
b) ある群に対する過剰学習を通じて生じるバイアス							
・加齢	+	+	+			+	
・肥満	+	+	+			+	
・精神疾患	+	+	+			+	
・現状維持バイアス	+	+				+	
4. 暗黙的学習（implicitly-learned）							
a) 他者の経験や観察を通じて無意識に修得されるもの							
・「お得意さん」バイアス	+	+	+			+	
・精神疾患併存バイアス	+	+	+			+	
・現状維持バイアス	+	+				+	
5. 戦略に基づくエラー							
a) 2型（訳注：分析的思考）に基づいた戦略が良い結果につながらない							
・簡単にしか病歴をとらない	+	+				+	±
・検査を絞る	+	+				+	+

AD：感情バイアスを除く，BI：バイアス内包，CFS：認知強制戦略，CTO：敢えて反対を考える，CTS：認知チュータリングシステム，DPTT：二重プロセスモデル訓練，DRT：決定ルール訓練，DS：反証戦略，F：フィードバック，GDS：グループ決定戦略，IE：環境を整える，ISCG：インタラクティブシリアスコン

（つづく）

表 15.3 つづき

AD	GDS	CFS	DS	CTO	S	M & R	SD	DRT	F	IE	CTS
		認知バイアスを軽減しうる戦略									
		+			+		+		+		+
				+					+		+
				+			+		+		+
				+		+			+		+
				+		+			+		+
				+		+	+		+		+
						+			+		+
			+	+		+			+		+
	±						+				+
	±										+
											+
+											+
		+				+					+
+		+									+
+		+									+
+		+									+
								+	+		+
+		+							+	+	+
+		+							+		+
								+			+
											+
											+

ピューターゲーム，MAS：メタアフェクト戦略（訳注：meta-affect strategy：感情についての感じる手法），M & R：マインドフルネス・メタ認知・リフレクション，RB：再バイアス，S：懐疑的思考，SD：スピードダウン，SEI：特定の教育介入，TO：タイムアウト.

表 15.4　バイアスのかかるリスクのある状況

ハイリスクな状況	可能性のあるバイアス
以前のシフトから，自分が引き継いで患者を担当する場合	ラベリング[※1]，フレーミング
患者や看護師や他の医師から診断を示唆された場合	早期閉鎖，フレーミング
最初に思いついた診断を採用した場合	アンカリング，利用可能性バイアス，検索に対する満足，早期閉鎖
明らかな臓器以外の他の臓器由来の疾患も考慮した場合	アンカリング，検索に対する満足，早期閉鎖
ある患者に嫌悪感や好感を抱いた場合	感情バイアス
患者の診療中に，中断や注意を逸らされた場合	全てのバイアス
昨晩寝られなかった場合，疲れている場合	全てのバイアス
認知の過負荷や過拡張している場合	全てのバイアス
この患者に固定観念を当てはめている場合	代表性バイアス，感情バイアス，アンカリング，根本的な帰属の誤り，サイコ・アウトエラー[※2]
絶対に見逃してはいけない診断を除外できたと思う場合	過信，アンカリング，確証バイアス

※ 1 ラベリング（訳注：diagnosis momentum，以前の診断を不批判に受け入れてしまうこと）
※ 2 サイコ・アウトエラー（訳注：psych-out error，重篤な器質的疾患を精神失陥と誤診するエラー）
〔Graber, M. L., Diagnosis（Berl）., 1（3）223-31. 2014 より〕

防策を講じていない[73]．

　臨床トレーニングでは，予防線を張るように促され，その最たるものが，不確実性が高まると注意を払うように促されることである．経験の蓄積が必ずしもベテランになるために必要なわけではない．自身の直接の経験や他者の間接的な経験を学ぶことで，予想されうるピットフォールを避けるために，バイアスを除く戦略を必然的にとる．M & M（Morbidity and Mortality）カンファレンスはそのような学びのよい機会である．しかし，経験を積むことで，2 型（訳注：分析的思考，システム 2）の反復により強化された 1 型（訳注：直観的思考，システム 1）の判断に基づいて，【表 15.3】の 3a に分類されるようなバイアスを増やす．また，経験を積むことで，感情バイアスによる影響か，トレーニングに対する熱意を徐々に失っていく．曝露を繰り返すことで，ある患者群に対する忍耐が失われていくかもしれない．

　キャリア全体を通じて，意思決定へのバイアスを取り除く持続的な挑戦をし続け，そのために作用する多くのアイデアがある．その作用の詳細を試すには，二重プロセスモデルとその主な特性を復習する必要がある（【図

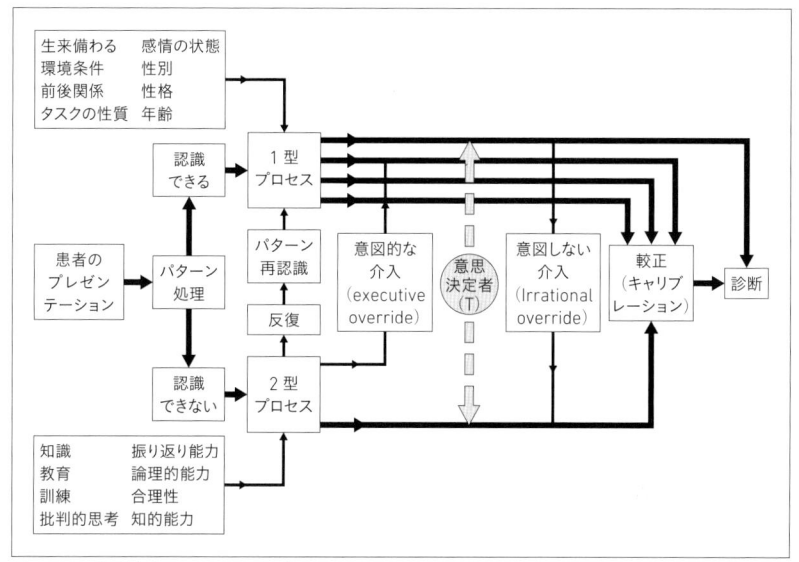

図 15.3　意思決定における二重プロセスモデル
〔Croskerry, P., Singhal, G., Mamede, S., BMJ Qual Saf., 22 (Suppl 2), iis58-ii64, 2013 より〕

15.3】).

　直観的システムは，1型プロセスとして図示されている．【表15.3】の最初の4つの分類に含まれる．分析的システムは，2型プロセスとして図示されている．8つの主な特徴がある．

- 1型プロセスは迅速で，自律的で，多くの時間はこちらが作用しているが，ヒューリスティックでバイアスがかかりやすい．
- 2型プロセスは時間がかかり，意識的だが，より正確である．
- 多くの失敗は1型プロセス（直観的思考）で起こり，論理の予想されるゆらぎがある．
- 2型プロセス（分析的思考）の反復により1型プロセスが強化される．
- 2型プロセスは1型に上乗せができ（意図的な介入機構：executive override function），バイアスを除くために必須である．
- 1型プロセスは2型に上乗りされ（合理性障害の介入機構：dysrationalia override function），バイアスを除くことに反作用する．
- 意思決定者（T）は，2つのシステムの間を行ったり来たりしており，破

線で図示されている.

- 頭脳はいつでも 1 型プロセスをデフォルトにしようとする（認知省力機能：Cognitive Miser Function）.

【図15.4】は，診断における二重プロセスモデルを 1 型プロセスについてわかりやすく視覚化したものである.

Bazerman はバイアスを除くことの肝は，アンフリージング（unfreezing）としている[52]．アンフリージング，ムービング（moving），リフリージング（refreezing），という 3 つのステップがある．まず，個人が以前の反応や変化を思い出しアンフリーズ（解凍）することで，意思決定の不均衡が生じる．個人が単に可能性のあるバイアスについて知り，過去の意思がバイアスの影響を受けていることを理解し，バイアスによる末路に思いを馳せるだけでよい．この段階は必須で，バイアスの存在やその原因に気がつくだけでよく，時として，素晴らしい気づきとなる．これを認知の介入と呼ぶ．次の段階がムービング（前進）で，どのように変化を起こし，代替戦略が何かを考える必要があり，それこそが本章の目的である．最終段階が，リフリージング（再凍結）で，意思決定者が認知を修正する新たなアプローチが起こり，それを維持しつつ，通常の思考プロセスに組み込む段階である.

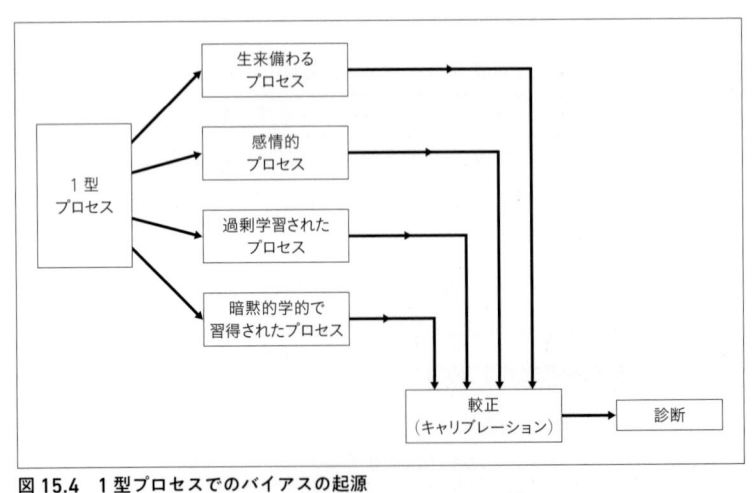

図 15.4　1 型プロセスでのバイアスの起源
〔Croskerry, P et al., BMJ Qual Saf., 22 (Suppl 2), iis58-ii64, 2013[12] より〕

二重プロセスモデルに戻ると，意思決定者が啓発を行い，意思決定の問題について理解したとき，直観的システム（訳注：システム1）の干渉から認知を脱却する必要がある．これが，Bazerman のいうアンフリージングの段階に相当する．

　Stanovich からすると[73]，2 型（分析的）プロセスは，2 つの段階から成る【図 15.5】．まずは，アルゴリズム的思考で，Gf[80]（訳注：General Fluid intelligence, 一般流動性知能）と呼ばれるような流動的知能に関連する．一般知能の特徴は，新たな局面で特別に学習しなくても，論理的に思考し問題解決する能力である．演繹法と帰納法の両方を含み，特に科学的技術的な論理に適応される．このような思考の重大な特徴は，直観的思考からの干渉を取り除き，その反応を自動的に抑制する．分析的思考から直観的思考にまで及ぶ意図的な介入機構（executive override function）とされる【図 15.3】．次に，反省的思考（reflective mind）の段階で，その取り除かれた干渉を維持する必要があり，結晶性知能（訳注：General Crystallized intelligence：Gc）に関連する[80]．結晶性知能は IQ 試験で測定されるようなものである．その知能は一生を通じて醸造され，知識・信条・技術・目標・経験の深みと広さに反映される．そのため，本当の介入機構と論理的思考力は，反省的思考に宿る．も

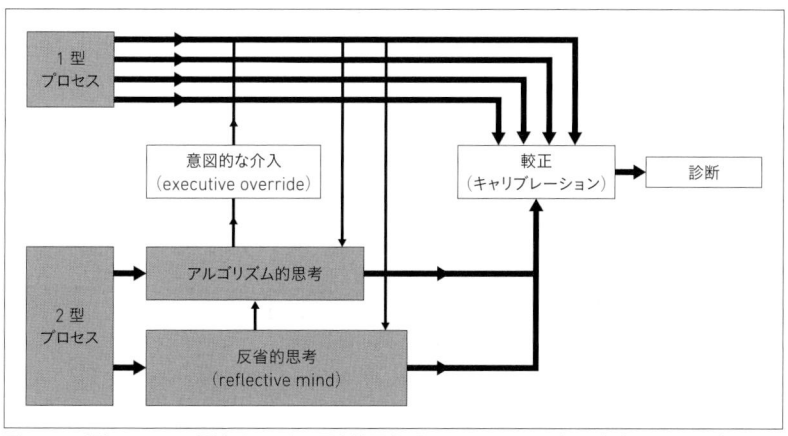

図 15.5　認知バイアス軽減（CBM）：反省的思考（reflective mind）に由来するアルゴリズム的思考による論理の非干渉（analytic decoupling）

し，自身をバイアスから解凍されたい（アンフリーズ）ときは，まずこの段階から始めなければならない．Stanovich の 3 者モデルを基に，【図15.5】にその関連を図示している．【図15.3】の一部を省き，分析手思考の働きをわかりやすくしたのが，【図15.5】である．

結論

　認知バイアスと感情バイアスを除くことが，重要な問題である．もし，認知バイアスと感情バイアスが認知の失敗における主因で，診断エラーにつながるのであれば，認知バイアス軽減は喫緊の課題となる．それが間違いなく，臨床の意思決定における最も重要事項であり，認知バイアスは軽減できる．認知バイアス軽減は，医療も含めた全ての人間の認知において必須であることを再度強調しておきたい．自分の生来備わるバイアスがかかって，困難な状況にならないように常に警戒を怠らないようにしなければならない．暗黙的学習を通じて意思決定におけるバイアスを見つけ，それを取り除くのと同様に，不適切な意思決定について学ぶことで，バイアスから解放される．理想的には，最初からよい習慣が身についているのに越したことはないが，ひどい暗黙的学習を最小限にする環境になるように少なくとも努力しなければならない．いくつかの前進への道標が以下にある．

　まず，コントロールできる範囲でバイアスを最小限にとどめて，多くの意思決定できるようにしたい．しかし，医師と患者が接する状況はユニークで，最適な思考を常に行うことが難しい流動的な場面である．患者側の特徴・性格・地理的状況・疾患自体のプレゼンテーション（典型的か非典型的）と医師側の知識・経験・卒後年数・性格・特徴といった多くのコントロールが難しい因子による影響を前後に受け（第9章「臨床上の意思決定と診断における個々人の変動性」参照），さらに環境の影響も受けたうえで，その中で意思決定しないとならない．文化や個体差も認知バイアス軽減の効果に影響を及ぼす．つまり，最もやる気に溢れる臨床医でもサポートされ，鼓舞されるべきだ．

次に，バイアスを除く単純なアプローチは，効果が乏しいとわかっている．強い感情が湧いたとき以外，一度のバイアス排除の介入のみでは有効でないだろう．また，一種類の介入だけでも不十分だろう．認知バイアス軽減のために，種々の戦略を学ぶことを繰り返す必要があることは確かなようだ．どんな認知スキルも保持するためには，補修が必要である．

　3つ目に，Hogarth の方向性（訳注：文献[66] 参照）がもとになっているが，直観を鍛える．科学的手法に則った直観や，よりよいメンター・フィードバック，ホメオスタシス（休憩，睡眠，最小の認知への過負荷）をなるべく保てるような環境で，スキルを学び訓練できるようにしたい．

　4つ目に，ナッジング（nudging）という戦略がある（訳注：ひじで軽くつつくという意味だが，行動経済学の概念では「よい行動」をとらせようとする戦略）．緩やかに人をよい方向に導く選択設計（choice architecture）を通じて医療従事者によりよい選択をできるようにしたい．例えば，不作為へのバイアスにおいて，デフォルトの選択をしやすい傾向にある．選択可能なデフォルトを安全なほうに設定しておけば，診断エラーは最小限に食い止められる．例えば，救急室からの帰宅時には，診断未確定（NYD：Not Yet Diagnosed）を多めに用いる[81]．この戦略で，ラベリングや早期閉鎖を最小限にし，不十分な根拠で，確定の難しい診断を類推することを防ぐような安全なデフォルトオプションとなる．

　ブラインド・スポット・バイアス，過信，確証バイアス，早期閉鎖，検索に対する満足，アンカリング，代表性バイアスなどの，いたる所にあり修正の難しいバイアスに対して，防御策を講じなければならない．認知バイアス軽減は簡単ではないと悲観すると同時に，最近は，意思決定の過程がより明らかになってきていると，楽観視したい．同時に，認知バイアス軽減の装備一式は揃っており，Fischoff が 30 年前に感じているほど[82]，難しくはなくなってきている．最後に，行動変容ステージモデル（Transtheoretical Model of Change）の維持期（maintenance stage）[21] において，臨床医は自らの思考プロセスを定期的に調べ，見直さなければならない．セルフ・モニタリングバイアスがあり，不適切なシステム 1 が再燃しないように防がなければならない．これは，生涯をかけた旅路である．

■ 本章の要約 —— 認知バイアスを軽減する：よりよい診断医となる

- ・認知バイアスは非常によくみられる一般的なものである．臨床推論や論理に重大な影響を与えかねない．
- ・認知バイアスの軽減はその影響を全体的に減らすことができる．認知バイアスを除くことで，一時的か永続的にその影響を排除できる．
- ・多くのバイアスは複数の影響を及ぼし，1：1対応のバイアスの原因や介入でないことが多い．一度のバイアス排除の介入のみでは有効でないことが多い．
- ・いくつかのバイアスは特定の状況で生まれる．
- ・認知バイアスの軽減に対して悲観論もあるが，多くの認知バイアス軽減の戦略が，医学界やそれ以外から発展し，明らかにバイアス軽減に効果を示している．
- ・歴史的に，医学界では多くの認知バイアス軽減の戦略が発展し，効果を示している．
- ・認知バイアス軽減の重要な特徴は，直観的思考による自動的な反応を抑制し，その暴走を抑え，分析的思考による意図的な介入を行う．

文献

1. Lakoff G, Johnson M. *Philosophy in the Flesh: The Embodied Mind and Its Challenge to Western Thought*. New York: Basic Books; 1999.
2. Kahneman D. *Thinking, Fast and Slow*. Canada: Doubleday; 2011.
3. Jenicek M. *Medical Error and Harm: Understanding, Prevention, and Control*. New York: Productivity Press, Taylor and Francis Group; 2011.
4. Croskerry P, Abbass A A, Wu AW. How doctors feel: Affective issues in patients' safety. *Lancet*. 2008; 372(9645):1205–1206.
5. Croskerry P. Bias: A normal operating characteristic of the diagnosing brain. *Diagnosis*. 2014; 1(1): 23–27.

6. Seshia SS, Makhinson M, Phillips DF, Young GB. Evidence-informed person-centered healthcare Part I: Do "cognitive biases plus" at organizational levels influence quality of evidence? *J Eval Clin Pract*. 2014; 20(6): 734–47.
7. Seshia SS, Makhinson M, Young GB. Evidence-informed person-centred health care (Part II): Are "cognitive biases plus" underlying the EBM paradigm responsible for undermining the quality of evidence? *J Eval Clin Pract*. 2014; 20(6): 748–58.
8. Editorial. Let's think about cognitive bias. *Nature*. 2015; 526(7572): 163.
9. Arnott D. Cognitive biases and decision support systems development: A design science approach. *Info Systems J*. 2006;16(1): 55–78.
10. Croskerry P. The importance of cognitive errors in diagnosis and strategies to minimize them. *Acad Med*. 2003;78(8): 775–80.
11. Graber ML, Kissam S, Payne VL, Meyer AN, Sorensen A, Lenfestey N, Tant E, Henriksen K, Labresh K, Singh H. Cognitive interventions to reduce diagnostic error: A narrative review. *BMJ Qual Saf*. 2012;21(7): 535–57.
12. Croskerry P, Singhal G, Mamede S. Cognitive debiasing 1: Origins of bias and theory of debiasing. *BMJ Qual Saf*. 2013;22(Suppl 2): ii58–ii64.
13. Croskerry P, Singhal G, Mamede S. Cognitive debiasing 2: Impediments to and strategies for change. *BMJ Qual Saf*. 2013;22(Suppl 2): ii65–ii72.
14. Lambe KA, O'Reilly G, Kelly BD, Curristan S. Dual-process cognitive interventions to enhance diagnostic reasoning: A systematic review. *BMJ Qual Saf*. 2016; (10):808-2015.
15. Croskerry P. When I say … cognitive debiasing. *Med Educ*. 2015;49(7): 656–57.
16. Burton A. "Black box thinking" and "Failure: Why science is so successful." *New York Times*. 2015 Dec 29. Available at: http://www.nytimes.com/2016/01/03/books/review/black-box-thinking-and-failure-why-science-is-so-successful.html?_r=0. Accessed January 8, 2016.
17. Pinker S. *The Better Angels of Our Nature: Why Violence Has Declined*. New York: Penguin Books; 2011.
18. Croskerry P. Our better angels and black boxes. *Emerg Med J*. 2016;33(14): 242–44.
19. Antons D, Piller FT. Opening the black box of "not invented here": Attitudes, decision biases, and behavioral consequences. *Acad Manage Perspect*. 2015;29(2):193–217.
20. Pronin E, Gilovich T, Ross L. Objectivity in the eye of the beholder: Divergent perceptions of bias in self versus others. *Psychol Rev*. 2004;111(3):781–99.
21. Prochaska JO, DiClemente CC, Norcross JC. In search of how people change: Applications to addictive behaviors. *Am Psychol*. 1992;47(9):1102–1104.
22. Groopman J. *How Doctors Think*. New York: Houghton Mifflin Co; 2007.
23. Croskerry P. Medical decision making. In: V Thompson and L Ball, editors. *International Handbook of Thinking and Reasoning*. Florence, Kentucky: Psychology Press. (Forthcoming 2017).
24. Croskerry P. A universal model for diagnostic reasoning. *Acad Med*. 2009; 84(8):1022–28.
25. Jenkins MM, Youngstrom EA. A randomized controlled trial of cognitive debiasing improves assessment and treatment selection for pediatric bipolar disorder. *J Consult Clin Psychol*. 2016; 84(4): 323–33.
26. Mullinix G, Gray O, Colado J, et al. *Heuristica: Designing a serious game for improving decision making*. Paper presented at the Interactive Games Innovation Conference (IGIC) IEEE International, 2013.

27. Clegg BA, Martey RM, Stromer-Galley J, Strzalkowski T. Game-based training to mitigate three forms of cognitive bias. 2014; Interservice/Industry Training, Simulation, and Education Conference (I/ITSEC) Paper No. 14180. 2014; 1–12.

28. Dunbar NE, Miller CH, Adame BJ, Elizondo J, Wilson SN, Lane BL Kauffman AA, Bessarabova E, Jensen ML, Straub SK, Lee Y-H, Burgoon JK, Valacich JJ, Jenkins J, Zhang J. Implicit and explicit training in the mitigation of cognitive bias through the use of a serious game. *Computers in Human Behavior*. 2014; 37:307–18.

29. Wheaton KJ. Game based learning interventions for bias identification and mitigation. Workshop at the Society for Medical Decision Making. 15th Biennial European SMDM Meeting. Antwerp, Belgium. June 8–10, 2014.

30. Morewedge CK, Yoon H, Scopelliti I, Symborski C, Korris J, Kassam KS. Debiasing decisions: Improved decision making with a single training intervention. *Policy Insights from the Behavioral and Brain Sciences*. 2015;2(1): 129–40.

31. Crowley RS, Legowski E, Medvedeva O, Tseytlin E, Roh E, Jukic D. Evaluation of an intelligent tutoring system in pathology: Effects of external representation on performance gains, metacognition, and acceptance. *J Am Med Inform Assoc*. 2007;14(2): 182–90.

32. Bond SD, Carlson KA, Keeney RL. Improving the generation of decision objectives. *Decision Analysis*. 2010;7:238–55.

33. Whaley AL, Geller PA. Toward a cognitive process model of ethnic/racial biases in clinical judgment. *Review of General Psychology*. 2007; 11(1):75–96.

34. Jensen-Doss A, Youngstrom EA, Youngstrom JK, Feeny NC, Findling RL. Predictors and moderators of agreement between clinical and research diagnoses for children and adolescents. *J Consult Clin Psychol*. 2014;82(6): 1151–62.

35. Shermer M. *The Believing Brain: From Ghosts and Gods to Politics and Conspiracies: How We Construct Beliefs and Reinforce Them as Truths*. New York: Times Books, Henry Holt and Company; 2011.

36. Vohs KD, Baumeister RF, Loewenstein G, editors. *Do Emotions Help or Hurt Decision Making? A Hedgefoxian Perspective*. New York: Russell Sage Foundation; 2007.

37. Croskerry P, Abbass A, Wu A. Emotional issues in patient safety. *J Patient Safety*. 2010; 6:1–7.

38. Gigerenzer G. *Risk Savvy. How to Make Good Decisions*. London: Penguin Books; 2014.

39. Thaler RH, Sunstein CR. *Nudge: Improving Decisions about Health, Wealth, and Happiness*. New York: Penguin Books; 2009.

40. Soll JB, Milkman KL, Payne JW. A user's guide to debiasing. In: Keren G, Wu G, editors. *The Wiley-Blackwell Handbook of Judgment and Decision Making*. Hoboken, NJ: Wiley-Blackwell; 2016.

41. Keeney RL. Value-focused brainstorming. *Decision Analysis*. 2012; 9(4): 303–13.

42. Croskerry P. Cognitive forcing strategies in clinical decisionmaking. *Ann Emerg Med*. 2003;41(1): 110–20.

43. Dror IE, Thompson WC, Meissner CA, Kornfield I, Krane D, Saks M, Risinger M. Context management toolbox: A linear sequential unmasking (LSU) approach for minimizing cognitive bias in forensic decision making. *J Forensic Sci*. 2015; 60(4): 1111–12.

44. Berner ES, Graber ML. Overconfidence as a cause of diagnostic error in medicine. *Am J Med*. 2008; 121(5 Suppl):S2–23.

45. Russo JE, Schoemaker PJH. Overconfidence. In: Augier M, Teece DJ, editors. *The Palgrave Encyclopedia of Strategic Management*. London: Palgrave Macmillan UK; 2016.

46. Pronovost P, Needham D, Berenholtz S, Sinopoli D, Chu H, Cosgrove S, Sexton B, Hyzy R, Welsh R, Roth G, Bander J, Kepros J, Goeschel C. An intervention to decrease catheter-related bloodstream infections in the ICU. *N Engl J Med*. 2006; 355(26):2725–32.

47. Haynes AB, Weiser TG, Berry WR, Lipsitz SR, Breizat AH, Dellinger EP, Herbosa T, Joseph S, Kibatala PL, Lapitan MC, Merry AF, Moorthy K, Reznick RK, Taylor B, Gawande AA. Safe Surgery Saves Lives Study Group. A surgical safety checklist to reduce morbidity and mortality in a global population. *N Engl J Med*. 2009; 360(5): 491–99.

48. Ely JW, Graber ML, Croskerry P. Checklists to reduce diagnostic errors. *Acad Med*. 2011; 86(3):307–13.

49. Platt JR. Strong inference: Certain systematic methods of scientific thinking may produce much more rapid progress than others. *Science*. 1964; 146(3642): 347–53.

50. Bruno MA, Walker EA, Abujudeh HH. Understanding and confronting our mistakes: The epidemiology of error in radiology and strategies for error reduction. *Radiographics*. 2015;35(6):1668–76.

51. Simon HA. *The Sciences of the Artificial*. Cambridge, MA: MIT Press; 1981.

52. Bazerman MH. *Judgment in Managerial Decision Making*. 5th ed. New York: Wiley; 2002.

53. Mamede S, Schmidt HG, Rikers R. Diagnostic errors and reflective practice in medicine. *J Eval Clin Pract*. 2007;13(1):138–45.

54. Mamede S, van Gog T, van den Berge K, Rikers RM, van Saase JL, van Guldener C, Schmidt HG. Effect of availability bias and reflective reasoning on diagnostic accuracy among internal medicine residents. *JAMA*. 2010; 304(11):1198–203.

55. Elstein AS, Shulman LS, Sprafka SA. *Medical Problem Solving: An Analysis of Clinical Reasoning*. Cambridge, MA: Harvard University Press; 1978.

56. Sibinga EM, Wu AW. Clinician mindfulness and patient safety. *JAMA*. 2010;304(22): 2532–33.

57. Hafenbrack AC, Kinias Z, Barsade SG. Debiasing the mind through meditation: Mindfulness and the sunk-cost bias. *Psychol Sci*. 2014;25(2):369–76.

58. Lueke A, Gibson B. Mindfulness meditation reduces implicit age and race bias: The role of reduced automaticity of responding. *Soc Psychol Pers Sci*. 2015; 6: 284–91.

59. Moulton CA, Regehr G, Mylopoulos M, MacRae HM. Slowing down when you should: A new model of expert judgment. *Acad Med*. 2007; 82(10 Suppl): S109–16.

60. Moulton CA, Regehr G, Lingard L, Merritt C, MacRae H. Slowing down to stay out of trouble in the operating room: Remaining attentive in automaticity. *Acad Med*. 2010;85(10):1571–77.

61. Surowiecki J. *The Wisdom of Crowds*. New York: Anchor Books; 2005.

62. Bornstein G, Yaniv I. Individual and group behavior in the Ultimatum Game: Are groups more "rational" players? *Experimental Economics*. 1998;1:101–108.

63. World Bank Group. *World Development Report 2015: Mind, Society, and Behavior*. Washington, DC: World Bank; 2014.

64. McKee M, Stuckler D. Reflective practice: How the World Bank explored its own biases? *Int J Health Policy Manag.* 2016; 5(2): 79–82.
65. Tetlock PE, Kim JI. Accountability and judgment processes in a personality prediction task. *J Pers Soc Psychol.* 1987; 52(4): 700–709.
66. Hogarth RM. *Educating Intuition.* Chicago, IL: University of Chicago Press; 2001.
67. Radecki RP, Medow MA. Cognitive debiasing through sparklines in clinical data displays. *AMIA Annu Symp Proc.* 2007: 1085.
68. Bauer DT, Guerlain S, Brown PJ. The design and evaluation of a graphical display for laboratory data. *J Am Med Inform Assoc.* 2010; 17(4): 416–24.
69. Dye GA. Graphic organizers to the rescue! Helping students link and remember information. *Teach Excep Children.* 2000;32(3):72–76.
70. Nisbett RE. *Mindware Tools for Smart Thinking.* New York: Farrar, Straus, and Giroux; 2015. p. 48.
71. Larrick RP. Debiasing. In: Koehler DJ, Harvey N, editors. *The Blackwell Handbook of Judgment and Decision Making.* Oxford: Blackwell Publishing; 2004. pp. 316 –37.
72. Lilienfeld SO, Ammirati R, Landfield K. Giving debiasing away: Can psychological research on correcting cognitive errors promote human welfare? *Perspect Psychol Sci.* 2009; 4(4): 390–98.
73. Stanovich KE. *Rationality and the Reflective Mind.* New York: Oxford University Press; 2011. p. 19.
74. Groves JE. Taking care of the hateful patient. *N Eng J Med.* 1978;298(16): 883–87.
75. Croskerry P, Nimmo GR. Better clinical decision making and reducing diagnostic error. *J R Coll Physicians Edin.* 2011; 41:155–62.
76. Arkes HR. Costs and benefits of judgment errors: Implications for de-biasing. *Psychol Bull.* 1991; 110(3): 486–98.
77. Campbell SG, Croskerry P, Bond WF. Profiles in patient safety: A "perfect storm" in the emergency department. *Acad Emerg Med.* 2007; 14(8): 743–49.
78. Francis Bacon, Novum Organum (1620). In: Burtt EA, editor. *The English Philosophers from Bacon to Mill.* New York: Random House; 1939.
79. Graber ML, Sorensen AV, Biswas J, Modi V, Wackett A, Johnson S, Lenfestey N, Meyer AND, Singh H. Developing checklists to prevent diagnostic error in emergency room settings. *Diagnosis (Berl).* 2014;1(3): 223–31.
80. Cattell RB. *Abilities: Their Structure, Growth, and Action.* New York: Houghton Mifflin; 1971.
81. Campbell SG. Advances in emergency medicine: A 10 year perspective –16 milestones –10 years. *Canadian Journal of Diagnosis.* 2003:115–18.
82. Fischhoff B. Debiasing. In: Kahneman D, Slovic P, Tversky A, editors. *Judgment under Uncertainty; Heuristics and Biases.* Cambridge, England: Cambridge University Press; 1982. pp. 422–44.

16

ITによる診断サポート
Diagnostic Support from Information Technology

Karen Cosby

はじめに

　本書では，全体を通し"診断する"ということを一連の複雑な作業として説明した．それは臨床医の認知思考プロセス（個人またはチームとして）から始まり，医療従事者や患者，そしてサービス，さらには数えきれないほどの相関するプロセスや治療によって構成されている．しかし，不運にも我々はこの診断プロセスに欠陥が存在することを実証した．なぜ日常の診察におけるヘルスケアですら不完全な状態であるのかを不思議に思わざるを得ない．人との距離感の遠い組織や，私設オフィス・外来ケアセンター・診療所・病院の集合体によってヘルスケアシステムは構築され，挑戦はさらに難化している．この強大なシステムを改善するにはかなり労力が必要である．しかし，このようなシステムにも有効な解決策が存在し，多くの人は情報技術（IT）がそれらを解決へと導いてくれると考えている．

現代のテクノロジーに後れを取っているヘルスケアシステム

"デジタル革命"によって我々は"情報化時代"に突入した．大規模なデータの処理や情報を瞬時に伝える能力は日常の簡単な作業にすら変化をもたらした．我々はインターネットで買い物をし，多くの人は財産の管理，税の支払いをデジタルな方法で済ませてしまう．スマートフォンにナビゲーションをしてもらい，Siri に我々の好みのレストランを紹介してもらえる．インターネットやクラウドを通し，世界中どこにいてもファイルのダウンロードやアップロード，共有ができる．そして異なる場所にいる人達との遠隔会議や商談が可能になっている．今では 2 歳の子供ですらタブレットを使い，さまざまな情報を閲覧している．しかしいまだに患者の識別を間違えたり，医療における個人情報の保存共有や基本的な検査の信頼性および結果を伝えることが不完全な状態にある．インフラとなっている我々のシステムでは，ルーチンワークのギャップや欠陥に苦しめられている．我々は一般的なケースやルーチンケースの組織経費について，柔軟性と適応性および変動性により優先順位をつけ，個々の患者に対しカスタマイズ可能なケアとして焦点を当てている．

ヘルスケアの展望と改変および健康情報技術

2009 年にアメリカ復興・再投資法において HIT（health information technology）と電子健康記録（EHRs）の開発と採用のための連邦インセンティブが規定された．議会にて医療サービス提供者と医療機関に対し EHRs[1] の採用において計 270 億ドルの予算を承認した．結果的に EHRs は紙媒体の記録に取って代わった[2]．

最終的に，これらの必要とされているインフラ設計にヘルスケア組織が投資するということがよいタイミングだと考えられている．この動きが IT ソリューションにおける起爆剤となった．

そして我々の職場の再設計や生産性の向上に大きく寄与することとなった．ITアプリケーションの例はたくさんあり，EHRsは複数の医療サービス提供者に対し，遠隔から正確な情報にいつでもアクセスできるようになっている．紙媒体の医療記録を検索し，保存せずとも，カルテや質の低い放射線画像のコピーをしなくてもよくなった．さらによいことは，電子的な資源を活用することで新たな機能を習得し，医療サービス提供者に根拠に基づいたガイドラインと治療プロトコルを遵守してもらえることである．EHRsは過去の履歴情報から自動でノートを作成することができるようになり，インテリジェントシステムは医師が患者のリスクと現在の症状を合わせて質問するように設計することもできる．トリガーとしては，敗血症の可能性のある患者を認識し，医療サービス提供者に対し感染源の検索や乳酸のチェック，血液培養をオーダーすることを警告し，さらにはこのトリガーの開発をすることもできる．コンピューターにインフォメーションボタンを追加することでUpToDate®などの参考文献にすぐにアクセスできるようになる．臨床医が診療プランを決定する際，鑑別診断ジェネレーターが診断に役立つ情報を提供してくれる[3-6]．チェックリストは診断を考えるためにケアセットやバンドルに組み込むことができる．忘れがちだったり遅くなりがちな，やるべきことも組み込むことができる（例：「あなたは脳梗塞の患者に嚥下障害のチェックをしましたか？」）[7]．臨床予想ルールも医師のために導入可能で，結果の重要な予測因子を警告できるように統合することさえ可能である．医師に対し重症な疾患をスコア別に警告することや，ICUにコンサルトをするように促すことも可能である．

　電子版オーダーの試験には最も適切な選択肢に対するアドバイスや，より洗練されたテストメニューが増えていく中で特に役立つ機能が含まれている．放射線検査のオーダーはエビデンスベースのガイドラインに沿った放射線被曝の正当性を示すため，臨床医がオーダーする必要がある．そして，放射線医が手元にある質問に対する臨床的背景を伝えるよう促す．電子的なリクエストは患者の年齢・体重・アレルギー・腎機能や妊娠状態を医療記録からデータを抽出するように設計することができる．意思決定支援機能はベストな種類の画像を導いたり，適切な画像を得て，臨床上の問

題に最もよく対処することができる.

多くのプライマリケアのルーチンは電子リマインダーを用いて自動化し改善することが可能である[8]．オフィスベースの IT システムの中には，定期訪問時に入力された体重の異常測定値を検出し，問題リストに追加したり，食事やライフスタイル[9,10] について議論するための提案を提供することもできる．ワクチン接種や癌スクリーニングの期限を医療サービス提供者と患者に想起させるためのプロンプト（動作をするよう促すもの）を設定することもできる[11]．

社会歴に喫煙について触れられていたら禁煙の議論をするために医療サービス提供者にアラームを発したり，喫煙の健康リスクについて患者に自動的に情報を提供したり指摘することができる[12]．医療サービス提供者は，高齢者の認知症の日常的な評価[13] やリスクのある集団のメンタルヘルススクリーニング[14] を促すことができる．救急外来（ED）来院の際は，患者のプライマリケアサービス提供者にメッセージを送り，患者が予期せぬ来院となり，フォローアップ電話や診察を必要としている可能性があることを知らせることができる．電子オーダーはまた，診断の遅れおよび失敗の共通原因である医療従事者と患者間におけるコミュニケーションを向上させる新たな機会も提供している．重大な検査結果（迅速な対応が必要な潜在的に危険な患者）をオーダーした医師に無線機などを通じ自動的に送信し，警告することが可能である[15]．電子検査結果の管理者は，検査データの閲覧と対応，患者にメモを送信したり，必要に応じて新たな相談や追加の検査や医薬品を注文する電子的手段を提供するように設計されている[16]．自動化されたシステムの中には，修正されたレポートや異常に応じてアラートするだけでなく，アラートを確認する必要があるものもある．結果が認識されないまたは確認されない場合，結果は，ループが閉じられるまで患者を追跡するバックアップシステムに転送される[17-19]．システムは，リスクが高く，追加の評価が必要な状況に対して相談を義務化することができる．例えば便潜血陽性は内視鏡をするトリガーとなり，生検検査陽性者には腫瘍医へのコンサルト[20] を依頼することも可能である．患者は，患者ポータルを介して医療記録に直接アクセスすることができ，医療情報，試

験結果，および予定スケジュールを見ることができる[21]．いくつかの試験においては電子メールにて医療サービス提供者に連絡できるため，予定外の診療でも患者と医療サービス提供者はアップデートや考えを共有することができる[21-24]．これらは HIT が診断プロセスをサポート・改善する革新的な方法である．実際には，第 11 章では我々が取り組んだシステム障害の多くが誤診の原因となっている．これらの例は診断のための IT サポートについて記述しているが，同様の，アプリケーションのリストが治療や他の治療的介入のために存在する．

人々の HIT に対する期待は実現したのか?

　HIT の実装は必然的に職場，作業成果および人々の働き方を変え，さらに HIT が予想外の方法で医療行為に変化をもたらしていることを我々は認識している．HIT の設計と実装を成功させるためには作業の性質を十分に理解する必要があり，実装では社会技術的要素を考慮する必要がある[25]．

　いくつかの専門家からは実装への道が容易ではないといわれている．Patel は，「意思決定技術は単に意思決定を促進または増強するのではなく，意思決定慣行を再編成し，意図しない結果を生む」と主張した[26]．他の研究者は，EHR が複雑性を高め，新たなソースエラーを作り出すと予測した[27]．彼らは正しく，これらの革新的な開発の多くは楽観的ではなく，実生活の中ではまだほど遠い状態にある．作業は人々が考えている以上に難しい．HIT が診断に及ぼす影響を評価するための基準は以下の 4 つである．

・HIT は我々をより賢くできるか?
・HIT は我々を幸せにできるか?
・HIT はコミュニケーション力を向上させるか?
・HIT は診断の正確さと即時性を向上させるか?

　この問題の答えを知るのにはまだ早すぎる段階にいる．我々の希望と期待は全て HIT を向上させるためだが，不完全なシステムへの変更は予測

ができない.

◆ HIT は我々をより賢くできるか?

　臨床経験豊富な臨床医は EHR に不満と恐怖感を抱いていた. 標準化されたテンプレートベースの EHR は, 最も基本的で不可欠な臨床課題である情報の収集と整理から始まる「病歴聴取と身体検査 (H & P)」の本質を変えた[26, 28, 29]. 医療記録は医師の手により作成され, 意図的な認知努力の成果はデータの収集と要約, ナレーションとタイムラインの作成, 診断仮説の生成, アイデアの探索, 鑑別診断と治療計画を導くのに役立っている. H & P を開発し記録するプロセスは, ストーリーを作るための事実を通して行われ, 起こりうる原因と影響を調査し, 事象 (または症状) のタイムラインを作り, 事実をストーリーラインに結びつける[30]. ストーリーの記述は, 患者の症状から情報を抽出し, まとめあげるために必要である[31]. それに対し, 多くの EHR に共通する, 標準化されたチェックリストへの「はい」と「いいえ」の応答を必要とするとても機械的な定型文は, ストーリー作りを制約し, 情報の集約を妨げ, 全体を犠牲にして事実を維持する. 得られた記録は詳細であるが, 集約に欠けている[32, 33]

　EHR が診断に不可欠な認知プロセスを妨げる場合, 臨床的推論を阻害し, 作業効率を低下させる可能性がある. 臨床医が使用する物語的な問診とは対照的に, コンピューター記録は関連性を結びつけることなく別々の項目に情報を切り分ける傾向がある. しかし, 全体像を見せる能力はないと苦言を呈している[32]. 教育者は, 物語風なインタビューとテンプレートベースのインタビューの区別を完全に理解していない若手研修生にどのように影響を与えるかという疑問を持っている[34, 35]. Verghese は, 研修医が実際の患者診療において EHR を必要としている方向へ変化していると説明している[36]. 患者を診察する前に電子記録で全ての病歴を既に把握しているという医師もいる. 事前のスクリーニングレビューは, 患者の病歴聴取を改善するのか否か? それは臨床医の観察力を低下させるのか, それとも過去の病歴と最も関連性の高い項目を収集する助けになるのか? それは医師が患者に出会う前であっても, 第7章で議論した認知と感情

バイアス思考を認識させ，まとめることができるのか？　医療チームは，「e-patient」を評価しているかのように，現状の病歴とシステムのレビューを記入したり，患者に会ったり挨拶したりすることなく，H＆Pを2層構造で開始することがわかっている．臨床医が徹底して効率的にしようとすると，奇妙なことが起こる．デイリー・ノートには現在はもはや存在しない，重複して無関係な事実をノートに記載する「カット・アンド・ペースト」機能[37]があり，長い「意味のないノート」を形成する[38]．毎日入退院時にも不正確な情報が飛び回っている．Fitzgeraldは，両側の膝下切断の症例を経験した学生と出会ったことを報告している[39]．Fitzgeraldは診察の際に研修医に明らかに健康な両足の患者に対してどのようにして病状説明をするのかを聞いている．実際に患者に直面した際，学生は医療記録に書かれた言葉をうのみにしたことを困惑しながら認めた．その後，事実はこの学生のためだけではなく，彼女にかかわるいくつかの臨床医のチームのための医療記録として残されている[39]．

　おそらくこれは自動化バイアスの例であり，情報が信頼できるものと認識されている電子版であれば，本物として受け入れる傾向にある[40]．設計に応じて，HITはデータの視覚的表示をよくすることによって理解を向上させる可能性がある．しかし，その設計は，支援する人とプロセスによって意図され，ガイドされるべきである．多くの臨床分野ではデータを収集し，使用する者のためになるような紙媒体のフローチャートを開発してきた．これらがどのように使用されているかを完全に理解せずに置き換えた場合，トレンドとパターンを追跡する機能は難化することが予想される．1つのICUのマニュアルフローシートが電子版に置き換えられたとき，臨床医は患者に何が起こっているのかを知ることが難しいということが判明した[32]．

　研修生（または臨床医）が患者の状態が悪化した早期の徴候を検出するのに十分な時間をベッドサイドで過ごしているかどうかが問題となってくる．それは患者の額からでる汗や，早期非代償性心不全の微妙な会話性呼吸困難，軽度な不安を伴う敗血症患者，それとも彼らが緊急性のある行動を認識する前に，ただ電子健康記録内のグラフの下降傾向を見て待機して

いるのか？　医師がEHRによって引き起こされた問題を回避し，実際に直接患者と病歴につながると仮定すると，診断作業を補助する意思決定支援の役割はあるのだろうか？　臨床決定支援のためのほとんどの既存のアプリケーションは，慢性疾患管理，投薬の最適化，および予防ケアに焦点を当てている[41]. たったいくつかの当たりの付けられた診断，心筋梗塞の検出[42,43]および冠動脈疾患のリスク評価[44]のために，Limited neural computational aidsが開発されている．臨床ガイドラインと予測ルールは，肺塞栓症，背部痛，認知症，虫垂炎，気分障害，小腸閉塞による絞扼性虚血の診断に利用できる，より単純なツールである[43,45]. しかし，これらのルールは，実際に臨床医による臨床評価に取って代わるものではなく，依然として臨床医が使用する1つのきっかけであり，臨床的な詳細情報を提供するためにある．ニューラルネットワークと臨床意思決定支援への関心は失速しているが，鑑別診断ジェネレータの開発にはある程度の進展がみられている[3-6]. 最高のパフォーマンスを発揮するIsabelとDxPlainは，適度な精度を持ち合わせている．しかし，彼らは最大30に上る長い条件リストを生成するが，ユーザーは全ての可能性を考慮しなければいけない煩わしい作業が残される．これらのシステムは，既存のEHRに完全には統合されていないため，医療記録とは別にデータ入力が必要であり，全てのケースに適用があるわけではないため，どのようなときに有用であるか判断する必要がある．臨床医は診断を逃したと認識していない可能性が高いため，これらのツールは特に複雑な症例に役立つが，診断ミスを減らすことはできない．正しい診断を含んでいるかもしれないが，ユーザーは正しい診断を間違った情報として放棄する可能性がある[4].

　または，鑑別診断を拡大するためローテクな方法を提供してもよい．これらは共通の問題の原因究明に役立つ実用的ツールとして関心を集めている[7]. チェックリストには，「最も一般的な」「最も深刻な」「逃すことのできない」条件が含まれる．このシンプルで簡単なバージョンのコンピューターは，メモリに対しての過信を防ぎ，医師と患者が診断過程を一緒に探索することが可能になっている[7,46,47].

　HITのもう1つの潜在的な用途は，誤診の可能性や診断の遅れに対し

てのサーベイランスと検出である．多くの医療システムでは，診断エラーのマーカーの監視のためのトリガーツールが開発されている．例えば，プライマリケア訪問の 10〜14 日以内の予期せぬ再診または入院によって，16％の症例で診断が見逃されていたり，遅れていることが判明した[48,49]．

　これらのマーカーを検出し，システムを監視し，潜在的な危険から患者を救出する．他のトリガーは追跡調査ができなかった患者を検出するようにできる．鉄欠乏性貧血，前立腺特異抗原の上昇，便潜血または血便陽性の患者のサーベイランスを実施して，癌の適切なスクリーニングを完了させることができる[50]．HIT は仕事を整理し，詳細を記録し，意思決定支援を提供するのに役立つが，必ずしも臨床医が合理的になるわけではない．適切な情報を適切なタイミングで提供することで，HIT はベイジアン電卓や臨床ガイドラインなど，最適な意思決定のための有用なマインドウェアの役に立つ情報源として活躍できる．しっかりと開発された IT システムは，時間や情報の提供により，認知の不足を防止している．しかし，記録された情報が間違っている場合や，自動化バイアスを介して電子媒体に過度な信頼が置かれている場合，臨床医師を罠に陥れることになるだろう．そして，最高の IT システムでさえ，健全で合理的で熟練した認識に代わることはできない．

◆ HIT は我々を幸せにするのか？

　愚かな質問のように思うが，仕事の満足度は，いかに簡潔にタスクを完了させるか，いかに目標に達成するかと関係している．効率的なシステムの指標として幸福感がある．正確で効率的・効果的で安全な，高度に機能するシステムは，職場における満足感があり，幸福感さえ提供する．不満は技術が仕事に適合していないサインといえる．当然ながら，HIT が予期した効果を発揮してくれれば，我々は満足するだろう．しかし，不幸にも HIT の発展と運用は各方面で問題が依然として残っている．RAND コーポレーションの調査結果によると，医療従事者が仕事の満足度が低下している理由に対して，EHR の利用が考えられる[51,52]．EHR に対して強い反応をみせるのは EHR の実用性がいまだ医療の仕事の一環に馴染めて

いないからである．医療従事者はデータの入力に時間がかかりすぎること
を不満に思っており，あまりにも多いアラームとメッセージにより仕事の
重点が患者と向き合うことではなくなり，医療記録の精度を疑う姿勢が増
してきている[53, 54]．VA プライマリケアサービス提供者の調査から，大多
数の人がアラームの過度な制限により，うまくこれらのアラートを処理で
きないということが判明した[55]．勤務医は毎日の 12％の時間しか患者と
面と向かって話すことに使っていなく，40％はデスクワークをしてい
る[56]．勤務医による文章作成作業は平均で 4 時間である[57]．1 回の救急医
の診療では，胸部 X 線の撮影に 8 回，アスピリンの処方のため 6 回，タ
スクを達成するために 4,000 回のマウスクリックが必要になる[58]．それは，
コンピュータがシャットダウンしたり，新しいログインを要求したりしな
いことを前提としている．頻繁に患者と接触を必要とする救急部の診療で
さえ，臨床時間の 43％が EHR に費やされ，患者との直接的な接触時間
は 28％しか残されないことに留意する必要がある[58]．救急科の夜間当直
では，患者が眠っている間キーボードのクリック音は，心臓モニターの音
に取って代わった．

◆ HIT はコミュニケーションを改善するのか?

電子メディアはコミュニケーションを円滑にする新たな仕組みを提供す
る[59]．電子化による迅速性，自動リマインダー，提供者と患者間で情報を
共有するアラート機能がある．患者のポータルサイトは情報の見える化が
でき，ほとんどの人が利用可能である．しかしながら，この大量の電子情
報にはコンセンサスが得られていない．

IT は，患者と医療サービス提供者のコミュニケーション方法を変えた．
検査室にはコンピュータがある[36]．一部の人にとって，コンピュータの存
在は医学的なインシデントやアクシデントの在り方を変化させるだろう．
Wachter は，コンピュータが医者と患者の神聖な絆を妨げていると主張す
る[60]．医者と患者の距離間は，小児患者のクレヨンの絵で鋭く描かれてお
り，そこには試験台に座らせている自分と，医者が壁に向かってコン
ピュータ入力している様子が描かれいる[61]．患者とは会話を少しだけし

て，臨床医がデータ入力する，「携帯でメッセージを打ちながら医療をしている」という傾向が Shinsky によって説明されている[62]．しかしながら，コンピュータはみんなを不安にさせるわけではない．ある家庭医の診療所では，ゆっくりと EHR が実現に向かっており，多くの患者が自分の記録が安全かつ確実に保管されていることを知りたがっていることが判明した[63]．患者は自分自身のカルテをチェックできることに感謝し，時には自分のカルテを通してインターネットで教育的な情報を得るようになった[63, 64]．おそらく，電子カルテの満足度は，それがどのように実施され，よい臨床医がそれをどのように仕事の習慣に取り込むかに依存する．コンピュータは仕事を増やすのか，それとも仕事の負担を増やす余分な仕事と考えられるのか？

HIT の病院システムでは，全ての作業にコンピュータが必要である．全てのドキュメンテーションと，テスト，イメージング，および医薬品の注文は，コンピュータを通してフィルタリングされる．したがって，コンピュータなしでは何もできない．その結果，電子媒体を通してコミュニケーションをとる臨床家の「サイロ（訳注：ミサイル格納庫を示し，窓がなく周囲が見えない様子）」が出来上がる[65]．コンサルタントは，波のように行ったり来たりしなくても，患者や他の臨床医から離れたところで臨床に関する推奨や印象の記録を残すだけでよくなる．心配される点は，患者や他の医師のとのコミュニケーションが希薄になることである．医師と看護師は調子の悪い患者のベッドサイドで手短に会い，壁に向かってコメントや注文をチェックするだけで済むようになる．内科研修医による放射線科への朝のラウンドについても，変化があった．画像検査する場所や診断を導く場所は少なくなり，コンピュータワークステーションで使用される暗い部屋の隅っこになった．専門知識が求められ，医療チームに組み込まれていた輝かしい放射線科医の仕事はコンピュータに代替された[60]．「私の記載を読みなさい！」が新たなマントラである．これら全ての変化は，保存可能でアクセス可能なレポートを生み出す．しかし，情報と意見の積極的な交換，会話，臨床的な推論を啓発し拡大するための議論といった同僚とのコミュニケーションは起こりにくくなる．

　率直にいえば，私たちは実際に EHR の実施によってどのくらい変化したかを評価することはできないし，わからない．私たちが以前にしたことのほとんどが知られておらず，測定されず，測定不能である．診断プロセスの電子的管理は，診断を改善するはずだが，我々が介入前の状態の信頼できる尺度がほとんどないために証明することは困難かもしれない．

　私たちは変化にすぐに適応する．（心電図の知見がなく）全ての心電図異常が新しいものだと想定しなくてはならなかったのはそれほど遠い昔の話ではないのだが，我々の多くは昔の心電図を参照できなかった時代のことをいまや想像できない．多くの臨床ワークステーションでは，新旧のイメージング研究を並べて比較する機能を備えているが，PACS（画像保管システム）も手軽に利用できる．外科的病理学，画像検査，および検査室検査の公式のレポートへすぐにアクセスできるのは最近のことで，EHR の普及前は利用できなかった．新しいシステムは完全ではないが，臨床情報に簡単にアクセスできるようにすることによって，有意義かつ実質的な変化をもたらした．

HIT のコストと追加されたリスク

　アメリカは，EHR の導入を促すため，270 億ドルを割り当てた．実際のコストを推定するのは難しい[2]．Kaiser Permanente の報告では，プロバイダのシステムを通して EHR を導入するのに 40 億ドルに費用がかかるとしている[66]．Wake Forest 病院システムは，初期投資として大規模に 1,330 万ドル，実装するのに 800 万ドルを費やし，稼働中の段階で 2,660 万ドルの損失を抱えた[67]．ノバント・メディカル・グループは，EHR に換算する費用は 5 年間で 6 億ドルであったと見積もっている[67]．

　しかし，実際のコストは財務的投資を上回るものである．新技術の導入により新たなリスクと新しいタイプのエラーがもたらされるという不安な意識がある．2007 年，Wiener は，HIT に関連した事故による患者の害

を記述するために，e-iatrogenesis という用語を作り出し[68]，学習のために事故のデータを収集している[69]．全米患者安全ウェブセミナーの聴衆は，2013 年の患者の一番の安全上の危険性として，EHR の安全性を挙げた[70]．国家保健情報コーディネーターの要請により，米国医学研究所が HIT の安全性に関する懸念に対処するための報告書を 2012 年に発表し[71]，HIT に関連する患者の安全性を監視するための独立した連邦機関を最終的に求めた[72]．Joint Commission は，HIT 関連の死亡，重大な傷害，害の調査，分析，普及に参加し，現在，HIT の規制活動の一環としての評価も行っている[73, 74]．

私たちは改善したが，新技術にもかかわらず，何も完璧ではないという事実が残っている．異常な検査結果の自動通知は，最大 10％のケースで失敗している[75]．VA アラートシステムは，放射線画像読影の追跡をデザインしているが，40％のアラートが認知されておらず，積極的な追跡にもかかわらず，4％の異常所見が 4 週間後の追跡調査でも報告が失われている[17]．診断そのものとは関係ないが，医療サービス提供者がコンピュータ上でオーダーを入力すること自体にリスクがあると示されている．しかもそのリスクは，検出して訂正するのが難しい傾向がある[76]．現在ある HIT で追跡されているトラブルには，患者識別，投薬ミス，誤った手術部位，治療の遅れなど，EHR 以前の時期にも医療を悩ました古いものがある[73, 74]．HIT には新しい安全問題がいくつかあるが，まだ解明されていない．

臨床医は，HIT の固有の限界とそれが加えるリスクのタイプを十分に理解していない．確かに，リスクの一部は実際には現場のユーザーにはみえていない[77, 78]．HIT の設計と実装には，安全性を重視し，欠陥を検出，追跡，修正するためのサポートシステムを導入する必要がある[79-82]．

HIT：診断を改善する可能性のある技術革新

我々が目にした唯一の変化は EHR ではない．他の多くのイノベーショ

ンは，新たな診断方法を提供する．すでにいくつか存在し，近い将来，さらに世の中に出てくる．PACSとデジタル化されたイメージングの開発により，放射線医療サービスは医療現場でプロバイダにアクセス可能となり，機能が向上した．遠隔医療（遠隔画像学, 遠隔病理学, 遠隔皮膚科学, 遠隔眼科学），または遠隔コンサルタントによるデジタル化された画像のレビューは，患者から離れたコンサルタントによる画像，スライド，または写真レビューのための手段を提供する[83-87]．これにより，医療資源の制限された環境にいる患者に，よりよい医療を提供できる．時間外や祝日に必要な専門知識にアクセスできるようになり，困難なケースではセカンドオピニオンを聞くことすらできる．さらに，コンピュータ支援検出の新しい方法は，乳腺造影および子宮頸部細胞診の精度を向上させるとともに，肺結節の検出感度を高めるための解釈を補填するサービスとなる[88-90]．

　新しいバイオセンサー技術は，患者の家庭や職場に診断ツールと検査をもたらした．フィットネス愛好家は，既に心拍数と血圧を追跡できるウェアラブル技術に精通している．家庭内のモニタリングのためのバイオセンサー技術は，さまざまな医療用途で開発されている．衣類や下着にも簡単に組み込むことができる．ウェアラブルバイオセンサーを用いて，心調律，心拍数および酸素供給をモニタリングすることができる[91]．移植可能なチップデバイスは，個人の医学的情報を保護されたウェブサイトに隔離し，緊急時に第一発見者や医療スタッフがアクセスし，医療情報を手に入れられるようにできている[92]．新しいデバイスをiPhoneに取り付けると，シングルリード心電図を記録することができる[93, 94]．低酸素レベルまたは局所的な圧力を足で検出する「スマート」ソックスは，患者に糖尿病性虚血性足潰瘍のリスクを警告することができる[95, 96]．Googleコンタクトレンズは持続的に血糖値，血中アルコール濃度を測定できるため，指で血糖値を測定しなくてもよくなり，救急車が必要なタイミングもより正確になるだろう[97]．

　医学におけるEHRの最初の経験は，謙虚さと失望さえあったが，ITの急速な進歩は医療に革命をもたらした．IBMは，自然言語処理と機械学習を使用する技術プラットフォーム上にスーパーコンピュータを開発し

た．2011 年に世界にスーパーコンピューター「Watson」が初めて紹介された．これは，Watson がゲームショー「Jeopardy ！」の 2 人の常連チャンピオンに挑戦し，健全に敗北したときである．Medline と PubMed の全内容と数千ページの患者事例を消化した後，Dr. Watson と改名され，Memorial Sloan Kettering と MD Anderson Cancer Center[98] で複雑な症例の治療決定を容易に行った．Dr. Watson のようなスーパーコンピュータは，医師の決定を簡素化し，要所ごとに医療を強化する可能性がある．

　Dr. Watson は，個々のレベルで患者ケアに革命を起こすことは明確だが，他のコンピュータ技術の開発は，サイエンスリサーチに革命を起こすだろう．コンピュータの処理速度の向上により，蓄積されたデータやリアルタイムデータを活用してパターンを検出し，事象を予測する「Big Data」分析が急速に拡大している[99, 100]．Big Data 技術はすでにトレンドを掴んだりビジネス，経済，政治，スポーツを予測するのに使われている．トロントの The Hospital for Sick Children では，新生児敗血症をできるだけ早く検出するためにビッグデータを使用しており，感染の顕著な臨床的徴候を発症させる前に発見することができている[101]．Johns Hopkins のコンピュータ科学者たちは，インフルエンザを追跡するために Twitter のデータを使用し，疾病管理予防センター（Centers for Disease Control and Prevention）が実施した伝統的な疾病追跡を上回った[102]．ビッグデータ技術は，ゲノムプロファイル，環境曝露，および生活習慣に基づいて，可能性のある疾患を予測するために個人向けの個人化された薬（精密薬とも呼ばれる）につながる可能性がある．精密医学は病気をよりよく特徴づけることができ，医師が病気への理解を改善することにより，特定の治療法の設計を手助けする[103]．米国政府は，慢性疾患に寄与する要因をよりよく理解するために，「unlock data insights：データを紐解く」というイニシアチブを発表した[104]．

　もしも我々が HIT の経験から何かを学んだとするなら，我々の適正化は慎重で穏やかであるべきだということである．ビッグデータ分析は傾向を検出して相関関係を見出すが，巨大なデータセットは無意味でむしろ害のある相関を見つける可能性が高い[105,106]．偽相関の例はいくつかの結果

の不合理を示している．例えば，メーン州の離婚率は，一人当たりのマーガリン消費量に相関しており，毎年プールに落ちる人の数は，ニコラス・ケイジが出現する映画の数と相関している[107]．ビッグデータを過度に使用すると，前後即因果の誤謬につながり，ランダムな相関から意味を抽出することが，因果関係と混同してしまう可能性がある[105]．ビッグ・データ・テクノロジーは新たな課題と新たな疑問をもたらす．ビッグ・データの結論が有効であり，得られたパターンが有意義であることをどのように明確にするか？　どのように患者のプライバシーを守るのか？　誰が医療データを所有するのか？　私たちは人口ベースのケアや個人に焦点を当てているのか？　どのように情報を使用し，誰を対象とするのか[108]？

結論

　私たちは，医療のあり方が，どれほど困難で挑戦的な変化であるか，そして，診断がどれほど難しいかを目の当たりにしている[109]．技術革新は素晴らしい成果だが，実践へ結び付けるのは，想像しているよりも困難で遅くなりやすい．IT は診断のための重要な構造とサポートを提供するだけでなく，複雑さを増す．EHR の実装は注意の必要な例である．新しい方法は，私たちの仕事の根本的な理解に依存しており，人間工学者，認知心理学者，医学社会学者の専門知識を加えれば，将来の設計においてよりよい進歩を遂げることを示唆している[101]．HIT の第 1 世代は洗練されていないかもしれないが，デザインが改善されれば，HIT の潜在的な可能性はさらに高まることが予想される．

　臨床医は，彼らが想像するような仕事のサポートにつながらないと考え，変化に強く抵抗したが，価値をもち，患者のケアに影響を与えることがわかれば，再設計の努力に積極的に貢献するだろう．私たちの成功は，私たちがこれらの取り組みにどのくらい貢献するかに依存する[110]．診断はテクノロジーによって多くの情報が得られるが，私たちが求めている全てを達成するには時間がかかる．

■ 本章の要約 ── IT による診断サポート

- ・ヘルスケアシステムには診断をサポートする十分なインフラが ないため，悩ましい．
- ・IT は多くの解決策を提供し，我々の診断プロセスを改善する だろう．
- ・近年の進歩は，HIT の実施および発展により作られてきた．電 子カルテは現在では多くの医療現場で使われている．
- ・HIT はプロセスの能率化，コミュニケーションの促進，診断精 度の改善といった多くのものを提供する．
- ・現在の HIT では，将来像を予見できない．新たな問題点が HIT の危険性によって生まれている．IT の全ての潜在的な可能性 を引き出すことの成功のためには診断をサポートするデザイン 作りやカスタムを続ける必要がある．

文献

1. Blumenthal D. Launching HITECH. *N Engl J Med*. 2010 Feb 4;362(5):382–85.
2. Schilling B. The Federal Government Has Put Billions into Promoting Electronic Health Record Use: How Is It Going? Quality Matters: Innovations in Healthcare Quality Improvement. June/July 2011. Available at: http://www.commonwealthfund.org/publications/newsletters/quality-matters/2011/june-july-2011/in-focus. Accessed February 18, 2016.
3. Bond WF, Schwartz LM, Weaver KR, Levick D, Giuliano M, Graber ML. Differential diagnosis generators: An evaluation of currently available computer programs. *J Gen Intern Med*. 2012 Feb;27(2):213–19.
4. Berner ES, Webster GD, Shugerman AA, Jackson JR, Algina J, Baker AL, Ball EV, Cobbs CG, Dennis VW, Frenkel EP, Hudson LD, Mancall EL, Rackley CE, Taunton OD. Performance of four computer-based diagnostic systems. *N Engl J Med*. 1994 June 23;330(25):1792–96.
5. Graber ML, Mathew A. Performance of a web-based clinical diagnosis support system for internists. *J Gen Intern Med*. 2008 Jan;23 Suppl 1:37–40.
6. Friedman CP, Elstein AS, Wolf FM, Murphy GC, Franz TM, Heckerling PS, Fine PL, Miller TM, Abraham V. Enhancement of clinicians' diagnostic reasoning by computer-based consultation: A multisite study of 2 systems. *JAMA*. 1999 Nov 17;282(19):1851–56.

7. Ely JW, Graber ML, Croskerry P. Checklists to reduce diagnostic errors. *Acad Med.* 2011 Mar;86(3):307–13.

8. Frank O, Litt J, Beilby J. Opportunistic electronic reminders: Improving performance of preventive care in general practice. *Aust Fam Physician.* 2004 Jan–Feb;33(1–2):87–90.

9. Lee NJ, Chen ES, Currie LM, Donovan M, Hall EK, Jia H, John RM, Bakken S. The effect of a mobile clinical decision support system on the diagnosis of obesity and overweight in acute and primary care encounters. *ANS Adv Nurs Sci.* 2009 Jul–Sep;32(3):211–21.

10. Schriefer SP, Landis SE, Turbow DJ, Patch SC. Effect of a computerized body mass index prompt on diagnosis and treatment of adult obesity. *Fam Med.* 2009 Jul–Aug;41(7):502–507.

11. Bright TJ, Wong A, Dhurjati R, Bristow E, Bastian L, Coeytaux RR, Samsa G, Hasselblad V, Williams JW, Musty MD, Wing L, Kendrick AS, Sanders GD, Lobach D. Effect of clinical decision-support systems: A systematic review. *Ann Intern Med.* 2012 Jul 3;157(1):29–43.

12. Unrod M, Smith M, Spring B, DePue J, Redd W, Winkel G. Randomized controlled trial of a computer-based, tailored intervention to increase smoking cessation counseling by primary care physicians. *J Gen Intern Med.* 2007 Apr;22(4):478–84.

13. Downs M, Turner S, Bryans M, Wilcock J, Keady J, Levin E, O'Carroll R, Howie K, Iliffe S. Effectiveness of educational interventions in improving detection and management of dementia in primary care: Cluster randomised controlled study. *BMJ.* 2006 Mar 25;332(7543):692–96.

14. Cannon DS, Allen SN. A comparison of the effects of computer and manual reminders on compliance with a mental health clinical practice guideline. *J Am Med Inform Assoc.* 2000 Mar–Apr;7(2):196–203.

15. Kuperman GJ, Teich JM, Tanasijevic MJ, Ma'Luf N, Rittenberg E, Jha A, Fiskio J, Winkelman J, Bates DW. Improving response to critical laboratory results with automation: Results of a randomized controlled trial. *J Am Med Inform Assoc.* 1999 Nov–Dec;6(6):512–22.

16. Poon EG, Wang SJ, Gandhi TK, Bates DW, Kuperman GJ. Design and implementation of a comprehensive outpatient Results Manager. *J Biomed Inform.* 2003 Feb–Apr;36(1–2):80–91.

17. Singh H, Arora HS, Vij MS, Rao R, Khan MM, Petersen LA. Communication outcomes of critical imaging results in a computerized notification system. *J Am Med Inform Assoc.* 2007 Jul–Aug;14(4):459–66.

18. Brenner RJ. To err is human, to correct divine: The emergence of technology-based communication systems. *J Am Coll Radiol.* 2006 May;3(5):340–45.

19. Brantley SD, Brantley RD. Reporting significant unexpected findings: The emergence of information technology solutions. *J Am Coll Radiol.* 2005 Apr;2(4):304–307.

20. Humphrey LL, Shannon J, Partin MR, O'Malley J, Chen Z, Helfand M. Improving the follow-up of positive hemoccult screening tests: An electronic intervention. *J Gen Intern Med.* 2011 Jul;26(7):691–97.

21. Hassol A, Walker JM, Kidder D, Rokita K, Young D, Pierdon S, Deitz D, Kuck S, Ortiz E. Patient experiences and attitudes about access to a patient electronic

health care record and linked web messaging. *J Am Med Inform Assoc*. 2004 Nov–Dec; 11(6):505–13.
22. Leong SL, Gingrich D, Lewis PR, Mauger DT, George JH. Enhancing doctor-patient communication using email: A pilot study. *J Am Board Fam Pract*. 2005 May–Jun;18(3):180–88.
23. Slack WV. A 67-year-old man who e-mails his physician. *JAMA*. 2004 Nov 10;292(18):2255–61.
24. Slack WV. Patient-computer dialogue: A hope for the future. *Mayo Clin Proc*. 2010 Aug;85(8):701–703.
25. Berg M. Patient care information systems and health care work: A sociotechnical approach. *Int J Med Inform*. 1999 Aug;55(2):87–101.
26. Patel VL, Kaufman DR, Arocha JF. Emerging paradigms of cognition in medical decision-making. *J Biomed Inform*. 2002 Feb;35(1):52–75.
27. Ash JS, Berg M, Coiera E. Some unintended consequences of information technology in health care: The nature of patient care information system-related errors. *J Am Med Inform Assoc*. 2004 Mar–Apr;11(2):104–12.
28. Patel VL, Kushniruk AW, Yang S, Yale JF. Impact of a computer-based patient record system on data collection, knowledge organization, and reasoning. *J Am Med Inform Assoc*. 2000 Nov–Dec;7(6):569–85.
29. Noteboom C, Qureshi S. How Can Physician's Knowledge be Activated to Provide Better Healthcare? Explaining Electronic Health Record Adaptation by Physicians. Presented at: 2013 46th Hawaii International Conference on System Sciences (HICSS); pp. 812–21; January 7–10, 2013; Wailea, HI. Available at: https://www.computer.org/csdl/proceedings/hicss/2013/4892/00/4892a812.pdf. Accessed February 26, 2016.
30. Kay S, Purves IN. Medical records and other stories: A narratological framework. *Methods Inf Med*. 1996 Jun;35(2):72–87.
31. Hartzband P, Groopman J. Off the record: Avoiding the pitfalls of going electronic. *N Engl J Med*. 2008 Apr 17;358(16):1656–58.
32. Varpio L, Day K, Elliot-Miller P, King JW, Kuziemsky C, Parush A, Roffey T, Rashotte J. The impact of adopting EHRs: How losing connectivity affects clinical reasoning. *Med Educ*. 2015 May;49(5):476–86.
33. Varpio L, Rashotte J, Day K, King J, Kuziemsky C, Parush A. The EHR and building the patient's story: A qualitative investigation of how EHR use obstructs a vital clinical activity. *Int J Med Inform*. 2015 Dec;84(12):1019–28.
34. Ober KP, Applegate WB. The electronic health record: Are we the tools of our tools? *Pharos Alpha Omega Alpha Honor Med Soc*. 2015 Winter;78(1):8–14.
35. Pageler NM, Friedman CP, Longhurst CA. Refocusing medical education in the EMR era. *JAMA*. 2013 Dec 4;310(21):2249–50.
36. Verghese A. Culture shock: Patient as icon, icon as patient. *New Engl J Med*. 2008 Dec 25;359(26):2748–51.
37. Hirschtick RE. A piece of my mind. Copy-and-paste. *JAMA*. 2006 May 24;295(20):2335–36.
38. Shoolin J, Ozeran L, Hamann C, Bria W 2nd. Association of Medical Directors of Information Systems consensus on inpatient electronic health record documentation. *Appl Clin Inform*. 2013 Jun 26;4(2):293–303.
39. Fitzgerald FT. Curiosity. *Ann Intern Med*. 1999 Jan 5;130(1):70–72.

40. Goddard K, Roudsari A, Wyatt JC. Automation bias: A systematic review of frequency, effect mediators, and mitigators. *J Am Med Inform Assoc*. 2012 Jan–Feb;19(1):121–27.
41. Bates DW, Gawande AA. Improving safety with information technology. *N Engl J Med*. 2003 Jun 19;348(25):2526–34.
42. Baxt WG, Shofer FS, Sites FD, Hollander JE. A neural computational aid to the diagnosis of acute myocardial infarction. *Ann Emerg Med*. 2002 Apr;39(4):366–73.
43. Baxt WG. Application of artificial neural networks to clinical medicine. *Lancet*. 1995 Oct 28;346(8983):1135–38.
44. Kline JA, Zeitouni RA, Hernandez-Nino J, Jones AE. Randomized trial of computerized quantitative pretest probability in low-risk chest pain patients: Effect on safety and resource use. *Ann Emerg Med*. 2009 Jun;53(6):727–35.
45. Garg AX, Adhikari NK, McDonald H, Rosas-Arellano MP, Devereaux PJ, Beyene J, Sam J, Haynes RB. Effects of computerized clinical decision support systems on practitioner performance and patient outcomes: A systematic review. *JAMA*. 2005 Mar 9;293(10):1223–38.
46. Sibbald M, de Bruin AB, Yu E, van Merrienboer JJ. Why verifying diagnostic decisions with a checklist can help: Insights from eye tracking. *Adv Health Sci Educ Theory Pract*. 2015 Oct;20(4):1053–60.
47. Sibbald M, de Bruin AB, van Merrienboer JJ. Checklists improve experts' diagnostic decisions. *Med Educ*. 2013 Mar;47(3):301–308.
48. Singh H, Giardina TD, Forjuoh SN, Reis MD, Kosmach S, Khan MM, Thomas EJ. Electronic health record-based surveillance of diagnostic errors in primary care. *BMJ Qual Saf*. 2012 Feb;21(2):93–100.
49. Singh H, Thomas EJ, Khan MM, Petersen LA. Identifying diagnostic errors in primary care using an electronic screening algorithm. *Arch Intern Med*. 2007 Feb 12;167(3):302–308.
50. Murphy DR, Laxmisan A, Reis BA, Thomas EJ, Esquivel A, Forjuoh SN, Parikh R, Khan MM, Singh H. Electronic health record-based triggers to detect potential delays in cancer diagnosis. *BMJ Qual Saf*. 2014 Jan;23(1):8–16.
51. Friedberg MW, Chen PG, Van Busum KR, Aunon F, Pham C, Caloyeras J, Mattke S, Pitchforth E, Quigley DD, Brook RH, Crosson FJ, Tutty M. *Factors Affecting Physician Professional Satisfaction and Their Implications for Patient Care, Health Systems, and Health Policy*. Santa Monica, CA: Rand Corporation, 2013.
52. Sinsky CA, Beasley JW. Texting while doctoring. *Ann Intern Med*. 2014 Apr 15;160(8):584.
53. Friedberg MW, Crosson FJ, Tutty M. Physicians' Concerns About Electronic Health Records: Implications and Steps Toward Solutions. The RAND blog. March 12, 2014. Available at: www.rand.org/blog/2014/03/physicians-concerns-about-electronic-health-records.html. Accessed February 23, 2016.
54. Payne TH, Corley S, Cullen TA, Gandhi TK, Harrington L, Kuperman GJ, Mattison JE, McCallie DP, McDonald CJ, Tang PC, Tierney WM, Weaver C, Weir CR, Zaroukian MH. Report of the AMIA EHR-2020 Task Force on the status and future direction of EHRs. *J Am Med Inform Assoc*. 2015 Sep;22(5):1102–10.
55. Singh H, Spitzmueller C, Petersen NJ, Sawhney MK, Sittig DF. Information overload and missed test results in electronic health record-based settings. *JAMA Intern Med*. 2013 Apr 22;173(8):702–704.

56. Block L, Habicht R, Wu AW, Desai SV, Wang K, Silva KN, Niessen T, Oliver N, Feldman L. In the wake of the 2003 and 2011 duty hours regulations, how do internal medicine interns spend their time? *J Gen Intern Med*. 2013 Aug;28(8):1042–47.
57. Oxentenko AS, West CP, Popkave C, Weinberger SE, Kolars JC. Time spent on clinical documentation: A survey of internal medicine residents and program directors. *Arch Intern Med*. 2010 Feb 22;170(4):377–80.
58. Hill RG Jr, Sears LM, Melanson SW. 4000 clicks: A productivity analysis of electronic medical records in a community hospital ED. *Am J Emerg Med*. 2013 Nov;31(11):1591–94.
59. Singh H, Naik AD, Rao R, Petersen LA. Reducing diagnostic errors through effective communication: Harnessing the power of information technology. *J Gen Intern Med*. 2008 Apr;23(4):489–94.
60. Wachter R. *The Digital Doctor: Hope, Hype, and Harm at the Dawn of Medicine's Computer Age*. New York; McGraw-Hill; 2015.
61. Toll E. A piece of my mind: The cost of technology. *JAMA*. 2012 Jun 20;307(23):2497–98.
62. Sinsky CA, Beasley JW. Texting while doctoring: A patient safety hazard. *Ann Intern Med*. 2013 Dec 3;159(11):782–83.
63. Shield RR, Goldman RE, Anthony DA, Wang N, Doyle RJ, Borkan J. Gradual electronic health record implementation: New insights on physician and patient adaptation. *Ann Fam Med*. 2010 Jul–Aug;8(4):316–26.
64. Doyle RJ, Wang N, Anthony D, Borkan J, Shield RR, Goldman RE. Computers in the examination room and the electronic health record: Physicians' perceived impact on clinical encounters before and after full installation and implementation. *Fam Pract*. 2012 Oct;29(5):601–608.
65. Stoller JK. Electronic siloing: An unintended consequence of the electronic health record. *Cleve Clin J Med*. 2013 Jul;80(7):406–409.
66. Rudin RS, Fuglesten J. The Little Exchange That Could … Transform the U.S. Health Care System. The RAND blog. January 28, 2015. Available at: http://www.rand.org/blog/2015/01/the-little-exchange-that-could-transform-the-us-health.html. Accessed February 23, 2016.
67. Craver R. Wake Forest Baptist has cost overruns, revenue loss with electronic records system. *Winston-Salem Journal*. April 26, 2014. Available at: http://www.journalnow.com/business/business_news/local/wake-forest-baptist-has-cost-overruns-revenue-loss-with-electronic/article_c2801866-9e0c-11e2-bf84-0019bb30f31a.html. Accessed February 23, 2016.
68. Weiner JP, Kfuri T, Chan K, Fowles JB. "e-Iatrogenesis": The most critical unintended consequence of CPOE and other HIT. *J Am Med Inform Assoc*. 2007 May–Jun;14(3);387–88.
69. Harrington L, Kennerly D, Johnson C. Safety issues related to the electronic medical record (EMR): Synthesis of the literature from the last decade, 2000–2009. *J Healthc Manage*. 2011 Jan–Feb;56(1):31–43.
70. Denham CR, Classen DC, Swenson SJ, Henderson MJ, Zeltner T, Bates DW. Safe use of electronic health records and health information technology systems: Trust but verify. *J Patient Saf*. 2013 Dec;9(4):177–89.
71. IOM (Institute of Medicine). *Health IT and Patient Safety: Building Safer Systems for Better Care*. Washington, DC: The National Academies Press, 2012a.
72. Sittig DF, Classen DC, Singh H. Patient safety goals for the proposed Federal

Health Information Technology Safety Center. *J Am Med Inform Assoc*. 2015 Mar;22(2):472–78.

73. The Joint Commission: Investigations of Health IT-related Deaths, Serious Injuries or Unsafe Conditions. March 30, 2015. Available at: https://www.healthit.gov/sites/default/files/safer/pdfs/Investigations_HealthIT_related_SE_Report_033015.pdf. Accessed February 23, 2016.

74. The Joint Commission: Safe use of Health Information Technology, Sentinel Event Alert #54, March 31, 2015. Available at: http://www.jointcommission.org/assets/1/18/SEA_54.pdf. Accessed February 23, 2016.

75. Singh H, Thomas EJ, Sittig DF, Wilson L, Espadas D, Khan MM, Petersen LA. Notification of abnormal lab test results in an electronic medical record: Do any safety concerns remain? *Am J Med*. 2010 Mar;123(3):238–44.

76. Koppel R, Metlay JP, Cohen A, Abaluck B, Localio AR, Kimmel SE, Strom BL. Role of computerized physician order entry systems in facilitating medication errors. *JAMA*. 2005 Mar 9;293(10):1197–203.

77. Karsh BT, Weinger MB, Abbot PA, Wears RL. Health information technology: Fallacies and sober realities. *J Am Med Inform Assoc*. 2010 Nov–Dec;17(6):617–23.

78. Vest JR, Gamm LD. Health information exchange: Persistent challenges and new strategies. *J Am Med Inform*. 2010 May–Jun;17(3):288–94.

79. Walker JM, Carayon P, Leveson N, Paulus RA, Tooker J, Chin H, Bothe A Jr, Stewart WF. EHR safety: The way forward to safe and effective systems. *J Am Med Inform Assoc*. 2008 May–Jun;15(3):272–77.

80. Wears RL. Can we make health IT safe enough for patients? *Work*. 2012;41 Suppl 1:4484–89.

81. Sittig DF, Ash JS, Singh H. The SAFER guides: Empowering organizations to improve the safety and effectiveness of electronic health records. *Am J Manag Care*. 2014 May;20(5):418–23.

82. Wears RL, Leveson NG. "Safeware": Safety-critical computing and health care information technology. In: Henriksen K, Battles JB, Keyes MA, Grady ML, eds. *Advances in Patient Safety: New Directions and Alternative Approaches*. Vol. 4. Technology and Medication Safety. AHRQ Publication No. 08-0034-4. Rockville, MD: Agency for Healthcare Research and Quality; August 2008.

83. Wilson LS, Maeder AJ. Recent directions in telemedicine: Reviews of trends in research and practice. *Healthc Inform Res*. 2015 Oct;21(4):213–22.

84. Kalyanpur A. The role of teleradiology in emergency radiology provision. *Radiol Manage*. 2014 May–Jun;36(3):46–49.

85. Graham AR, Bhattacharyya AK, Scott KM, Lian F, Grasso LL, Richter LC, Carpenter JB, Chiang S, Henderson JT, Lopez AM, Barker GP, Weinstein RS. Virtual slide telepathology for an academic teaching hospital surgical pathology quality assurance program. *Hum Pathol*. 2009 Aug;40(8):1129–36.

86. Whited JD. Teledermatology. *Med Clin North Am*. 2015 Nov;99(6):1365–79.

87. Surendran TS, Raman R. Teleophthalmology in diabetic retinopathy. *J Diabetes Sci Technol*. 2014 Mar 17;8(2):262–66.

88. Shiraishi J, Li Q, Applebaum D, Doi K. Computer-aided diagnosis and artificial intelligence in clinical imaging. *Semin Nucl Med*. 2011 Nov;41(6):449–62.

89. Rao VM, Levin DC, Parker L, Cavanaugh B, Frangos AJ, Sunshine JH. How widely is computer-aided detection used in screening and diagnostic mam-

mography? *J Am Coll Radiol*. 2010 Oct;7(10):802–805.

90. Kok MR, van Der Schouw YT, Boon ME, Grobbee DE, Kok LP, Schreiner-Kok PG, van der Graaf Y, Doornewaard H, van den Tweel JG. Neural network-based screening (NNS) in cervical cytology: No need for the light microscope? *Diagn Cytopathol*. 2001 Jun;24(6):426–34.

91. Yang YL, Chuang MC, Lou SL, Wang J. Thick-film textile-based amperometric sensors and biosensors. *Analyst*. 2010 Jun;135(6):1230–34.

92. Halamka J. Straight from the shoulder. *N Engl J Med*. 2005 Jul 28;353(4):331–33.

93. Saxon LE. Ubiquitous wireless EKG recording: A powerful tool physicians should embrace. *J Cardiovas Electrophysiol*. 2013 Apr;24(4):480–83.

94. Haberman ZC, Jahn RT, Bose R, Tun H, Shinbane JS, Doshi RN, Chang PM, Saxon LA. Wireless smartphone ECG enables large-scale screening in diverse populations. *J Cardiovasc Electrophysiol*. 2015 May;26(5):520–26.

95. Mertz L. Sending out an SOS … and more: Next-generation textiles and EEG headsets transport vital biomed information. *IEEE Pulse*. 2015 March–Apr;6(2):30–36.

96. Coxworth B. Smart socks keep watch over diabetics' feet. Gizmag [serial online]. January 27, 2016. Available at: www.gizmag.com/sensego-diabetic-socks-41529. Accessed February 26, 2016.

97. Kosir S. Wearables in Healthcare. Wearable Technologies. April 15, 2015. Available at: www.wearable-technologies.com/2015/04/wearables-in-health-care/. Accessed February 18, 2016.

98. Lee H. Paging Dr. Watson: IBM's Watson supercomputer now being used in healthcare. *J AHIMA*. 2014 May;85(5):44–47.

99. Raghupathi W, Raghupathi V. Big data analytics in healthcare: Promise and potential. *Health Inf Sci Syst*. 2014 Feb 7;2(3). doi:10.1186/2047-2501-2-3.

100. Fernandes L, O'Connor M, Weaver V. Big data, bigger outcomes: Healthcare is embracing the big data movement, hoping to revolutionize HIM by distilling vast collection of data for specific analysis. *J AHIMA*. 2012 Oct;8(10):38–43.

101. Horowitz BT. IBM InfoSphere, Big Data Help Toronto Hospital Monitor Premature Infants. eWeek [serial online]. September 26, 2013. Available at: www.eweek.com/enterprise-apps/ibm-infosphere-big-data-help-toronto-hos-pital-monitor-premature-infants.html. Accessed February 23, 2016.

102. Paul MJ, Dredze M, Broniatowski D. Twitter improves influenza forecasting. *PLoS Curr*. 2014 Oct 28;6. doi:10.1371/currents.outbreaks.90b9ed0f59bae4ccaa6 83a39865d9117.

103. Collins FS, Varmus H. A new initiative on precision medicine. *New Engl J Med*. 2015 Feb 26;372(9):793–95.

104. The White House, Office of the Press Secretary. FACT SHEET: New Patient-Focused Commitments to Advance the President's Precision Medicine Initiative. July 8, 2015. Available at: https://www.whitehouse.gov/the-press-office/2015/07/08/fact-sheet-new-patient-focused-commitments-advance-pres-ident%E2%80%99s-precision. Accessed February 23, 2016.

105. Calude CS, Long G. The Deluge of Spurious Correlations in Big Data. Centre for Discrete Mathematics and Theoretical Computer Science Report 488 (CDMTCS-488), Revision 3. Available at: https://www.cs.aukland.ac.nz/research/groups/CDMTCS/researchreports/index.php?download&paper_file=606. Accessed February 24, 2016.

106. Flockhart D, Bies RR, Gastonguay MR, Schwartz SL. Big data: Challenges and opportunities for clinical pharmacology. *Br J Clin Pharmacol*. 2016 Feb 4. doi:10.1111/bcp.12896.
107. Vigen T. *Spurious Correlations: Correlation Does Not Equal Causation*. New York: Hachette Books; 2015.
108. Wears RL, Williams DJ. Big questions for "big data." *Ann Emerg Med*. 2016 Feb;67(2):237–39.
109. Wears RL. What makes diagnosis hard? *Adv Health Sci Educ Theory Pract*. 2009 Sep;14 Suppl 1:19–25.
110. Bailey JE. Does health information technology dehumanize health care? *Virtual Mentor*. 2011 Mar 1;13(3):181–85.

17

診断における患者の役割とは？
What Is the Patient's Role in Diagnosis?

Karen Cosby

はじめに

　診断のプロセスは，論理的および客観的な推論を用いた分析的な手法と考えられる科学的な調査方法をモデルにしているので，再現性があり，高い精度を期待することができる病気は，病因によって分類され，典型的な身体症状により分類される．医師は診断のために証拠を集め，検査を用いて最終的な診断に至る．このモデルでは，臨床的な問題は，単に患者の症状と医療システムの組み合わせであると思うかもしれない．もし，診断が患者の症状と診断名の絵合わせのようなものであれば，検査のために検体を手に入れることを除いて，ほとんどの臨床の問題は紙面上で解決をすることができ，患者に会う必要はほとんどない．実際の臨床現場ではそのようなはずはなく，このモデルには明らかな欠陥がある．患者は病気や疾患を入れた器ではないからである．患者には，彼らそれぞれの，病状や症状，症状などに対する反応があり，医学的評価の必要性の認識，適切なケアを探して見つけ，効率的で正確な診断プロセスを踏むような医療制度を利用するといった対応の組み合わせがある．

一方，自身の知識を応用する医師の臨床能力は，臨床的な洞察力や推論のスキルだけではなく，患者の信頼を得ることや，彼らの話を聞くこと，徴候や症状を正しく解釈すること，検査およびフォローアップケアに患者を関与させるといった，患者とのやりとりの能力によっても決定される．我々は病気を診るのではなく，病気に罹患している患者を診ているのである．科学は，病気を理解するためのフレームワークを与えてくれるが，効果的な診断作業には病気の複雑な心理社会的側面や患者とのかかわり方，病気が患者の生活にどれほどの影響を与えているかを理解しているか，どうすれば，患者の価値観や意思決定を患者のケアに生かすことができるかもかかわってくる．臨床医は賢い科学者になることはできるが，患者に診断プロセスに協力してもらわねば臨床のスキルを効果的に用いることはできない．

　多くの教育や本書では，科学的な臨床推論と診断評価に必要なシステムに焦点を当てているが，患者を病気の要素と診断に必要なパートナー療法として，【図17.1】に描出されたような関係がより診断の本質に近いだろう．

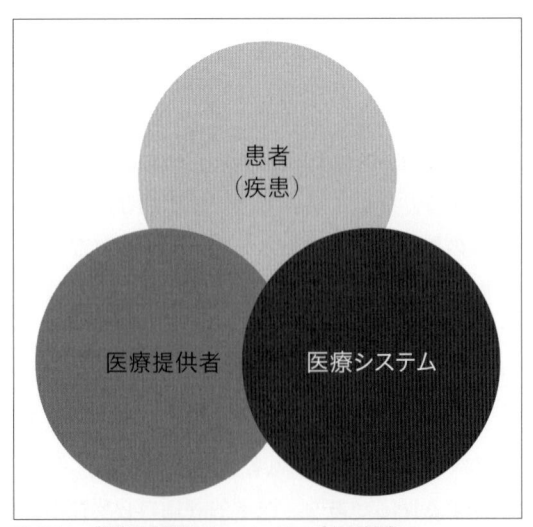

図 17.1　診断に影響しオーバーラップする要素
診断に影響を与える要素はオーバーラップする．各コンポーネントの要因が診断の成功や遅れ，あるいは診断の失敗につながる．

診断の失敗につながる患者の要因

　患者の特徴の中には，疾患のリスクに寄与するだけではなく，適切なタイミングで診断につなげることを難しくするものもある．そのような患者としては，ホームレス，身体障碍者，とても若い人，非常に老いた人，認知症，認知機能障害や精神疾患の人々が含まれる．実際，我々のほとんどは，病気や怪我，または体調不良があると，いつでも，たとえ一時的な問題だけが私たちの活動性，思考能力，医療ケアへのアクセスを損なうものであっても，経験上，医療機関の受診を必要としていることはわかるが，上記のような患者では適切なタイミングでの受診が行われないことがある．要因の中には個々のライフスタイルに起因するものもあり，例を挙げると，喫煙，薬物乱用，安全ではない性行為や危険を伴う行為，暴力団への所属などがある．患者の中には，疾患の原因になる行動をとっていなかったり，患者自身の意思ではなかったり，医療ケアを受ける前にあまりにも急速に進行することもある．一方，体の特性のためにリスクが上がったり（気管や静脈の確保が困難）遺伝的な因子でリスクが上昇するものもある．これらの要因の中には，介入を受けやすいものもあれば，そうではないものもある．これらの要因によって，病気のリスクを高めたり，診断やマネジメントにおいて特に障害をきたしやすい複雑な問題が生じる可能性がある．救急部の患者の罹患率には共通の要因として患者因子が挙げられている[1,2]．

診断におけるパートナーとしての患者の役割と診断の遅延や失敗における患者の役割

　患者は，必然的に医療システムにかかわるために最初の働きかけをする．彼らは医療ケアの必要性を認識し，医療機関を受診しなければならない．残念なことに，癌に関連する症状では，患者の30％が医療ケアを求

めることが遅くなっている[3]. 新たに報告された肺癌患者の報告では，半数の患者で，ケアを探しはじめるよりも1年以上前から症状が出現しており，2年を超える報告もある[4]. 1度，初期評価を受けてから，肺癌が疑われた44％の患者で，予定を逸脱したり，マネジメントプランに従わなかったためにさらに診断が遅くなっていた[5]. 社会経済学的地位が低かったり，少数民族の女性では，診断や治療の遅れにより，乳癌の予後が悪化している[6]. この理由として，不安や不信感，癌に関する症状と適切に理解できなかったこと，財政面，交通手段，ケアへのアクセス，スケジュール調整の難しさ，育児，他にも行うべきことがあることがある[6].

その他に診断の遅れの要因になるものとして，患者の否認や彼らの症状を別の事象に結び付けること，受診の必要性を感じないこと，医療に不信感や不安を感じていることがある[3]. 現代医療制度の費用と形式を避けようとしたり，Section 2で議論した代替的な情報源から助けを求める人々もいるかもしれない. 医療リテラシーが低かったり (Healthcare illiteracy)，認知機能が低下していたり，機能不全があったり，言語障壁もまた，自分自身を守るために医療制度を利用することができなくなる要因である[7].

学歴があり，医療に携わっている患者でさえ，彼らの診断プロセスの過程で【表17.1】に要約されている多数の困難が認められる[8,9]. 患者は，診断のプロセスに不慣れであり，診断は不確実で，日々更新されることを欠如していたり，診断プロセスで誤診が起こりうることを認識していないことがある. 患者は，面倒な患者と思われることを心配し，質問をしないかもしれない. あまりに多くの人々が医師から尊重されていると思っていない[9].

◆難しい患者，難しい医者

一般によき医者は彼らの患者が好きであり，彼らを助けることを楽しんでいる. しかし，患者の中には，医療従事者に対して強力なネガティブな感情を生じさせる人もいる. プロフェッショナルな姿勢を維持しようとしても，医療従事者が (問題のある患者) に出会ったときに，不満や絶望，不機嫌になる感情を変えることは難しい[10].

表 17.1　診断の際に患者が直面する困難さ

患者はどのように感じているか
・彼らは不安で，不満を言うことを恐れている
・「無力さ」，体調の悪さ，そして恐怖を感じている
・時には病気であることや医療的ケアが必要であることを認識していないこともある
・医療システムにアクセスして活用の仕方が分からない

医療従事者はどのような行動をしているか
・時に患者の不満を聞き流す
・新規の心配事を聞き漏らしたり，対処をしない
・患者の症状を精神的なものと決めつける
・患者の問題を薬物乱用のせいにする
・急いでおり，忙しくて煩わしいと感じる

医療システムの対応方法
・ケアの協調性に欠けている
・医療提供者とコンサルタントとサービスのコミュニケーションが悪い
・重要な結果が患者に知らされていない
・検査結果が確認されていなかったり，振り返りやフォローアップが行われていない
・エラー開示や説明責任がなされていない

〔McDonald, K. M., et al., BMJ Qual Saf., 22 Suppl 2, ii33-ii39, 2013；Frosch, D.L., et al., Health Aff(Milwood)., 31（5），1030-38, 2012 より〕

Groves は，「従属する集団（dependent clingers）」「資格のある需要者（entitled demanders）」「援助を拒否する患者（manipulative help-rejecters）」「自己破壊的な否定者（self-destructive deniers）」などの「憎しみのある患者（hateful patients）」を認知して初めて公表した人物の 1 人である[11]．彼らは，ほとんどの場合で，Groves が努力を尽くしたにもかかわらず，患者自身が治療への努力を怠った患者だった．"気の滅入る患者（heartsinks）" と記述している人もいる．これらの患者は医療提供者を怒らせたり，敗北感に陥らせ，精神的に参らせてしまうことがある．これらの患者はケアが困難であり，彼らを助けるように設計されたシステムから見捨てられるリスクがある[12]．

医療従事者の反応が明確に認識され，負の感情を特定されることもあるが，そうでないこともある．患者に対する否定的な感情的反応は，診断を見逃すリスクを増大させる可能性がある（感情バイアス）[13]．

救急医療で行われる M & M カンファレンス（Mortality and morbidity conferences）は，このような事例で満たされている．救急の専門知識の一部になるほど知られている事象もあり，救急の訓練医には根深い問題である．

例えば，研修医は，アルコール関連の患者では，常に神経診察を行うよ

うにしばしば注意される（これは，慢性硬膜下血腫を見逃すことを避けるためである．なぜなら，彼らはみな転倒をしたり，酔っ払っている間に意識が混濁している期間があるためである）．また，詐病者と判断される頻繁な訪問者にも注意することがある（詐病者でさえ，新しい診断がなされることもある）．臨床医は，自身の感情が臨床推論に悪影響を及ぼさぬように，自身の感情をモニタリングするように警告される[14]．対応の難しい患者は，医療従事者のエネルギーを使い果たし，診療業務に費やす余力が少なくなる．

Mamede は，対応の難しい患者は，医師の認識能力を低下させ，医師が誤りを犯しやすくなり，破壊的な患者の態度や行動は，医師が患者を想起することを乏しくしたことを示している[15, 16]．

感情バイアスは，医療従事者が患者に好意をもっているときも，医療従事者が特に情愛をもっている場合にも悪性疾患の可能性を考慮にくくなるように（シャグリン因子やアウトカムバイアス），同様に患者に害を及ぼしうる[17-19]．

困難な患者の指定は，医師の気分ほど患者の行動が反映されるとは限らないかもしれない．患者への不満が高いと報告する医師は若く，長時間労働者（55 時間/週以上）で，高いストレスのレベルに曝されていることが多い[20]．医師は一般に高業績者であるが，うつや精神病，薬物乱用，人格障害などの脆弱性にさらされている可能性が高い．

診断上の誤りを抱える患者の多くが自分の医者に「難しい」と感じていることを医者が認識できなければ，彼らはしばしば医者を傲慢，無配慮，または懸念に無関心であると表現することも考えなければならない．これは，臨床的な決断は不確実性に富んでいている中で決断をしなければならないことから生まれた医療ナルシシズムの文化の一部である[21, 22]．どのような臨床現場でも，臨床的思考は不確定であり，ほとんどが不確定要素ばかりの現場では，不安定な臨床判断となりうる．医師は，率直に不確実性を開示し，新しい情報で診断が日々更新されることを伝えることで防御メカニズムを作り，誤診を減らせるかもしれない[21]．我々は，これらの問題を患者環境を気遣い，情報を開示することで対応することができる．結局のところ，ほとんどの患者が困難でも破壊的なわけでもなく，問題は患者自身の欠点ではなく，医療従事者とのやりとりにある．同様に，ほとんど

の医者（と我々は願っている）は患者に無関心であったり，故意に無礼なふる
まいをしているわけではない．医療紛争は，患者が危機的な状況であった
り恐れを感じている場合や，医師が不健全な生活からストレスを感じてい
る場合，簡単な解答や適切なリソースがない状況といった患者と医師が遭
遇するストレスの多い状況で起こるかもしれない[23]．患者は，何を期待し
て医療機関を受診したか，どうすれば受診を有意義なものにすることがで
きるかを理解することで恩恵を受けることができる．医師もまた，生産的
でやりがいのある職場で働くことを望むならば，バランスのとれた健康的
なライフスタイルを過ごす必要性を学ばなければならない．そうすれば，
患者の視点から病気をよくみて，より効果的にコミュニケーションをとる
ことができるようになる．思いやりのある知識豊かな医師と，十分に理解
力のある患者が，診断を適切に行うための基礎になる．医者と患者のそれ
ぞれのニーズは MedStar Health によって提供される「Please see me」とい
う youtube ビデオによく表現されている[24]【図 17.2】．

◆ 診断プロセスにおける患者の役割：医療面接

　患者と医者は，しばしば全く異なる視点から医療面接を行っている．医
師は症状を迅速かつ効率的に分類して，適切な診断を行うように教育され
る．胸痛が主訴の場合，症状を心臓，血管，肺，胃腸，筋骨格由来に分類

私をみてください

両方：私たちはここ，病院にいます．
患者：ここはあなたのオフィスです．
医者：ここは私のオフィスです．
患者：私はあなたの患者としてここにいます．
医者：私にはたくさんの患者がいます．
患者：私は，あなたが私の体の調子をよくしてくれるのではないかと期待して，今日ここに来ました．
医者：私は毎日ここに来て患者を治療し，診察を行い，看護師や患者が心配していることを確認します．
患者：私は，私の病気や痛みの理由を知るためにここに来ました．私は，その原因があなたに指摘される
　　　のではないかということを心配しており，またその原因がわからないのではないかという
　　　ことも心配しています．
両方：1 つの答えを．
医者：私の仕事は答えを見つけることです．私は，あなたたちを治療するために私の人生の多くをか
　　　けて学校へ行きました．それが私の仕事です．
両方：私たちはここ，病院にいる．

患者：あなたのオフィスにいる．
医者：私のオフィスにいる．
患者：私はあなたの患者としてここにいます．
医者：私にはたくさんの患者がいます．
患者：私はセルよりもカルテよりも多くのことを伝えることができます！私には妻がいて，子供が
いて4人の孫がいる．
医者：私にも家族がいます．私が気にかけている人々がいますが，私はここにいてあなたを治療して
います．
患者：病院は大きく，診断を待っている患者さんでいっぱいです．あなたは私の名前を覚えています
か？
医者：はい，私は覚えています．しかし，私はしばしば疲れています．私は朝早くから出勤し，夜遅
くに帰宅します．私には診療しなければならないたくさんの患者がいて，1日に診療するのに
十分な時間はありません．私は神ではありません．
両方：私を見てください．
患者：ここでは，だれもがせわしないので，私は質問をすることが恐ろしかったり，質問を忘れてし
まっているうちに先生がいなくなってしまうことがあります．私は，何が間違っているのかを
知りたい．
両方：私に話してください．
医者：私は答えをもっておきたい．私はこの診療のために何年間も勉強してきた．私は，骨の名前
も，筋肉の名前も病気の名前や治療法も学びました．
患者：私は医者ではない．薬剤や医療処置の名前は外国語のように聞こえるが，これは私の体です．
この薬は私に何をしますか？　私は自身の薬剤費用をどれくらい払っていて，あなたの時間
にどれくらい支払っているのですか？
両方：私を見てください．
医者：私はあなたのカルテと家族歴を読みましたが，紙からはわからないことを知るために，あなた
の助けが必要です．
両方：私を助けてください．
患者：私は健康になりたいですが，あなたを信頼できることがわからねばなりません．
医者：恐れないでください，正直に話してください．
両方：私はここにいる．
患者：私はあなたの患者です．
医者：あなたは私の患者です．
患者：私の話を，慎重に，慎重に聞いてください．
医者：私はあなたの話を聞き，治療をしたい．
両方：理解することを助けてください．私が必要としている手段をください．
患者：健康になるために．
医者：あなたを健康にするために．
患者：私のケアのパートナーになってください．
医者：あなたのケアのパートナーになってください．
両方：私を見てください．
患者：私はあなたの患者です．
医者：あなたは私の患者です．
患者：1人の患者として．
医者：1人の医者として．
両方：1人の人として．
患者：あなたのオフィスで
医者：病院で．
両方：私たちは働いています．
患者：よりよくなるために．
医者：よりよくなるために．
両方：私たちは働いています．患者と医者とともに．私を見てください．

図 17.2　MedStar Health の提供する Youtube ビデオ "Please See Me" の文字起こし[24]

する一連の質問を行い，簡潔で，有効で，診断に直結する質問を追加する．救急医は，患者の診察を始めて，初めの数分間で危険か，そうではないか．入院が必要か，不要かどうかを判断する．実際，この専門分野は直観的なゲシュタルトの確立を誇りにしており，速やかに生命を脅かす状況を認識したり，救急部門で有効なマネジメントを行うことに必要である．しかし，状態のよくない病気の患者では，自身の症状を表現できないこともあり，そのため，医師にとって，主訴があいまいで，特徴づけにくく感じるかもしれない．時間に追われている医師は，短時間で，あいまいな部分を，非典型的な症状として，考えることをやめてしまい，患者に偽りの安心を与えてしまうかもしれない．すると，患者は，自身の病歴を伝える機会を失ってしまい，医療面接に不満を残してしまうかもしれない．さらに悪いことには，危険な診断ミスにつながってしまうかもしれない．

　一方で，患者は，しばしば心配なことはあるのだが，どうやって医療従事者に説明すればよいかをわかっていない．患者は，医者の診断プロセスを理解していなかったり，医学用語に不慣れなのかもしれない．患者から何が患者を困らせているのか，どんな症状を経験しているのかを正確に聞き出し，彼らの症状が日常生活にどのように支障があるのか，何が原因と考えられるのかを医療面接で聞き出すことは，忍耐とスキルが必要になる．

　標準的な患者をケースとしてシミュレーションをすると，医師は最終的な診断に要する重要な医学的な情報のおよそ半分を聞き逃していた[25, 26]．

　これは，患者の会話中に中断をしたり，特徴的な徴候や症状を聞き出すことで診断を絞ろうとするクローズド・クエスチョン（closed-ended question）といった医者中心の診察スタイルにより引き起こされる．

　医者は，医療面接から手に入れたいことを知っているので，しばしば，患者自身が気になっていることをよりうまく説明できるようにする必要性を認識せずに，内容とペースをコントロールしてしまう．

　一度，会話の流れを中断されると，患者は共有しようとした情報を自由に話す会話の流れに戻ることはめったにない[27]．

　患者が主治医と話をしたいと思っていた懸念事項を3つリストアップ

するように求められたとき，最も重要な内容は最後に言及されることが多かった[27]．それは，1つめと2つめの心配事がどうして気になったのかという文脈の中で提示されることによる．例えば，患者が咳をしていたとしよう．もしかすると，単に咳の原因を知りたいだけなのかもしれないし，夜間の睡眠を妨げているのかもしれない．あるいは，実は内心では肺癌を心配しているのかもしれない．

最も適切な行動はさまざまなシナリオにより異なり，考えられる原因によって，患者を安心させる言葉をかけることであったり，鎮咳薬を処方することであったり，X線写真を撮影することであったり，禁煙の必要性を話すことであったりする．患者は，一度会話を中断されると，医療面接中に85％の患者が最も重大な懸案事項を伝えることなく終了する[28,29]．患者が最も懸念している事項の聴取に失敗した医療面接であったことは，ちょうど，患者が退出際に新規の懸念や，患者自身が最も関連しているあるいは原因に近づくために必要と思っていても最初に伝え損ねた「隠れたアジェンダ」を公開したときにわかる[30]．

1つの例は，「血圧を確認してほしい」と受診した患者が，気軽に「ところで先生，この胸の痛みは心配するものはないのでしょうか？」と相談してくることである．苛立った医師は，この予期しなかった新たな訴えについて不意打ちと感じるかもしれないし，どうしてその訴えを患者がそれ以前にしていなかったかと患者の真意をつかめないかもしれない．

医学的アドバイス（AMA）に反して退出する患者がいることは，患者の期待と医師の懸念との間の不一致のさらなる証拠でもある．いくつかの「医学的アドバイス（AMAs）」には，信頼関係と有意義な会話が欠けているのかもしれない[31]．

医者と患者の間の懸念やコミュニケーションスタイルの違いをどのように説明すればよいのだろうか？

◆ コミュニケーション：医療従事者と患者，患者と医療従事者

医師は医療面接プロセスの構造を教育される．これは，主訴や特徴的な症状，随伴する症状を聞き取り，既往歴を簡潔に確認することである．

平均的な医師は，最初の挨拶ののち，18 秒後に患者の話を遮り，残りの医療面接を医師主導で行い，標準的な評価を完了する[27]．

　医師は，これを失礼であったり，会話の遮断だとはみなしていない．それは，単に診断に必要な全ての情報を得るためには自然なことと思っている．

　しかし，この「医師中心」のスタイルはほとんどの患者にとって異質なものであり，患者との自由な会話の妨げとなる．対照的に，医療面接での「患者中心の」アプローチは，患者が自身の考えをまとめることを可能にし，患者が何を伝えたいかが伝わるように促進し，彼が詳しく「自分の病歴を伝える」時間がもてるように，患者のタイミングに合わせて休止する．多くの医師は，このタイプのオープン構造の医療面接（open-structure interviewing）は時間がかかり，全ての構造化された質問の答えを聴取することはできないと考えているが，一般的には効果的で効率的な情報収集がよりよく行われることが示されている．

　患者が会話を中断させられることなく，なぜ彼らが医療機関を受診したかに対する彼らの考えを聞き終えるまでに，ほとんどの場合，患者の話は 60 秒未満で終了した[27]．医療面接者が「何を心配していますか？」「ほかに何か気になることはありますか？」と質問し，懸念事項を聴取し終えるまでに，問診をはじめてから 6 秒しか追加されなかった[30]．患者中心の医療面接では，患者の病気をより詳細に把握し，より正確かつ迅速に患者の診察前の懸念事項を特定し，治療のアドヒアランスを改善し，患者とプロバイダーの満足度を向上させた[26, 32-35]．診断上での誤りの原因として報告される 2 つの有名な認知バイアスである早期閉鎖とアンカリングバイアスは，実際に切り詰められた問診スタイルによって生じている可能性がある．これは，切り詰められた問診スタイルによって後に診断に重要な情報と判明する情報が患者から入手できなくなってしまうためである．

改善のための戦略

◆ 医師が知る必要があるもの

患者が医療機関を受診することを説明するとき，彼らはとても個人的なことや個人的な懸念について助けを求めていることを明らかにする[8]．

彼らは時に病んでおり，しばしば心配し，ほとんど常に脆弱である．彼らは，医療用語や医学的な手順に慣れないままに臨床の世界に入ることになる．彼らは，どのような情報が自分の診断に最も関連しているか，どんな詳細な情報が診断に役立つのか，何がささいなものや，気をひかれないものなのかは常にわからない．

彼らは，自分の懸念を説明し，自身の言葉で症状を説明するために時間とゆとりが必要である．Mothers Against Medical Error の創始者であるヘレン・ハスケルは彼女の経験と診断エラーを経験した患者の関心事について以下のように説明している．

....

「患者の関心事によると，診断エラーと診断の遅延の大部分はプロセスの問題ではなく，患者と医療従事者の関係における問題である．さらに具体的には，医療従事者の個々の患者に対する態度や先入観が，患者が本当に言いたいことを聞き逃す要因になる」[36]

....

コミュニケーションは基本的なコンセプトに思えるが，先天的な人間のスキルでさえ，第一に学問的な思考を訓練された臨床医にとっては当然のことではない．医療現場では，経験が浅くても実際に働いている職員に，具体的にコミュニケーションのアプローチを指導しなければ，彼らは病気に打ちのめされたり，病気に伴うストレスがある患者に直面したときにもがき苦しむことになるかもしれない．コミュニケーションスキルは現在，医学部のプロフェッショナル訓練の重要な部分に含まれている．

コミュニケーション能力を訓練に含める努力は多少は成功しており，以

下の勧告を含んでいる[26, 33].

- 開放型の質問（open-ended）を奨励する.
- 患者が何を心配しているのかを具体的に聞き出す.
- 患者の視点から患者の病気を理解しようとする.
- 病気が患者の生活に及ぼす影響を探る.
- 患者の質問を促す.
- 共感を示す.
- 患者の理解を確認する.

その他には Barrier が簡単な推奨をしている.

主訴（受診の主な理由）を調べている間，患者の取り急ぎの懸念事項を全て明らかにするまで「他に何か？」と問い続け，1 回の訪問で達成できると考えられる目標を設定することである[37]. 医師がより効果的な情報聴取者になる方法について，臨床専門家のグループがインタビューされたとき，Dhaliwal は次のように助言をした[38].

問診を終了する前に，患者に次の 3 つの質問をしてください.

1. 何が起こっているとあなたは考えますか？
2. 最も心配していることは何ですか？
3. 何を期待して受診されましたか？

これらの 3 つの単純な患者中心の質問は，患者の主な懸念事項を特定し，心配に対処し，訪問に対する患者の期待を明らかにする. さらに，臨床医は，自分自身の感情状態や患者への対応が診断能力と直観的な意思決定にどのように影響するかを認識する必要がある.

感情バイアスを認識し，対処するための具体的な訓練は，感情の負の影響を避けるために必要である[13]. 感情バイアスを誘発することが知られている患者に遭遇した場合，臨床医はその影響を軽減するための技術と戦略を用いることができる[18, 19, 39-41].

受診を繰り返し，「対応困難」と判断された患者でも，特に患者が計画に関与して同意をした場合では，うまく管理を行うことができることもあ

る．十分に考察をすることで，臨床家は訪問に先立って，許容できる一貫した管理計画を立てることができる[12]．

難しい患者では，一貫したアプローチを見つけることで，医師は患者に対する不快感を減らし，よりよいケアを提供する可能性がある[10, 23]．

◆ 患者が知る必要があるもの

医者とは異なり，患者であるための訓練はない．しかし，患者はその診断において中心的な役割を果たしており，その過程で患者が最も得るものがあったり，失うものもある．彼らは，適切な援助と資源が与えられれば手順にそって準備することができる．【図17.3】にいくつか示されている．

患者は「知識の豊かな消費者」になることが推奨される[8]．

情報源の中には信頼性が低いものもあるが，疾患や状態に関する優れた情報を提供するリソースが利用できるようになっている．

特に，オンラインで行うことのできる症状チェッカーは，患者が自分の症状から可能性のある原因を探すことを助け，例えば，Isabel Healthcareが提供するような症状チェッカーでは，緊急性の有無を判断するのに役立つ[42]．

患者は訪問時に相談する内容の準備ができれば，医療従事者と十分な会話ができ，医師との時間を最適化することができる．彼らが新しい問題や症状のために医療機関を受診したとき，彼らが医療従事者に与える情報により，今後の彼らの症状に対すると検索の内容とスピードに影響を与える

・society to improve diagnosis in medicine による患者ツールキット
http://www.improvediagnosis.org/page/PatientToolkit[44]
・スマートパートナーガイドのチェックリストとスクリプト
https://c.ymcdn.com/sites/www.npsf.org/resource/collection/930A0426-5BAC-4827-AF94-1CE1624CBE67/SMART-Partners-Guide1.pdf[45]
・スピークアップ共同委員会
https://www.jointcommission.org/speakup.aspx[47]
・National patient safety foundation による健康によい3つの質問
http://www.npsf.org/?page=askme3[46]
・The informed medical decision foundation による患者ガイド
http://cdn-www.informedmedicaldecisions.org/imdfdocs/Patient_Visit_Guide.pdf[48]

図 17.3　患者のためのリソース

可能性が高い．Society to Improve Diagnosis in Medicine（SIDM）の患者協働委員会は，患者が「自分の話をうまく伝える」ようにアドバイスし，症状の発症の正確な日付と病気の発生順序を記述するように勧めている[8]．患者は，訪問前に，既往歴などの過去の医療受診歴の概要と現在の薬剤リストを準備するよう勧められている．彼らは訪問中に取り組むべき3つの最も重要な質問や懸念事項を書き留めて，それらを受診時に解決すべきである[43]．

　患者は，SIDM 患者用ツールキット[44] や Kaiser Permanente Smart Partners Guide[45] など，関連する病歴を要約するのに役立つオンライン患者リソースを使用するとよいだろう．彼らは重要な情報を把握することに役立つ同伴者とともに受診することもできる．

　医療機関から帰宅する前に，National Patient Safety Foundation は，患者に「Ask Me 3」のガイドに従うことを推奨している．以下の3つの質問は，正しい診断を得るために役立つ．

　「私の問題を引き起こす原因は何ですか？　何かできることはありますか？　いつ検査結果が返ってきますか，フォローアップのために何をするべきですか？」[46]

　患者は自分の診断にどの程度自信があるかを医師に尋ねることを恐れるべきではない[8]．

　ジョイントコミッションは，患者に「声をあげて（Speak Up）」と促し，医療機関受診時に患者をガイドするためにオンラインで役に立つヒントを提供している[47]．

　The Informed Medical Decision Foundation は，患者が健全な意思決定に必要な全ての事実を確実に得るために医療機関受診時に完了するための質問をワークシートにして提供しており，【図17.4】も示されている[48]．患者参加型医療では，患者は検査結果を知り，記録のコピーを保持し，わからないことは質問をするべきである．予期せぬことが起こった場合，医師に連絡すべきである．予期しない問題は，診断が間違っているという最初の徴候かもしれない．可能であれば，患者はドクターショッピングやケアの切り替えシステムを避ける必要がある．そうした場合，第2の医療提

私の医者の訪問時の質問ガイド

訪問の前に：今日私が手助けを必要としている問題は何だろうか？

私の診察中に質問する質問：

1 私の診断は何ですか？

2 私の治療法は何ですか？

3 各オプションについて，副作用は何ですか？ コストはどれくらいですか？

4 どうすればより多くの情報を入手できますか？

図 17.4 患者が医師の診察を受ける際に質問しなければならない質問

〔The Informed Medical Decision Foundation. I wish I had asked that! Available at：http://cdn-www.informedmedicaldecisions.org/imdfdocs/Patient_Visit_Guide.pdf より〕

供者はしばしば最初から診療を開始し，先に進めることができないことがある．患者は，診断を進めるのに最も適している状況を理解する必要がある．救急部と緊急ケアセンターは都合のつく時間に受診することができるが，一貫性のある医療提供者との既存の関係を置き換えることはできない．彼らは，直ちに生命や四肢に脅かされる危険な状況を検出するのに優れているが，他の多くの複雑な病状の答えを提供することに向いていない．

診断を改善するためのリソース

診断における患者の役割を改善するには多くのアプローチがある．公衆衛生の観点からは，市民に情報を提供し，教育をすることで疾患の早期徴候を市民に認識させることができる．1つの例は，米国脳卒中協会による脳卒中啓発キャンペーンである．教育は，学校でも，広告でも，さらには一般市民を意識を高める数日〜数か月の活動でさえも提供することができる．診断サービスは地元の地域内で提供することができる．移動型マンモグラフィー検診車や移動型診療所は，診断のために直接患者のもとへ赴く例である．

受診することの困難な患者のために，訪問診療を行っている組織もある．言語の障壁がある人には，電話による通訳サービスにより医療面接を容易にするために利用することができる．多くの医療機関では，患者の携

帯電話を利用して医療情報に容易にアクセスすることができる．医師の中には，Eメールで患者と直接コミュニケーションをとったり，メッセージをやりとりしたり，訪問診療の合間に患者情報を更新している人もいる．

　医療ナビゲーションは全ての患者に幅広く利用できるわけではないが，介護の障害となる原因を特定することに役立ったり，時には障害を解消することもある[6]．

　患者は，政府や患者支援団体のオンラインリソースを見つけることもできる．このようなリソースがあるにもかかわらず，診断プロセスはいまだに不確定なものであり，多くの場合，予期せぬ紆余曲折がある．最終的には，まさに患者こそが診断にとって最も重要な単一の要因なのかもしれない．リソースを利用することによって，診断プロセスにおける多くの欠陥や不完全さを補うことができる．医療従事者と患者が健全で敬意を払う関係ならば，診断を改善するための長い道のりを歩んでゆくことができる．

▌ 本章の要約 ── 診断における患者の役割とは?

- ・医療的評価には，患者とその病気，医療提供者，および医療システムとの関係が含まれる．
- ・患者の医療システムへのアクセス能力と首尾よく治療を受ける能力は，診断作業の重要な側面である．診断を改善するためには，患者の医療へのかかわりをサポートする必要がある．
- ・患者と医療従事者はお互いを理解できないかもしれないが，ツールを用いることでより効果的にコミュニケーションをとることができ，医療従事者と患者の両方が恩恵を受けることができる．
- ・患者の診断評価をナビゲートすることを助ける利用可能なリソースを紹介した．

文献

1. Cosby KS. A framework for classifying factors that contribute to error in the emergency department. *Ann Emerg Med*. 2003;42(6):815–23.
2. Cosby KS, Roberts R, Palivos L, Ross C, Schaider J, Sherman S, Nasr I, Couture E, Lee M, Schabowski S, Ahmad I, Scott RD 2nd. Characteristics of patient care management problems identified in emergency department morbidity and mortality investigations during 15 years. *Ann Emerg Med*. 2008;51(3):251–61.
3. Corner J, Hopkinson J, Roffe L. Experience of health changes and reasons for delay in seeking care: A UK study of the months prior to diagnosis of lung cancer. *Soc Sci Med*. 2006;62(6):1381–91.
4. Corner J, Hopkinson J, Fitzsimmons D, Barclay S, Muers M. Is late diagnosis of lung cancer inevitable? Interview study of patients' recollections of symptoms before diagnosis. *Thorax*. 2005;60(4):314–19.
5. Singh H, Hirani K, Kadiyala H, Rudomiotov O, Davis T, Khan MM, Wahls TL. Characteristics and predictors of missed opportunities in lung cancer diagnosis: An electronic health record-based study. *J Clin Oncol*. 2010;28(20):3307–15.
6. Battaglia TA, Roloff K, Posner MA, Freund KM. Improving follow-up to abnormal breast cancer screening in an urban population: A patient navigation intervention. *Cancer*. 2007;109 Suppl 2:359–67.
7. Carman KL, Dardess P, Maurer M, Sofaer S, Adams K, Bechtel C, Sweeney J. Patient and family engagement: A framework for understanding the elements and developing interventions and policies. *Health Aff (Millwood)*. 2013;32(2):223–31.
8. McDonald KM, Bryce CL, Graber ML. The patient is in: Patient involvement strategies for diagnostic error mitigation. *BMJ Qual Saf*. 2013;22 Suppl 2:ii33–ii39.
9. Frosch DL, May SG, Rendle KA, Tietbohl C, Elwyn G. Authoritarian physicians and patients' fear of being labeled "difficult" among key obstacles to shared decision making. *Health Aff (Millwood)*. 2012;31(5):1030–38.
10. Gerrard TJ, Riddell JD. Difficult patients: Black holes and secrets. *BMJ*. 1988;297(6647):530–32.
11. Groves JE. Taking care of the hateful patient. *N Engl J Med*. 1978;298(16):883–87.
12. O'Dowd TC. Five years of heartsink patients in general practice. *BMJ*. 1988;297(6647):528–30.
13. Croskerry P, Abbass A, Wu AW. Emotional influences in patient safety. *J Patient Saf*. 2010;6(4):199–205.
14. Park DB, Berkwitt AK, Tuuri RE, Russel WS. The hateful physician: The role of affect bias in the care of the psychiatric patient in the ED. *Am J Emerg Med*. 2014;32(5):483–85.
15. Mamede S, van Gog T, Ce Schuit S, Van den Berge K, LA Van Daele P, Bueving H, Van der Zee T, W Van den Broek W, Lcm Van Saase J, Schmidt HG. Why patients' disruptive behaviours impair diagnostic reasoning: A randomised experiment. *BMJ Qual Saf*. 2016. pii: bmjqs-2015-005065. doi:10.1136/bmjqs-2015-005065. [Epub ahead of print]
16. Schmidt HG, van Gog T, Ce Schuit S, Van den Berge K, LA Van Daele P, Bueving H, Van der Zee T, W Van den Broek W, Lcm Van Saase J, Mamede S. Do patients' disruptive behaviours influence the accuracy of a doctor's diagnosis? A randomised experiment. *BMJ Qual Saf*. 2016. pii: bmjqs-2015-004109. doi:10.1136/bmjqs-2015-004109. [Epub ahead of print]

17. Groopman, J. *How Doctors Think*. New York: Houghton Mifflin; 2007.
18. Croskerry P. The importance of cognitive errors in diagnosis and strategies to minimize them. *Acad Med*. 2003;78(8):775–80.
19. Croskerry P. Critical thinking and reasoning in emergency medicine, in *Patient Safety in Emergency Medicine*, eds Croskerry P, Cosby K, Schenkel SM, Wears RL, 213–218. Philadelphia, PA: Walters Kluwer/Lippincott Williams & Wilkins. 2009.
20. Krebs EE, Garrett JM, Konrad TR. The difficult doctor? Characteristics of physicians who report frustration with patients: An analysis of survey data. *BMC Health Serv Res*. 2006;6:128.
21. Banja, J. *Medical Errors and Medical Narcissism*. Sudbury, MA: Jones and Barlett; 2005.
22. Alexander GC, Humensky J, Guerrero C, Park H, Loewenstein G. Brief report: Physician narcissism, ego threats, and confidence in the face of uncertainty. *J App Soc Psychol*. 2010;40(4):947–55.
23. Serour M, Al Othman H, Al Khalifah G. Difficult patients or difficult doctors: An analysis of problematic consultations. *Eur J Gen Med*. 2009;6(2):87–93.
24. MedStar Health. Please See Me [video]. YouTube. https://www.youtube.com/watch?v=380MiMDoddI. Published April 3, 2015. Accessed May 24, 2016.
25. Roter DL, Hall JA. Physician's interviewing styles and medical information obtained from patients. *J Gen Intern Med*. 1987;2(5):325–29.
26. Maguire P, Pitceathly C. Key communication skills and how to acquire them. *BMJ*. 2002;325(7366):697–700.
27. Beckman HB, Frankel RM. The effect of physician behavior on the collection of data. *Ann Intern Med*. 1984;101(5):692–96.
28. Rost K, Frankel R. The introduction of the older patient's problem in the medical visit. *J Aging Health*. 1993;5(3):387–401.
29. Frankel RM. Clinical care and conversational contingencies: The role of patients' self-diagnosis in medical encounters. *Interdiscip J Stud Discourse*. 2001;21(1–2):83–111.
30. Marvel, MK, Epstein RM, Flowers K, Beckman HB. Soliciting the patient's agenda: Have we improved? *JAMA*. 1999;281(3):283–87.
31. Alfandre DJ. "I'm going home": Discharges against medical advice. *Mayo Clin Proc*. 2009;84(3):255–60.
32. Smith RC, Hoppe RB. The patient's story: Integrating the patient- and physician-centered approaches to interviewing. *Ann Intern Med*. 1991;115(6):470–77.
33. Rao JK, Anderson LA, Inui TS, Frankel RM. Communication interventions make a difference in conversations between physicians and patients: A systematic review of the evidence. *Med Care*. 2007;45(4):340–49.
34. Bhadula R. A piece of my mind: The Good Physician. *JAMA*. 2013 Sep 4;310(9):909.
35. Chipidza FE, Wallwork RS, Stern TA. Impact of the doctor-patient relationship. *Prim Care Companion CNS Disord*. 2015;17(5). doi:10.4088/PCC.15f01840. eCollection 2015.
36. Haskell HW. What's in a story? Lessons from patients who have suffered diagnostic failure. *Diagnosis*. 2014;1(1):53–54.
37. Barrier PA, Li JT, Jensen NM. Two words to improve physician-patient communication: What Else? *Mayo Clin Proc*. 2003;78(2):211–14.
38. Dhaliwal, G. Ask patients These three simple questions. In: The Experts: How to Improve Doctor-Patient Communication. *The Wall Street Journal*. April 12,

2013. Available at: http://www.wsj.com/articles/SB1000142412788732405030457
8411251805908228. Accessed May 24, 2016.

39. Croskerry P. Cognitive forcing strategies in clinical decisionmaking. *Ann Emerg Med*. 2003;41(1):110–20.

40. Croskerry P, Singhal G, Mamede S. Cognitive debiasing 1: Origins of bias and theory of debiasing. *BMJ Qual Saf*. 2013;22 Suppl 2:ii58–ii64.

41. Croskerry P, Singhal G, Mamede S. Cognitive debiasing 2: Impediments to and strategies for change. *BMJ Qual Saf*. 2013;22 Suppl 2:ii65–ii72.

42. Isabel Symptom Checker. Available at: http://symptomchecker.isabelhealthcare.com. Accessed May 24, 2016.

43. Post DM, Cegala DJ, Miser WF. The other half of the whole: Teaching patients to communicate with physicians. *Fam Med*. 2002;34(5):344–52.

44. The Society to Improve Diagnosis in Medicine. The Patient Toolkit. Available at: http://www.improvediagnosis.org/page/PatientToolkit. Accessed May 24, 2016.

45. Kaiser Permanente Smart Partners Guide. Available at: https://c.ymcdn.com/sites/www.npsf.org/resource/collection/930A0426-5BAC-4827-AF94-1CE1624CBE67/SMART-Partners-Guide1.pdf. Accessed May 24, 2016.

46. National Patient Safety Foundation. Ask Me 3. Available at: http://www.npsf.org/?page=askme3. Accessed May 24, 2016.

47. Joint Commission. Speak Up. Available at: https://www.jointcommission.org/facts_about_speak_up/. Accessed May 24, 2016.

48. The Informed Medical Decision Foundation. I wish I had asked that! Available at: http://cdn-www.informedmedicaldecisions.org/imdfdocs/Patient_Visit_Guide.pdf. Accessed May 25, 2016.

後記

　医療は高潔な専門職である．人生のエネルギーを医学の実践に費やし，人生のエネルギーを医療の実践に捧げる人は人類への奉仕を提供しているのであり，その取り組みは尊敬に値する．しかしながら，誤った信条に基づく時代遅れの医学の見解に苦しめられ，最終的にそのような信条によって見当違いの方向へと導かれることがこれまでにあった．それを認めないまま，完璧を実現できる（期待や要望レベルであっても）と示唆する医療モデルを作り出してきた．最低限の能力しか備えていないとしても確実にできる（できなければならない），ということだ．そして，我々が完全で確実ではないものなのであれば単に学術的な進歩を応用することに失敗するだけではなく，さらに研究し，成功に向けて力を注ぐ必要がある．

　我々が進歩してこなかったということではない．初期の医療の起源は，主に迷信に基づいたものであった．疾患は時に罪に対する罰であると，あるいは生来の気質のアンバランスによるものとみなされていた．20世紀には，科学の発達は，遺伝学的レベル，分子レベル，細胞レベルで多くの疾患の理解につながった．疾患の基礎の理解の進歩は驚異的なものだ．しかし，我々は成功に基づいていくつかの誤った信条も受け入れてしまった．

　我々はギリシャ神話の登場人物のピグマリオンが自作の最も魅力的で最も美しい女性の彫像に夢中になるのと同様に，医学知識のモデルに少し夢中になっている．我々はピグマリオンのように，医療文化の周りに完璧というある種の幻想を作り上げてきたのである．

　我々医師は「命を救う」という信念に執着しているが，実際には，必然的に死はいつの日にかくるため一時的に死を遅らせるだけである．患者は大きな恐怖が訪れる瞬間や傷つくときに我々を必要とし医療従事者やシス

テムに絶大な信頼を寄せている．患者が我々に望むことは，完璧であること，また患者が最も必要とするときに希望を与え，苦しみを和らげることである．多くの人は，我々のスキルや判断力への信頼を基に，リスクのある手術や危険な可能性がある治療にもいくぶんか盲目的に同意している．ただし，我々に過誤があったり，さらに悪いことに，失敗したりすれば，多くの人は治癒の見込みが得られない，あるいは期待した健康を取り戻せないという裏切られた思いに駆られる．

　本書を通して，このモデルを我々は解体し，診断時の我々の取り組みがいかに予測不能なものであるかを明らかにしている．我々の思考過程，診断業務の要となるものや産物，その全てに無意識のバイアスと欠陥のロジックが存在する．我々の認知スキルは，疲労，情動，日周期サイクル，想起力の限界の影響をこうむる．我々の診断用ツールは不完全である．最善の検査でさえも，診断の性能は完全とは言えない．また，診断プロセスは時に数多くの工程を要し，全てに若干の失敗率がある．また，我々の手に負えない事実として，生物学系なシステムによる疾患のさまざまな発現により，我々の取り組みはいっそう難しいものになっている．そのいずれも我々のせいではないが，咎められる点があるとすれば，それはこのような限界を認識できていないことである．診断エラーに対する認識の高まりは，我々のモデルにひび割れを生み出し，何が存在しているか明らかにした．つまり，診断は確実なものではなく，我々の理解とスキルも完全ではない，ということである．

　絶望することはない．それでもやはり，現代の医療の優れた点は全て，我々の労力のたまものである．しかし，何かが成し遂げられたといえるほどではない．本書の内容が医学的思考の新たなモデルに息吹を吹き込み，医学の専門分野のさらなる発達を助け，より理解を深める基盤となることを願う．我々が重点を置いた各テーマは，医療の向上と成熟に向けて新たに構築する基盤を提供している．ピグマリオンの生気のない冷たい彫像のような我々のモデルは，生身の人間に対してより忠実で，生態学の性質に対してより現実的になるようにできる．

　完璧を求めて努力することは間違いではない．しかし，自身の判断の基

準を完璧とすることもまた賢明ではない．日本の禅のわび・さびの概念は，完璧なものなど何一つなく，完成するものも何一つないという有用な洞察を示している．完璧へと向かうことは一つのプロセスであり，終着点ではない．そうであるとすれば，診断を向上させるための我々の原動力は終わりのない無限のプロセスであるはずで，決して終わることはなく，常に注目する価値があることを我々は認識すべきである．診断の業務とヒトの認知システムやヘルスケアシステムの誤りやすさに対して我々が格闘し詳述したことにより，情報が伝わり，奮起が起こり，この重要な取り組みの進展が後押しされることを著者らは願っている．

用語解説

1 型プロセス（type 1 processing）：直観的思考．日常生活ではほとんどの人が直観的思考により一連の事象について決断している．例えば，朝起きて朝食をとりシャワーを浴び仕事をするというのは，思考の 2 つ目の要素をほとんど用いずに済み負荷は少ない．

2 型プロセス（type 2 processing）：分析的推論ともいわれる．意識的にじっくり考慮された思考の形．2 型推論は問題解決や複雑な事象についての決定に用いられる．

e-iatrogenesis：情報技術を発端として患者にもたらされた医原性の有害事象を示すために造られた言葉．薬剤の電子オーダーに関する問題などがよい例であり，電子カルテ導入に対するエラーの影響についても言及している．

e-patient：自身の医学的ケアに全面的に参加し，医師と自分が対等なパートナーと考える医療消費者．e-patient という単語は The Society for Partici-patory Medicine の創設者である Tom Ferguson が最初に作ったものである．用意周到で能力や社会力もあり積極的にインターネットや電子媒体などを通じて医療情報を得られる．

identity protective cognition：人々は証拠やエビデンスが自分達の属するグループとの価値や考えと同じライン上にあるものとして都合のよいように解釈する傾向にあること．自分側バイアスも参照．

linear sequential unmasking（LSU）：データ獲得と評価のアプローチであり，科学捜査にて主に使用されバイアスの影響を最小限にしている．犯罪の内容や情報に関する痕跡証拠の評価をできるだけ自由に行い，そのうえで解決段階へ進化させる．各段階では科学者が各分野を担当し結論を導き，間違いのないことを述べることになる．

mindful attention awareness scale：マインドフルネスを測定する尺度．

not invented here（NIH）**バイアス**：ここで開発された技術ではないことを

理由に採用を拒否すること，付録 I 参照.

proactive coping inventory（人間のもつポジティブで能動的な処理能力）：個人のストレスに対処する能力を測るための手段.

Ringelman effect（社会的手抜き）：例えば綱引きを命じられた際に 1 人当たりが費やす労力がメンバーの増加に伴って減少する現象.

Solomon questionnaire：この質問票により，その当事者が意思決定を行う際にどのような決定をするか，どのような方法を選択しているか，そしてどのような感情を抱いているかを分析できる.

あいまい効果（ambiguity）：認知バイアス，付録 I 参照.

あいまいさ（ambiguity effect）：論理的誤謬，付録 II 参照.

アウトカムバイアス（outcome bias）：認知バイアス，付録 I 参照.

浅はかな思考〔shallow（narrow）thinking〕：細部について十分考えずに一般論から物事の判断をしてしまうこと.

浅はかなリアリズム（ナイーブリアリズム）（naive realism）：自分たちの感性を通じてのみ自分を取り巻く世界を理解するため，経験値というのは実世界のものではなく，自身の内的な表現なのである．仮に我々がみた（理解した）ものが客観的であったとしてしまうと，他人がそれを異なるようにみた場合は非合理的あるいはバイアスとなってしまう.

後知恵バイアス（hindsight bias）：認知バイアス，付録 I 参照.

アポフェニア（apophenia）：無作為な情報の中から規則性や関係性をみいだす傾向．例えば普段からよく知ったパターンを本来存在しないにもかかわらず心に思い浮かべる．パレイドリアとしても知られる.

アンカリングバイアス（anchoring bias）：認知バイアス，付録 I 参照.

アンダートリアージ（undertriage）：トリアージ段階で医学的な重症度や問題，必要な医療ニーズについて過小評価されていること.

アンフリージング（unfreezing）：認知バイアスがあるとわかった際のバイアス矯正のための第一段階である．変化に対応できる状態になること.

医学教育における臨床推論〔CReME（clinical reasoning in medical education）〕：英国の医学校における戦略であり臨床推論を教育するために発展したもの.

医学生症候群（medical students' disease）：医学生が，医学書などで学んだ症

状について，もしかしたら自分も経験したことがあるために，そればかり考え，半ば憑りつかれたかのようになり心気的となる．ある者は学習した医学的な症状がいくつ自分にあてはまるかと思うと恐怖に陥る者もいる（実際はほとんどそういうことはないのだが）．

医学的啓発（medical enlightenment）：合理性を妨げる先入観や要素があることを，徐々に受け容れて認識すること．これらの考え方は徐々に医学教育においても取り入れられ，我々がどう考え診断に至るかについて，新しい知見をもたらした．

医学のアート（医術）（art of medicine）：医学は医学的知識を適用するということでは説明できない側面がある．対人スキル，共感，熱意，コミュニケーション，支援などが含まれる（ほんの一例ではある）．

意識的な注意を伴わない熟考アプローチ（deliberation-without-attention approach）：意識するレベルに到達しない状態での意思決定アプローチ．思考そのものが起きていないわけではなく，むしろ思考が無意識に行われているのである．

一致バイアス（congruence bias）：認知バイアス，付録Ⅰ参照．

一般的知能〔general intelligence（G）〕：情報を獲得し利用できる能力を管理統制する精神力．

逸話的（anecdotal）：論理的誤謬，付録Ⅱ参照．

医療実体験（medical narrative）：患者が自ら経験した病気に基づいて，自身の言葉で症状や不調について描写すること．

イルネススクリプト（illness scripts）：疾患の診断においては，医師が典型的なものだと認識できるいくつかの情報の塊を形成する内容があり，疾病概要とはある程度その疾病と承認できる症状や身体所見の組み合わせのこと．

因果の誤謬（cum hoc fallacy）：論理的誤謬，付録Ⅱ参照．

インタビュー錯覚（interview illusion）：ある人のインタビューにおけるふるまいや言動の小さな例が，過度に信じ込まれ，インタビュアーはその印象形成がその人の沢山の証言や軌跡〔つまりその候補者に長期間，幅広く影響を与えた人物による推薦状や，卒業試験の点数，大学での平均成績（4年間の学術的活動の要約，30以上

の学術的コースも含まれる場合もある）など，本来はその人に対する最も信頼できる評価を提供するために示されるもの〕を上回ると確信してしまう．このバイアスは Psych out error と一部オーバーラップする部分がある.

インテリジェント・デザイン（intelligent design）：知性あるものの行いにより宇宙や人類が生まれてきたという考え.

運にまかせる（**頻繁なギャンブル**）〔playing the odds (frequency gambling)〕：認知バイアス，付録 I 参照.

エゴバイアス（ego bias）：自分の担当患者の予後を，状態が似ている他の患者に期待される予後と比較して過大評価する傾向，付録 I 参照.

エビデンスに基づく医療（evidence-based medicine）：個々の患者の方針決定において現時点で最良のエビデンスを良心的に明確にかつ賢明な方法で用いること．エビデンスに戻づいた医療の実践とは，系統的研究から得られた外観の最良のエビデンスとエキスパートが融合し一体となることを表している.

エラーマネジメント理論（EMT）〔error management theory（EMT）〕：間違った思考は発展の結果であり，昔の進化の過程で自分達に有利とされ自然に選ばれた行動パターンであり，それゆえに現在は習得回路が備わっているのであるとする理論.

演繹的推論（deductive syllogism）：演繹的証明と同義.
例）前提 1：すべての人間は死ぬ運命にある
　　　前提 2：サムは人間である
　　　結論：サムは死ぬ運命にある

演繹的論理（deductive logic）：正確で個別的な結論を導き出すために一般的・普遍的な前提をもとに理由付けすること．演繹的議論の前提が真実であると仮定すると結論も概ね正しいと考えられる．下記の数学の例でいうと，前提が真実で正確であるならば，結論も正しいことが保証される.

前提 1：$x = 3$
前提 2：$y = 5$
結論：$x + y = 8$

遠隔医療（telehealth）：遠隔通信を用いて提供されるさまざまな医療サービ

ス．メール交換，患者の画像確認，必要であれば患者についての意見交換もこのようなサービスに含まれる．

遠隔診断（telemedicine）：画像を通じて遠隔からの医療サービスを提供すること．患者とのコミュニケーションを可能にする遠隔医療と異なり，医師などの専門家間で供給される．遠隔放射線（画像解析，画像診断），遠隔病理（病理所見の共有）などが例だが，それ以外にも多数．

オーバートリアージ（overtriage）：医学的問題や緊急性などの重症度についてのトリアージが過剰評価されていること．

オッカムの剃刀（Occam's razor）：シンプルな説明が最も優れているという格言．医学領域においてこの原則は，単一の診断のほとんどが患者に起きた問題や症状から探求されていると考えられているところから正当化されている．

おばあちゃん不在症候群（absent grandmother syndrome）：小さい子供をもつ若い母親が通常のよくある問題に対して，本来なら祖母などの慣れた経験者がアドバイスをするところだが，それがないために医学的アドバイスを求めること．この現象は祖母などのアドバイスができる者が不在のために起こる．

おまえもそうじゃないか（Tu quoque）：自分を批判した相手に対する言い返し．論理的誤謬，付録 II 参照．

陰陽アウト（yin-yang out）：認知バイアス，付録 I 参照．

改善主義（meliorism, meliorists）：人間の論理的思考は常に合理的というわけではないが，教育を通じて改善できるという考え，あるいはその考えに賛成する人々のこと．メリオリストは規範的理論と実際に人々がどう考えているかの記述的なモデルとの間には大きな相違があるとみている．

確証バイアス（confirmation bias）：認知バイアス，付録 I 参照．

確認バイアス（ascertainment bias）：認知バイアス，付録 I 参照．

過信（overconfidence）：自身がわかっている以上に物事を知っていると思い込んでいることあるいは自身のスキルや知識に対する過度な自信．最も広く知られた医学の認知バイアスであるとも考えられる，付録 I 参照．

仮説演繹法（hypothetico-deductive reasoning/model）：理論の公式モデル．例え

ば臨床症候群に対して原因として考え得るすべての仮説を挙げ1つひとつ吟味し考え，検査を行っては吟味しなおし最善の解決策が得られるまで続けるやり方．この方法は慎重で時間がかかるがより正確である．

仮説的推論（abductive logic）：得られた情報に最も適した形に導きだされた仮説（あるいはもっともらしい説明）から始まる推論の一型．仮説的推論では不確かさや不完全あるいは不十分な情報を利用する可能性がある．仮説的推論の例としては医学的診断（臨床症状から診断に迫る）や陪審員裁判（刑事裁判において有罪かどうかを決定する）がある．

仮説の切り替え（hypothesis-hopping）：システム1の考えやシステム2の考え，あるいは別々の仮説の間を行き来すること．診断過程や複雑な事柄の決断時にみられる．

カプセル化した知識（encapsulation, encapsulated knowledge）：学生の事細かな病態生理の説明，あるいは長文の説明の形式から，診断分類や症候群について十分に説明され，重要な情報が要約されたまとめへと医療専門職が変化していく成長段階．

感情バイアス（affective bias）：認知バイアス，付録I参照．

鑑別診断（differential diagnosis）：診断評価過程で作られた臨床症状や症候群の原因として可能性のある全てのリスト．

偽陰性（false negative）：本来は陽性のはずが誤って陰性となってしまうこと．

記憶バイアス（memory biases）：記憶をさまざまに増幅または減じること，あるいは過去のイベントで思い出せるものに置き換えてしまう認知バイアス．

基準率無視（base rate neglect）：付録I，II参照．

帰納的論理学（inductive logic）：理論形式の1つでありより一般的なカテゴリーや一般的な結論にマッチさせるための試行や特定を行うことから始まる．例）症状から始まり原因についての結論に到達する．演繹的理論と異なり，帰納は常にある程度の不確かさがある．

規範的な理論（normative reasoning）：物事を行う際に肯定的な判断や決断あるいは常道を示すこと．規範的な理論とは，理想的な標準あるいはモデル

に基いた規範的な見解や考えのこと．規範的な考えをする人は一般的により合理的な考えのもち主である．システム的に規範が機能しない場合を非合理的と表現される．

ギャンブラーの誤謬（Gambler's fallacy）：付録 I，II 参照．

強化学習理論（reinforcement learning theory）：行動変化について 20 世紀には有力とされた説で，見返りや罰があることで学習するという理論．強化された行動はより強化され，強化されなかった行動はより弱まる傾向がある．Pavlov は，報酬あるいは罰と（ベルの音などの）ある刺激をペアリングすることで行動を変化させられることを証明した．Skinner はこの内容をさらに新しいレベルに到達させた．つまり一連の行動を理解するためには，行動を起こす因果関係について知る必要がある．Skinner にとってオペラントとは現在置かれた環境を変化させる意図的な行為であり，ゆえに彼のアプローチは「オペラント条件付け」と言われた．仮に我々が犬に新たなトリックを学習させたいと考えたとき，トリックについて説明し理解させるのは困難であり，ただ我々が期待しているものに逐次近似した場合は見返りを与え，逆に探して求めているものからかけ離れている場合は罰するのである．

偽陽性（false positive）：検査のコンディションのために本来は陰性のはずが陽性と出てしまうこと．

強制力（強制機能）（forcing function）：最終的な意思決定あるいは行動を起こす前にいったん立ち止まることを求めるルール．原動力は機械的でもあり，手続き的でありまたは認知的でもあり，一般的でもあり特異的でもある．強制力は部分的には認知バイアスの軽減に効果的な方法かもしれない．

共同体としての合理化（collective rationalization）：グループに対して論点を共有することを押し付け，反論を起こさせない傾向のこと．行き過ぎたグループ内の調和であり，新しいアイディアを軽視しがちである．

偶発腫瘍（incidentaloma）：その異常とは関係のない目的で行われた検査で予想外に認めた所見．偶発腫瘍という言葉は副腎腫瘍でよく用いられるが，しかしすべての予想外に認めた異常で，それでいて重要なものを包含する言葉である．医療者はしばしば偶発腫瘍について特徴や評価をさらに特定するために検査を追加する必要性を感じる．そうなるとケアのコストが上

昇し不必要な検査や手技を足す可能性もでてくる.

グループ思考 (groupthink)：一人ひとりの決断の正しさよりも調和やグループの活力により注目して行われたグループ決定の傾向. グループ思考は最適な決断を導きうる.

経験主義 (empiricism)：生まれたときに脳は空っぽであり全ての知識は経験から得られるとする考え.

啓蒙主義 (enlightenment)：高次の気づきあるいは洞察力.

系列位置 (serial position)：最初 (最重要) と最後 (直近) にリストしたアイテムを思い出しながら，その系列内にある対象の記憶の効果に注意を向けること. 注文効果ともいわれる，付録 I 参照.

結晶性知能 〔crystallized intelligence (Gc)〕：さまざまな人生の蓄積による情報や技能，自身がよくわかっていること.

決定結果要約 (DOI) 〔decisions outcome inventory (DOI)〕：意思決定能力を測定する方法.

権威勾配 (authority gradient)：十分な知識のない者が，年長者や経験者，つまりより権力のあると思われる者の行動に対して質問や挑戦をぶつけることができない傾向があること. 副操縦士が主操縦士に対して挑戦し失敗してしまうのはよくある例である. 医療分野では学生が自分の判断について質問し年長の医師に従うことがある. 看護師は医師に対する挑戦的な行動を起こせないでいるかもしれない. 権威勾配は医療ケアにおいて害になることもある.

健康志向指標 (health utility index)：このままの状態で過ごすと余生からどれほどの価値が失われていくかを説明する手段. 健康志向指標は生存していても生活の質が低下した人々の集団に対して質調整生存年 (QALY) として使用されることもある. この指標は典型的には 1 (正常) から 0 (死亡あるいは植物状態) のスケールで測定される. その他にも何らかの介入にて質が改善されるのかを測定するためにも使用されている.

原始的プロセシング (primitive processing)：(直観の上方にある) 認知機能のレベル. 内的で自動的な反応でありながら認知力をもつことから物事の共変動や頻度，推論を認識できる.

検索に対する満足（search satisficing）：「satisfy」と「suffice」を合わせた言葉．Herbert Simon により初めて提唱された．これは、いったん満足の得られる結果が出た際にその後の調査を止めてしまうこと．このタイミングは通常最初の重要な発見をした際におこり、ややもすると次のあるいはその次のミスを誘導することがある．Search satisfying と表記されることもある、付録I参照．

限定合理性（bounded rationality）：不確実な部分や不完全な知識の中でも思い悩み熟慮のうえ決定し前進する必要があるとする考え方．完璧な知識が身につくのを待つよりも、多くの決定は限られた知識と時間の中で行われることを示唆している．

権力／感情／自然へのアピール（appeal to authority/emotion/nature）：論理的誤謬、付録II参照．

更新世（pleistocene era）：近代の人類（ホモエレクトゥス、ホモサピエンス）の進化がみられた約250万年前から1万2千年前の期間．

較正（calibration）：個人が健全な判断をくだすまでの過程であり、その判断はえこひいきやステレオタイプ化、その他の理由をゆがめる因子を取り除いたものであるべきである（第3章で解説）．または先行の行動や決断の結果のフィードバックを踏まえて考え方を調整する（調節、再考する）能力【図3.1】の二重思考モデルにて説明）．

構成/区分（composition/division）：論理的誤謬、付録II参照．

構造化データ分析（structured data acquisition）：DSM障害に対し、精神科分野の明確に構造化された問診アプローチ．バイアスをなくし診断パフォーマンスを改善すると考えられている．

高度プロセシング（sophisticated processing）：認知機能のレベルで意味づけと影響に関与し、個人の意思決定における違いの根本を作り出すものである．この形式の思考は特に人間に起因するが、一方で高度処理の局面を示す他の種の例もある．

公表バイアス（publication bias）：研究の投稿や採択を決める際にインパクトを与えるバイアス．例えば否定的な結果が得られた研究は肯定的な結果が得られた研究と比較して不採択となりやすいか、あるいはつまらないと評

される傾向にある．おそらく著者らも帰無仮説を指示する研究は滅多に投稿しないだろう，付録 I 参照．

合理性（rationality）：事実や根拠に基づいて理由付けを行う．信念と根拠が一致する．合理的判断は，その他の多くの非合理的あるいは次善の策のような決定事項と比較される（認知バイアスによりよくないインパクトを与えてしまったものや，論理的に破綻していたもの，その他の認知の失敗があったものなど）．

合理性指数（rationality quotient）：知能指数を測るテストと同様，合理性を測るテスト（まだ十分普及するには至っていない）により捉えられる．2016 年に合理的思考についての包括的な試験のプロトタイプである CART が公表された．

合理性障害（dysrationalia）：正常あるいはよりよい知性があるにもかかわらず合理的に考えられていないこと．

合理性大論争（the great rationality debate）：世界改善論者と楽観主義者間における認知科学系論文の両極性を示したもの．これらの概念は最近医学界にも流れ込んできている．医学の世界改善論者は診断の失敗の重要な部分が認知の誤りからきていると強調している．

合理性と経験の要約〔rational-experiential inventory（REI）〕：パーソナリティーに関するテストであり，個人の意思決定における素質（経験的／直観的か，または合理的か）を評価する．

合理性トレーニング（rationality training）：医療分野や他の領域向けの合理性に関するトレーニング．認知心理士をはじめ，あらゆる職種により 40 年以上の長きにわたる研究の蓄積が昨今の合理性のコンセプトについての理解に大いに貢献している．

合理的思考についての総合的評価（rational thinking.）：合理的思考の評価テスト．

個人の疑り深さ（personal incredulity）：論理的誤謬，付録 II 参照．

誤信の誤信（the fallacy fallacy）：論理的誤謬，付録 II 参照．

個人向けの個人化された薬〔personalized medicine（also known as precision medicine）〕：患者の遺伝プロファイル，環境，生活習慣に基づいてそれぞれの特異的な健康リスクを見極める，あるいは病気の特徴を捉えることのでき

る革新的な医療ケアモデル．実臨床において患者らを研究を行った大規模集団と類似するとみなし，研究から得られたエビデンスにもとづいて評価および治療を行う伝統的な医療ケアモデルとは対照的である．

固定行動パターン (fixed-action pattern)：種をまたいで見られる行動の特定のパターンで，刺激によって引き起こされ，いったん開始すると完遂される．

コントラスト効果 (contrast effects)：認知バイアス，付録 I を参照．

コンピテンシー (competency)：専門知識を獲得するために必要な知識や能力の発展．訓練以前は，無意識的に不適任 (なにを知らないのかがわからない)．初心者は徐々に意識的な不適任者の段階へ移行していく．能力を磨き自信がもてると意識的に適任者となる．時間や実践を追うごとにだんだん無意識的な適任者となり日常業務として行うようになる．専門家の最終段階は内省的な思慮深い適任者となり，知識の差が存在する場合に人が何を知りどのように知ったか，そして知っていることをどのように教育するかに考えをめぐらすようになる．

根本的な帰属の誤り (fundamental attribution error)：相手の行動に影響した可能性がある周辺環境やそのときの状況を精査するよりも個人の批判に目を向ける傾向のこと．

最悪のシナリオを除外する (rule out worst-case scenario)：良性疾患であると説明する前に，少なくとも最悪な状態を考慮してその可能性を除外 (検査) するべきであるという法則．

最近 (primacy)：話の中で，初めに聞いた (重要な) 内容がよりよく思い出されること．記憶している内容は U 字型といわれ，会話の初めの (重要な) ことと最後 (直近) の内容が特によく記憶されている．

サイコ・アウトエラー (psych-out errors)：患者の精神疾患を異常行動の理由として決めつけてしまい，誤った判断をしてしまうこと，付録 I 参照．

最新であること (recency)：会話の真ん中よりも最後 (直近) に提供された情報を呼び起こす能力のほうが高い，付録 I 参照．

差異心理学 (differential psychology)：思考過程や理由付けにおいて他の人とどのように違うかを追求する個人の意思決定に関する研究．

最節約原理（principle of parsimony）：ある事柄を説明するには必要以上に多くを仮定するべきではなく，最もシンプルがよい．オッカムの剃刀と類似．

サイバー心気症（cyberchondria, cyberchondriasis）：インターネットを通じて知りえた情報を読むことで通常の症状から逸脱した，根拠のない不安の増大を認めること．これが過度な不安をもたらし，自己診断や自己治療による害のリスクをさらに背負うことにもなる．

再バイアス（re-biasing）：バイアスを他のバイアスで置き換える方法．

サットンの見落とし（Sutton's slip）：付録 I 参照．

生得主義（nativism）：我々の体や脳は何百万年にもわたる進化による産物であり，行動や考え方のパターンは先祖から受け継いだものであるというコンセプト．

思考学習（Reflecting coping includes brainstorming, skill in analyzing prob-lems and generating hypothetical plans.）：個人が立ち止まって自身の行動を振り返り，分析し，そしてその経験から新しい知識を描く．その経験は次の学習に利用されるという思考の過程．

思考節約の原理（rule of parsimony）：簡素な説明が最もよいとする考え方．医療では簡素で的確な診断がさまざまな所見を説明し得るベストなものと（示唆）される．節約の原理は全ての患者の症状を説明し得る簡潔で求心力のある診断をみいだそうとしている．

事後確率エラー（posterior probability error）：認知バイアス，付録 I 参照．

自己消耗（ego depletion）：消耗状態において自分の意思決定を妥協し労力を節約する．この状況下では本来は使わないショートカットやヒューリスティックスをあてにする可能性がある．

自己診断（self-diagnosis）：専門家の助けなしに個人が自分の状態についてもっともらしい説明として決めこんでしまうこと．

システム 1（system 1）：即決，反射的で無意識に決められる直観思考．

システム 2（system 2）：分析的思考　網羅的で熟考される．時間がかかる．

自然主義バイアス（naturalistic bias）：自然から発生するものは自然なものであるからどんなものでもあなたによいものであり，そうでないものは不自然なものでありあなたにとってもよくないと訴えること．

疾患特異的（pathognomonic）：その状況を正確に特徴づけるような，特異的な身体所見あるいは検査結果.

実効的コントロール（executive control）：システム 2 の考え方が直観やシステム 1 の考え方を上回る，二重プロセスモデルの特性.この機能は，個人がより困難または非典型的な，エフォートを必要とする課題を認識した際に自分の考えを見つめ直し，初期のより厳格な取り組み方に戻すときに利用される.

実行バイアス（commission bias）：認知バイアス，付録 I 参照.

質調整生存年〔quality adjusted life year（QALY）〕：生存期間において量と質の 2 点で評価する手法.生存年は健康を害するような問題やライフイベントにより減少し得る.もしくは (治療などの) 何らかの介入により改善することもある.普段の健康状態や予測される寿命によっても変化する.

質問をせまる（begging the question）：論理的誤謬，付録 II 参照.

市民紹介システム（lay referral system）：家族，友人，親戚間のネットワークであり，医療の正式なトレーニングをほとんど受けていない中で医療のガイダンスや助言を提案する.

社会的汚名誉（social stigma）：年齢，性別，体重，見た目，裕福さ (貧困さ)，教育などにより個人を差別し批判する傾向.

社会的バイアス（social biases）：年齢，性別，体重，見た目，裕福さ (貧困さ)，教育などにより個人に対してもつ先入観あるいはバイアスのこと，付録 I 参照.

集合意識（collective consciousness）：個人は自分が経験したことがないものであっても一般的に物事がどのようであるかを知っており (いわゆる一般認識)，この概念は (すべてを説明できないまでも) 人々がどうして住んでいる場所にはいないヘビを怖いと思うかを説明するものである.

集合意識の（collective conscious）：社会における一般的な理想や価値の集まり一式.

集合バイアス（aggregate bias）：認知バイアス，付録 I 参照.

順番効果（order effects）：認知バイアス，付録 I 参照.

情報ギャップ（information gap）：臨床における最適な決断に影響するような

情報の不足がある．その差異は（結論が導かれるべきときに）どんな情報が必要なのかということと，今何がわかっているかということの違いである．

情報バイアス（information bias）：認知バイアス，付録 I 参照．

白黒つける（black-or-white）：論理的誤謬，付録 II 参照．

進化心理学（evolutionary psychology）：心理学の領域で，現代の決定や行動のいくつかは脳の習得回路が備わっていると主張する学問．つまり何百年も何千年も前の古代の進化の圧力がかかった環境の中で生み出された産物なのである．

進化適応環境〔environment of evolutionary adaptedness（EEA）〕：生存に有利と思われる行動に基づき，脳と認知機能がどのように発達してきたのかを理解するためのモデル．

進化におけるギャンブル（evolutionary probability gambling）：さまざまな環境下でもともとの不確かさというものがあり，ギャンブルすることはその不確かさの中で報酬を予測する試みだということもできる．出来事がランダムであり，それなのに特定のパターンが出てくるようにみえたら，それは誤った予測なのであろう．

信じる意思（will to believe）：受けた治療によりきっと治ると期待すること．プラセボ効果では治療薬でなくても処方により症状が改善するが，これらも含まれる．

人身攻撃という名の誤謬（ad hominem fallacy）：論理的誤謬，付録 II 参照．

身体症状障害（somatization）：科学的に説明のつかない身体症状を有し，それが故に精神疾患であることを訴える．

診断閾値〔diagnostic threshold（or threshold to test, threshold to treat）〕：いつ試験を行い，いつ治療するかの決定は病気の事前確率に影響し，診断的検査の特徴（感度，特異度，リスク），治療の潜在的な利点，リスク，コストなども考慮すべきことである．閾値は治療による利益が将来の検査をなくすことができるという点を考えて決定できる．治療閾値とは，その診断が治療を行う理由として十分に見合うものであるときに適切なものとなるだろう．オリジナルの閾値の概念は Pauker と Kassirer が 1980 年に唱えたもので，彼らの方法論は公平で正確な数学的分析に関係している．彼らの考えている

概念そのものでないかもしれないが，オリジナルの方法論が記述されて以来これらは広く医療の場で用いられている．

診断エラー（diagnosis error）：可能な介入を提示するべきタイミングに正しい診断への到達に失敗すること．全米科学アカデミー，技術アカデミー，医学アカデミーは診断エラーの定義として，患者の健康問題に対する正確でタイムリーな説明の確立に失敗すること，あるいはその内容説明において患者との対話に失敗することとしている．診断まで至らなかった,誤診,診断の遅れなどは診断エラーの一般的な定義に含まれる．

診断推進力（diagnosis momentum）：批評なしに他の人から提供された診断ラベルを受け入れる傾向．そのラベルは事実の確認や確かな証拠などを求めずとも受け入れられ，おそらく資源やエネルギー，時間を保護する手段として受け入れられるのである，付録Ⅰ参照．

診断の軌道（diagnostic trajectory）：診断は時間の流れの中でその都度行われており，一瞬だけで行われているものではない．医療者と患者は，いま自分たちがその道のどのあたりにいるのかを認識することで，ともに確定診断を得る作業に向かって前進することが出来るため，結果的に利益を得ることになる．また軌跡という言葉が暗に示すのは，診断のための作業に時間経過を示すことは合理的でありまた重要でもある．たとえばよくある症状や危険な徴候は早期に特定し，非典型的でまれな徴候は主な作業過程の中で考える必要がある．

診断有効性（diagnostic efficacy）：検査をしたことにより病気の集団とそうでない集団を区別できるかの効力．診断効果とも表現され，受け手と供給側のカーブで規定され，感度，特異度，予測価値（陰性か陽性か）など尤度比から測定される．精度，臨床的有効性，効果などは使わずにおく者もいる．

信念の原動力（belief engine）：信じないというよりも信じる，不信感を抱くよりも信用するといった生まれつき備わった素質．

信念バイアス（belief bias）：認知バイアス，付録Ⅰ参照．

神秘的思考（magical thinking）：理論や化学では説明できない出来事や行動の関連性を信じること．

垂直線の失敗（vertical line failure）：認知バイアス，付録Ⅰ参照．

滑りやすいスロープ（slippery slope）：論理的誤謬，付録 II 参照.

スローダウン戦略（slowing down strategies）：個人やチームが，その状況について認知チェックを完璧に行い熟考するのに十分な時間をとり分析的なモードへと意識的に推し進める特別な規則．手術室のタイムアウトは間違った部位の手術を防止するための戦略の一例である．

省察的有能（reflective competence）：能力の最終段階であり，専門家は自分の無意識のうちの能力として，どうやってここまでたどり着き，どのように他者を教えられるかを自省できる.

性バイアス（gender bias）：認知バイアス，付録 I 参照.

責任の拡散（diffusion of responsibility）：グループの心理学的な特性．単独で行動するときと比較してグループ内で行動すると責任感が薄れること．誰かが行動してやってくれると期待している．この現象はチームを失敗に追いやるかもしれない．そしてこの現象は課題解決のための明確なガイドラインを作成しあてがうことに失敗したチームの中では，そのチームがどのような理由で，どのような行動をとるべきであったかということを説明してくれる.

背中を押してもらう（nudging）：医療従事者がベストなあるいはベターな選択を行うようになだめながら仕向けること．例えばエンジニアリング制御は医療者がX線をオーダーした際にクリニカルクエスチョンの記載を要求すると適切な画像診断のクライテリアに該当するかどうかのチェックリストが完遂される仕組みができている.

ゼブラリトリート（曖昧さへの退却）（zebra retreat）：認知バイアス,付録 I 参照.

前後即因果の誤謬（false cause）：因果関係について混乱すること．例えばスポーツ選手がチームの勝利とお気に入りの靴下を当日はいていたことを関連付け，その後の試合でもチームがよくなることを願いまた靴下をはくことに突き動かされることもその一例，付録 II 参照.

選択的記銘（selective recall）：既存の信念に従うように出来事を思い出す傾向のこと，付録 I 参照.

早期閉鎖（premature closure）：全てのエビデンスや可能性を探求し考えつくす前に，物事を決断してしまうこと，付録 I 参照.

相乗効果（bandwagon effect）：付録 I, II 参照.

ソーシャル・ローフィング（social loafing）（社会的手抜き）：集団で何らかの役割を与えられた際に，1人当たりの課題遂行量が人数の増加に反比例して低下する現象.

即決と熟考のスケール〔preference for intuition versus deliberation scale（PID）〕：個人の意思決定のスタイルを見極めるツール.

対応の難しい患者（difficult patient）：医療者が評価あるいは治療しようとする試みに対して拒否的で困難な傾向をもつ患者.

代替補完医療〔complementary alternative medicine（CAM）〕：通常の域や専門医療の高度に制御されたシステムを超えた予防，診断，治療への努力．補完医療は伝統的な方法と並行して多くのオプションが使われる．代替医療は標準医療に置き換えて行われるかもしれない．双方とも通常の綿密で科学的な正当な医療を実証する標準に欠けている.

第二の犠牲者（second victim）：患者（最初の犠牲者）がケアの不備などにより有害事象に苦しむ，あるいは医療の経過が十分とはいえないものであった場合，医療提供者が次の犠牲者となり自責の念や罪の意識にさいなまれ，自尊心の低下やうつ，不安や悲しみにさいなまれる.

代表性バイアス（representativeness restraint）：認知バイアス，付録 I 参照.

血肉の決断（flesh and blood decision making）：試験管の中の意思決定，現実的には，それらは周囲条件に影響され，しばしば最善の環境にさらされる.

知能（intelligence）：情報を収集し活用する能力．尺度として知能指数がある．一般教養は結晶的知性と流動的知性により説明される.

注意バイアス（attentional bias）：認知バイアス，付録 I 参照.

中止基準（stopping rules）：正確なステップを経て未熟な間違いを起こさないためのルール．例えば骨折の際は第2や第3の骨折，受傷を見逃さないために受傷部位の上下の関節まで診察して確認する必要がある.

中立（middle ground）：論理的誤謬，付録 II 参照.

直観思考（intuition, intuitive model of thinking）：素早く自動的で時間をかけた思考はほとんどない理論形式．慣れているか典型的な状況下での瞬間的な認識としてこの理論が使われる．例えば，顔の認識はある者が瞬時にその

人が家族のメンバーであることを認識するのであり，その場合には立ち止まりこの人がどんな特徴があり誰であるかを考えこむことはないのである．

どこにいるかで運命が決まる（"geography is destiny"）：「トリアージ想起」と付録 I 参照．

強い推論〔strong inference（strategy）〕：バイアスを避けるために考えられた代替戦略．チェックリストは一例でありこれがあると，「他に何をすればいいか」を確認できる．

データ盲検（data blinding）：個人が研究者の意見や研究の結論を左右しないようにする手法．

テキサスの狙撃兵（the Texas sharpshooter）：論理的誤謬，付録 II 参照．

適正使用ガイドライン（appropriateness guidelines）：必要な検査がクリニカルクエスチョンに対して適切に答えられているかを示唆した手引書．米国放射線学会が臨床医に対して診断に必要な画像検査選択に関する適正使用ガイドラインを出版した．

適正使用基準（appropriate use criteria）：エビデンスに基づき，潜在的な利点やリスクを考慮した医療サービス（検査や治療）の基準．検査と治療は利点が明らかにリスクを上回った場合に適切と考えられる．

手順的知識（procedural knowledge）：物事への対処や，知識を応用（適用）する技術．

電話トリアージ（telephone triage）：電話で得られる情報に基づいたトリアージ．限られた情報の中で状況にあった方針やリソースを患者に提案する．患者と直接話し，診察ができる状態と比べると，トリアージ能力は劣る．

道具的理性（instrumental rationality）：目的に対して最適な手段を探す行動．

統合医療〔integrated（integrative）medicine〕：従来の医療と補完的（代替）医療を統合して提供しようとする医療．

通りすがり診断（drive-by diagnosis）：迅速な診断であり通常の原則や形式的評価の厳密さを欠いている．

特別な訴え（special pleading）：論理的誤謬，付録 II 参照．

トリアージ想起（triage cueing）：医療現場における初回トリアージが患者に

関わった医療者の診断思考に影響を与える傾向があること．例えば，背部痛の患者でトリアージレベルが低い（軽い）場合は重篤な疾患を疑わない可能性がある．「どこにいるかで運命が決まる」と付録 I 参照．

内省的コーピング（reflective coping）：最適な意思決定をすることに着目した分析的な思考．Proactive Coping Inventory（PCI）の尺度により測定される．

二重過程理論（dual process theory, dual process model）：どのように認知が構成されるのかを 2 つの異なる認知プロセスにより説明している．つまりシステム 1（迅速な直観的思考）とシステム 2（熟考かつ分析的，時間と労力がかかる）の 2 つである．

二重プロセス理論訓練（dual process theory training）：認知バイアスやヒューリスティックスの特性を含む二重思考理論の知識とトレーニング．

荷ほどきしない方針（unpacking principle）：認知バイアス，付録 I 参照．

認識的合理性（epistemic rationality, or evidential rationality）：我々の信念がどのようにエビデンスと併せて現実世界で地図を描けるのか．

認知汚染（cognitive contamination）：ある人のアイディアが他人の意見を聞いたことで汚染されているかもしれないという考え．つまり，自身の評価がエビデンス以外にもバイアスや影響を受けてできあがっているであろうということ．

認知強制戦略（cognitive forcing strategies）：個人が一般的な認知バイアスのネガティブな結論を避ける規則あるいはガイドライン．

認知工学（cognitive engineering）：現実世界に起こる事例に照らしあわせた教育や試験，認知バイアスを補強するアイディア．ワクチンのブーストのようにトレーニング期間中に何度も繰り返すこと．

認知チュータリングシステム（cognitive tutoring systems）：個人の認知バイアスの傾向に対するフィードバックを特定，供給し，さらにはバイアスを取り除き，あるいはバイアスの影響を取り除くために再教育し特異的な戦略を供給するソフトウェア．

認知的倹約（cognitive miser）：二重プロセスモデルの中で説明される機能で，認知エネルギーとリソースを温存し 1 型プロセスのデフォルトとなる傾向を説明したもの．

認知的不協和（cognitive dissonance）：正反対の意見や価値をもつ場合に感じる不快感，あるいは，ある人の行動がその人のもつ価値観と矛盾しているときに感じる葛藤のこと．

認知における進化（evolution of cognition）：近代の脳は現代のわれわれを取り巻く環境と同じぐらい今までの進化の道に影響されてきていると主張する認知モデル．認知機能のレベルは原始的な機能から始まり，より複雑で意識的なものに進化し，本能から初期のレベル，無意識的なレベル，そして洗練された考えに進化すると述べられている．

認知の管理者（cognitive manager）：脳自身が認知的モニタリングを行いメタ認知から生じたアウトプットを変化させる能力．意識的に思考自体を考える能力．これは 2 型プロセスを通じて遂行され，認知マネージャーを二重プロセスモデルと呼ぶ．

認知バイアス（cognitive bias）：個人が経験則に基づいて系統的に正しいものを誤っていると判断すること．

認知バイアスの軽減（cognitive bias mitigation）：意思決定において認知バイアスの総合的なインパクトを減じようと試みること．

認知バイアスプラス（cognitive bias plus）：認知バイアスと論理的誤謬の総合的な影響あるいは利益相反や倫理違反によりゆがめられた論理や誤判定の与える影響．

認知プロセスにおける怠惰（cognitive indolence）：認知怠惰の類語．認知努力を最小限にしたいと望むこと．

認知欲求〔need for cognition（NFC）〕：努力を必要とする認知行動の楽しさや要求を認識する特性．NFC が高い人は学ぶことを楽しみ認知行動についてよく考えている傾向がある．普段から 2 型の思考に費やす時間が長いためか普段からあまり間違いをすることがなく認識努力にもしみったれることはまれである．

認知予防接種（cognitive vaccination）：教育，試験を行い何度も強化し，気付いたことを深く根付かせ，特定の認知バイアスを再認識すること．

バーバル・プライミング（verbal priming）：ある刺激や，他の刺激への反応に影響する知覚パターンに曝されると，しかもそれが仮に同じ知覚モダリ

ティであるとプライミングが起こる．よって言葉のプライミングは言葉的手がかりと一緒のときによく機能する．プライミング効果は医療の特定のバイアスの根底にもあると考えられる．例えば，患者が薬物依存者と言われた場合，その言葉は容易に患者のマイナスなステレオタイプや確認バイアスを呼び起こし，標準的なケアを減じることになる．

バイアス，偏り (bias)：認識や信念に対する反応の傾向．

バイアス教育 (bias inoculation)：研修生に実臨床例を用い特殊な認知あるいは論理バイアスを示し，診断推論においてエラーをどのように予防するかを紹介すること．

排除バイアス (omission bias)：認知バイアス，付録Ⅰ参照．

白衣効果 (white coat effect)：医療機関や診察室にいるとストレスで血圧が上昇する現象．

パターン認識 (pattern recognition)：患者の症状に特徴的なパターンを認識すること．例えば，所見や症状のまとまり，あるいは経験者であればその症状のパターンや特異性により診断が容易にわかるような病気や症候群（瞬間的に診断できること）．

ぱっと見診断 (augenblick diagnosis)：典型的な，あるいは特徴的な症状やパターン認知により一瞬で行う診断のこと．

パレイドリア (pareidolia)：そのことが存在しないところに，慣れ親しんでいるパターンを見出すこと．

パングロス主義者 (panglossians)：脳は肯定的な情報処理を進化させてきたため，日常多様な物事の成り行きを決める際に直観は効果的な手段であると考える集団．彼らは本能や直観をもっと信じるべきだと唱えるかもしれない．

非対称のパターナリズム (asymmetric paternalism)：パターナリズムとは力をもつ者が（この場合は）患者の最大の関心事について，自分達の希望も込めて意思決定する流れである．非対称のパターナリズムは情報や意見を患者に提供し，自身の健康についての理解や意思決定を促す方法である．医師は患者が病気の際には彼らの最大の関心事に基いて非対称，パターナリズムにより意思決定を行うのがよいとされる．

非注意性盲目現象（inattentional blindness）：あることに集中していると別の予期しない出来事や集中していないことの変化に気が付かない．変化の見落としの形式．有名なものにはビデオの中で数人が輪になってバスケットボールをパスしているシーンがあり，白いシャツを着た人が何回ボールにさわったかクイズがだされ，その回数を数えることに集中しているとパスされた者の中にゴリラ（あるいはゴリラの着ぐるみを来た人）がいたことに気づかないという現象が起こった．Etam らからも，肺の結節を特定するためのCT でゴリラのオブジェをおいたことによっても報告された．放射線科医は肺の結節を探そうとするあまり，不思議なことにこの物体があることに気づかなかった．人は，（運転中のテキストなど）他のことに集中したりするあまり変化を見落とすことがある．

ヒッカムの格言（Hickam's dictum）：オッカムの剃刀（よりシンプルな説明を選ぶ）に異を唱える格言で，患者は時に複数の疾患を併せ持つことがあるということ．

批判的思考（critical thinking）：経過観察あるいは質問/分析/総合/評価し価値のある結論を見出し，その議論の強みや妥当性を評価し，異なる見方についても理解するためにその技能を証明することなどで示される思考．

ヒューリスティックス（経験則）（heuristics）：合理的な結論を得るため，意思決定の省略形（ショートカット）を許容した情報処理のルール．ヒューリスティックスは手間や労力を省くことができる．

病気恐怖（nosophobia）：病気にかかることへの非合理的な恐怖．

標準化された診断のための問診（standard social science model）：12 世紀に発展した医学教育のアプローチ．

標準化診断インタビュー（standardized diagnostic interviews）：情報収集のショートカットによるエラーを回避するために，個人が事実を客観的に収集および記録することを強制できる標準化されたプロセス．

標準ルール（standing rules）：よくある抜け道に対してそれらを防止するための一般的なルール．

費用対効果比（CE 比）〔cost-effectiveness ratio（CE ratio）〕：ある介入による助かった生存者数（または調整後の QOL 改善）．費用対効果分析は，別の介入と比

較され，どの介入が最も生存数や生活の質の改善に寄与したかを見出すために使われる（図 13.3 参照）．

フィードバック制裁（feedback sanction）：付録 I 参照．

複数代替バイアス（multiple alternatives bias）：認知バイアス，付録 I 参照．

父権的な自由意思（paternal libertarianism）：選択する権利を保持し尊重しながらも，その個人が最も関心事のある選択肢に導くこと．

普遍的なもの（universals）：人類の文化，社会，言語，行動など全ての人々の営みに通ずる，あらゆる民族グループで認められる特性や特徴のこと．何百となる普遍文化は人類学者である Donald Brown が詳細について記している．

ブラインド・スポット・バイアス（blind spot bias）：認知バイアス，付録 I 参照．

フレーミング効果（framing effect）：認知バイアス，付録 I 参照．

分析的推論（analytical reasoning）：仮説形成と仮説検証を繰り返し行うことで実現される臨床推論の方法．

平叙的知識（declarative knowledge）：個人が知りうる事実的知識のことであり，実際に行うことのできる手続き的知識とは異なる．平叙的知識は「何がわかるか」，手続き的知識は「どのように行うか」を聞いている．

ヘビ嫌い（snake phobia）：ヘビは万国共通恐れられており，実物を見たことがない人でも恐怖を抱く．恐怖は認知の進化に大きなインパクトを与えるものである．

変化の段階（transtheoretical model of change）：個人が進化あるいは変化する際に経験する変化の段階を説明するモデル．予期前段階，予期段階，そして最終の維持段階である．

編集バイアス（editorial bias）：研究の価値や客観的な質以上に，編集上の決定に影響を与えるさまざまなバイアス．製薬会社などのスポンサーシップは含まれない，語学バイアス，著者の評判，またはその他の因子のことを指す．

弁証法的な理論づけ（dialectical reasoning）：弁証法的な理論づけは，人が考え方を検証し，あるいは反対意見を保持することをよしとしている．つま

り双方の議論を比較し対比する過程を経て真実にたどり着くためのプロセスなのである．西洋の伝統的な考え方として議論においては公式的に分析的な手順と命題論理を依存しているが，一方東洋の伝統的な考え方としてはより融和的（和解的）な立場で共感を促し対立を避けようとする傾向にある．反対のものを学ぶことは世界や我々自身をよりよく理解する機会でもある．よって弁証的な理論づけは倫理を取り巻くさまざまな異なる質問に対する答えを考えるのと同じように，受容と攻撃，愛情と嫌悪，衝動性と撤回などの思考を包含している．弁証的な理論づけでは一定のバイアスの影響を減らすことができるかもしれない．

本当のスコットランド人ならしない（no true Scotsman）：論理的誤謬，付録 II 参照．

本能（instinct）：一定の予測可能な反応で，意識的な思考を伴わず刺激や要因によりもたらされる．人間的というより動物的な行動で本能的なものである〔例：渡り鳥（季節によって移動する行動）など〕．

本能的バイアス（visceral bias）：認知バイアス，付録 I 参照．

マイサイド・バイアス（myside bias）：人々が事実や意見を受け入れるときは自身の前々からの意見や態度に基づいて行われる傾向がある，付録 I 参照．

埋没原価効果（sunk cost bias）：今までに投資した時間や労力を惜しみ，うまくいかないことをすぐに中止できないこと．

マインドウェア（mindware）：David Perkins により記述された特別なツール．規則や方法，戦略やそのほかの知識（可能性について論理，科学的影響などの知識）として定義でき，記憶の中に貯めこまれ，問題解決を最適化し，より合理的な決定を下すために取り出すことができる．この知識の欠如は，マインドウェアのギャップと呼ばれ，知識のゆがみは，マインドウェアの汚染，たとえば認知バイアスや論理的誤謬として知られている．

マインドフルネス（mindfulness）：与えられた時間の中で，偏った判断を避け己の思考，感情，体が感じることに意識的に注目すること．

まっさらな石版（blank slate）：人間の脳は過去の経験なしには何色にも染められていない中立の状態であるという考え．この哲学は経験主義として知

られ，その哲学を追求した者を経験主義者という．

道ばたコンサルテーション〔curbside consultation（also referred to as corridor consultation）〕：確立された医師患者関係の外部の専門家からのアドバイスを思い付きかつ非公式に要望すること．一般的に行われるはずの適切な問診や身体所見なしにこのようなことが行われるため危険である．道ばたコンサルテーションは簡便ではあるが，正式な評価によりもたらされる標準が欠如している．

メタ認知（metacognition）：人間が自身を認識する際に思考や行動そのものを対象として客観的に把握し認識すること，それを行うことをメタ認知という．

メタ認知尺度（metacognitive awareness inventory）：メタ認知を測定する尺度．

誘導尋問（loaded question）：論理的誤謬，付録 II 参照．

予想される後知恵（prospective hindsight）：将来起こりうる事象を見込んで，今この場でどう行動すればよいか，あるいはうまくいかないことが考えられるときにどのような行動をとり決断をすればよいかなどを判断する技量．

乱暴なオートマティズム（brutish automatism）：Lawrence Durrell により提唱された．我々の意思決定の進化の起源を示すために用いられた表現．Lawrence Durrell が仏教にのめりこんだときに使用された．

履行エラー（error of implementation）：知識の遂行に関する誤り．

立証責任（burden of proof）：論理的誤謬，付録 II 参照．

リフレクティブプラクティス，リフレクション：個人が立ち止まり，自分の行動について考え，分析し，その経験からその後の実践で使用できる新しい知識を引き出すプロセス．

流動性知能〔fluid intelligence（Gf）〕：自分のもつ知識を利用して新しい課題を解決し，新しい状況に適用しパターンを探る能力．

利用可能性バイアス（availability bias）：認知バイアス，付録 I 参照．

臨床疫学と医科統計学（clinical epidemiology and biostatistics）：医学生の講義に含まれる．研究の方法論，統計学，研究結果をどのように解釈するか，研究成果をどのように臨床に生かすかなどを学ぶ．

臨床効果〔clinical efficacy (effectiveness)〕：マネジメントを変更しアウトカム測定にインパクトを与える．

診断的に用いる検査は診断を特定するだけでなく，モニタリングや治療の変更を示すものであり，いかに検査のパフォーマンスがよいかを告げている．

臨床推論の Dalhousie モデル（Dalhousie model of clinical reasoning）：認知心理学，批判的思考，メタ認知からの内容を含み，標準的な医学教育と合体させる必要のある知識の型や能力を示しながら認知過程と臨床の意思決定について学生に教育するためのモデル．

臨床的判断（clinical judgment）：知識，認知プロセス，臨床診断の経験的適用などのすべてを合わせたもの．臨床的判断のコンセプトは専門家が，すべて言葉に発せないにしても，何をしてどのように結論にたどり着いたかを説明するために用いられる．専門家による臨床的判断は尊重されるべきであるが，当初からエビデンスに根差してエビデンスに基いたアプローチによりガイドされた決定を批判するものも時折存在する．

廊下コンサルテーション〔corridor (or hallway) consultation〕：道ばたコンサルテーション参照．

論理的誤謬（logical fallacy）：間違った議論や結論を導きかねない理論におけるエラー．

若い地球説（young earth）：地球や全ての生物の創造が短い間（<1万年）にできたとされる説．

付録Ⅰ：認知および感情的バイアス

not invented here バイアス (not invented here bias)：外界や自身のいつもの所属から外れていると思っている所からの知識（アイデア，概念，技術）に対する広範囲の態度ベースバイアスを反映している．そこには，それゆえ，自身の専門領域や分野から発達したものではないからという理由でアイデアやアプローチを拒絶する傾向がある．

あいまい効果 (ambiguity effect)：あいまいさは不確実性と関連がある．あいまい効果は可能性が不明な場合に意思決定者が選択肢を避けることに起因している．あいまい効果とは，例えば鑑別診断において選択肢を考慮する際に，ある特定の結果の可能性が知られていないものよりも知られている選択肢を選ぶ傾向のこと，とあいまい効果は決まって説明される．その可能性は知識がないから不明なのかもしれないし，もしくはその可能性を検査する手段（特定の検査や画像化）がないからかもしれない．

アウトカムバイアス (outcome bias)：悪い結果と関連するものより，よい結果へ導く診断結果を選択する傾向のことで，それによって悪い結果と関連する悔恨を避けるのである．それは価値バイアスの一種で，医師が本当に起こりうるであろうと信じている決定ではなく，彼らが望む結果を意思決定において表現する強い傾向のことである．これは深刻な診断が縮小されてしまう結果になる可能性がある．

後知恵バイアス (hindsight bias)：ある出来事や状況を起こった後に理解する能力のことをいう．例えば，多くの価値のある学びは遡及的な分析から得られることがあるが，後知恵バイアスは，その結果が過去のイベントの認知に影響を及ぼすことや実際に起こったことへの現実的な評価を妨害することを知りながらも起きてしまう．診断エラーとの関連でいうと，そのバイアスは意思決定者の能力の過小評価（失敗の幻想），過大評価（コントロールの幻想）のいずれからも学ぶ機会を妨げる可能性がある．

アンカリング (anchoring)：アンカリングとはある表出において早すぎる診断過程で特定の論点に固執する傾向のこと．そして開始時に入手可能だっ

た情報（例：最初の所見での第一印象，当初のおおよその診断）で，ある特定のイベントの基準値をつくってしまう傾向のこと．この方法は効果的な方法であることが多い．しかし，この初期の印象に過度に影響を受けてしまう人もいて，彼らは後の印象に十分に順応することができない．アンカリングは確証バイアス（確証バイアスを参照）と一緒に起きてしまうと特に深刻である．アンカリングは早すぎる思考の停止を招いてしまう可能性がある．

一致バイアス（congruence bias）：確証バイアスと似ているが，与えられた仮説の直接的な検査に肩入れしすぎて間接的な検査を無視してしまうことをより強く言及している．繰り返しになるが，一致バイアスは他の仮説を考慮することができないことを意味している．

運に任せる（**頻繁なギャンブル**）〔playing the odds（frequency gambling）〕：はっきりしない，あいまいな表出の時，深刻な病である場合よりそうでないという根拠の下，良性であるという診断を選択する傾向のことを指す．一般的もしくは良性の病の徴候や症状は，より深刻もしくは珍しい病に模倣されるという事実があるためにそのバイアスは度合いを強めることがある．その方法は偶然だったり意図的であったりして，最悪のケースを想定する方法（基準率無視を参照）のルールとは全く反対で対立する．

エゴバイアス（ego bias）：医学では，エゴバイアスは自身の患者の予後を，その他の近似患者と比較して系統的に過大に予測することである．より熟練した医師はより楽観的ではない傾向があり，患者の予後に関してはより信頼できる．

陰陽アウト（yin-yang out）：患者が徹底的かつ無益な診断調査を受けたとき，陰陽をワークアップしたという（経験則も参照）．陰陽アウトは，患者のための決定的な診断が存在する場合に，医師がさらなる診断努力から解放されるために，暗い場所に光を投げることは，これ以上できないと信じる傾向である．最終的には，それが真実であることが証明されるかもしれないが，最初にこの戦略を採用することにより，さまざまなエラーが生じる．

確証バイアス（confirmation bias）：診断を反証する反確証的な証拠を探すよりも，診断を支持する確証的な証拠を探す傾向のこと．反確証的証拠を探すこと（仮説の反証）がより科学的に正しい方法であることはしばしばあるに

も関わらず，である．難しいケースでは，確証的な証拠は気分がいい一方で，反確証的証拠はその仮説を壊すものであり，かつその思考プロセスを最初からやり直す必要があるかもしれないことを意味しており，それはつまり，より多くの仕事を意味し，精神的な努力をより要求するものである．確証バイアスはアンカリングによるエラーを重く含んでいる可能性があり，それは時期尚早に形成された仮説を不適切に支持してしまっている．

確認バイアス（ascertainment）：確認バイアスは医師の思考が期待もしくは医師が特に探したいと求めているものによって既に形成されている場合に起きる．つまり，我々は見たいものを見るということである．それゆえ，医師は，その患者が最近利尿薬の処方を守らなかったと話すと，うっ血性心不全の証拠を探す傾向にある，もしくは患者が既に「frequent flyer*」や「薬物探索者」であると既にラベリングされている場合は，その患者の主張を無視する可能性が高くなる．引継ぎ時やその他の時間での根拠のない，もしくは批判的なコメントは患者の結果を容易に決定させてしまう．確認バイアスは目標指向のトップダウンプロセスにおいて特徴的に影響を及ぼす．ステレオタイプや性バイアスは確認バイアスの一例である．

* frequent flyer：一時的に静注強心薬から離脱可能であり退院できるものの，心不全の増悪によって容易に再入院を繰り返す状態

過信（overconfidence bias）：世界共通的傾向で，自分が知っている以上のことを知っていると信じる傾向のことである．自信過剰は不十分な情報，洞察，直観に基づいて行動する傾向を反映している．注意深く集められた証拠よりも自身の意見に信頼を置きすぎてしまう．このバイアスはアンカリングや利用可能バイアスによってより増長することがあり，支配的な実行バイアスがあるとその結果は破滅的になることもある．

感情バイアス（affective bias）：ある程度の感情は全ての意思決定に関与してくる．それ故，全てではないがほとんどの認知バイアスがある程度の感情をはらんでいると言われており，しかしながら意思決定のプロセスにおいて過度の感情（正負どちらも）の介入があり，結果として合理性の侵害を生じさせる場合に感情バイアスは認定される（直観バイアスも参照）．

記憶バイアス（memory biases）：記憶バイアスは多数存在する．それらは認

知と感情のバイアスで，その記憶が呼び戻されるか否か，どのくらい時間がかかるか，そしてその記憶の内容が混ぜられてしまったかどうかに影響を与える.

基準率無視 (base rate neglect)：基本情報を上げたり下げたりすることで，ある疾患の本当の有病率を無視する傾向，そしてベイズ理論を歪めること. しかしながら，いくつかのケースでは，医師は (意図的にあるいはその逆で) 慎重に病である可能性を高めることがある. 例えば「最悪のケースを除く」という方法にあるような，珍しいが重要な診断を逃すことを避けるといったことである.

ギャンブラーの誤謬 (gambler's fallacy)：ギャンブラーに起因するが，この誤謬はコインを 10 回投げて 10 回とも表が出たら，コインには記憶能力がないにも関わらず 11 回目は裏である確率が大いに高くなると信じることをいう. 臨床や救急の現場で何人もの胸痛を訴える患者を診察し続けた医師は，全ての患者を急性冠状動脈症候群と診断し，この連続性は続かないと推測する. それゆえ，患者が特定の診断を受ける検査前確率は先行する独立したイベントに影響されるかもしれない. ギャンブラーの誤謬は事後確率エラー (事後確率エラーを参照のこと) と比較されるが，そちらは別の理由で連続性は巻き戻らないが続くと信じることを指す.

系列位置 (順番効果を参照のこと) (order effects)：最初 (初頭) と最後 (親近) にリストされた好都合なアイテムを回想する能力とともに，物が連続で提示された際の記憶の効果のことを言及している.

公表バイアス (publication bias)：科学的メリット以外の要因に基づいた公表のための調査研究を提示もしくは受領する決定に大きな影響を与えるバイアスが公表バイアスもしくは編集バイアスと呼ばれている. 一例としては結果が変わらない研究や十分に興味をもてない研究を拒絶する傾向があるといったものである. 執筆者自身は帰無仮説を支持する研究を提示する傾向がほとんどないだろう. 製薬会社は宣伝上好ましくない研究の公表を用意周到に避けることで知られている. これらの公表バイアスは論文を歪め，それゆえメタ分析から導き出された結果に大きな影響を与えるのである.

根本的な帰属の誤り (fundamental attribution error)：疾患の責任があるかもし

れない事情（状況要因）を調査せずに，批判的かつ病（性質的な原因）を患者の
せいにする傾向のことで，それは診断プロセスを歪めることがある．特に
精神疾患患者，マイノリティやその他軽んじられる集団はこのバイアスの
影響を受けやすい．性質的，状況的原因に起因するそれぞれの重みという
点で文化の違いは存在する．

検索に対する満足（search satisficing）：「search satisficing 検索に対する満足」
という言葉は二つの言葉が元である．「satisfy 満足」と「suffice 十分であ
る」．検索に対する満足は，それ以上の調査が不要となるかもしれないまで
に十分な調査が行われたときに，満足する状態のことをいう．本質的には
それは停止のルールで，それはつまり，何か重要なものが見つかった場合，
探索を停止するということである．これは日々の生活ではうまくいくのだ
が，医療では，追加の診断，さらなる異物，他の骨折，中毒時の補助経口
摂取物，その他の重要な発見が見逃されることによって悲惨な結果になる
こともある．なお調査で何も得られなければ，診断者は正しい箇所を診て
いたのだと自身を満足させるべきである（自身に満足すべきである）．

サイコ・アウトエラー（psych-out error）：精神疾患者は概してバイアスに特
に弱いように映るが，彼らの管理における他のエラーにも弱く，それらは
彼らの状態を悪化させる可能性がある．彼らは根本的な帰属の誤りに対し
特に弱いように見受けられる．具体的には，疾患の併発状態は見逃された
り，縮小されたりすることがある．深刻な病状（例：低酸素症，精神錯乱，代謝異
常，中枢神経感染，頭部外傷）が精神疾患として誤診されてしまう時に Psych out
error の変異が存在する．

最新であること（recency）：会話の最後に提示された物事についての改善さ
れた回想のための能力のことで，会話の中間で提示される事柄と比較され
る．順番効果を参照のこと．

サットンの見落とし（Sutton's slip）：サットンの法則とは「金があるところ
へ行く」診断方法に基づいた臨床法である．ウィリー・サットンというブ
ルックリンの銀行強盗の名前からとっている．裁判で裁判官になぜ銀行を
強盗するのか尋ねられたところ「なぜならそこにお金があるから」と答え
たと言われている（実際には彼はそうは言っていない，この裁判の取材をしていた記者が書

いたと言われている）．明らかなものに行くのは理にかなっているが，他の可能性を考慮せず，明らかなものを診断しようとする継続的な行動と関連していることが多く，そして何か見つかった場合探索を休止してしまうのである（サーチ満足を参照）．治療法が診断と密接に関係していて，その"明らかな"診断が認可されると，結果は悲惨なものになる可能性がある．例えば，大動脈解離において最初の表出と心電図での発見は急性心筋梗塞を模倣している可能性もあるし，時間の節約という点から血栓溶解が施されていたかもしれない．サットンの法則は，哲学と心理学における節約の原則であるオッカムのかみそりや有名な頭字語 KISS (Keep It Simple, Stupid：簡潔にしておけ，バーカ) にも特徴づけられている．サットンの法則，オッカムの剃刀，そして KISS を利用することは多くの場合成功とお金や時間のかかる診断検査を避けることにつながるのだろう．しかし，それらが利用される際は，それらと関連する落とし穴についても認識すべきである．サットンの見落としはサットンの法則と関連したエラーである．

事後確率エラー (posterior probability error)：過去の特定の患者が通った道筋により，医師による疾患の可能性予測が過度に影響をうけるときに起こる．医師が連続して起こるであろうと予測している点でギャンブラーの誤謬と反対である．例えばもしある患者が5回頭痛のため病院を訪ね，5回とも片頭痛と正しく診断された場合，その患者は6回目の診察でも片頭痛と診断される傾向が増加する．ほとんどの患者に一般的なものは一般的なものとして続くのであり，有害な頭痛が診断される可能性は事後確率を通して低くなる．

実行バイアス (commission bias)：患者への害は積極的な介入によってのみ避けられる訳だからという，恩恵の義務の結果である．無活動よりも活動に対する傾向である．自信過剰な医師により見られる傾向である．実行バイアスは不作為バイアスよりもまれであり，チームプレッシャーや患者によって増長する可能性がある．

社会的バイアス (social biases)：年齢，性別，人種，体重，社会経済的地位，ライフスタイル選択，その他特徴を元にしたある個人に対する偏見もしくはバイアス．これは意識的だったり無意識だったりで，スピーチ，文章や

態度に表れる．バイアスを否定する人もいる一方で，彼らのバイアスは他の方法で明かされることもある．

集合バイアスもしくは誤謬（aggregate bias or fallacy）：例えば臨床診療ガイドラインを作るために利用される集計データを医師が個々の患者（特に自身の患者）には適応されないと信じている場合，彼らは誤謬を引き起こしている．彼らの患者は典型的ではない，もしくはなぜか特別と信じることは仕事のエラーを引き起こす可能性がある．例えばガイドラインでは不要とされている X 線検査や他の検査をさせるなどである．

順番効果（order effects）：情報伝達は U 機能（訳注：U の文字のように最初と最後が上にくることを指している）である：我々はメッセージや会話の最初の部分を記憶する（初頭効果）もしくは最後を記憶する（親近効果）傾向がある．これらは系列位置効果といわれるものである．初頭効果はアンカリングによって増大することがある．情報が患者，看護師，その他医師により評価されている治療の過渡期には，治療法を考える際には提示された順番ではなく全ての情報に十分な検討を行うべきである．

情報バイアス（information bias）：その決定を支持する情報量が集積できればできるほどよりよいと信じる傾向のこと．ただ単に情報を集められるから集めたり，自己満足のためだったり，興味本位だったりではなく，その情報の価値やそれが意思決定において利用できる情報なのかどうかを予測することは重要である．

診断推進力（diagnosis momentum）：いったん診断ラベルが患者にくっつくと，それはより強くひっつく傾向がある．介在人（患者，救急隊，看護師，医師）を通して，当初は可能性であったものがより勢いを集め（増加する証拠を集めずに），それは確実になり，ほとんどもしくは全く他の可能性に目を向けることがなくなるのである．このバイアスは個人内で起こる時期尚早の解決とは区別されており，それとは対照的に人から人への伝達による診断である．別名診断クリープとしても知られている．

信念バイアス（belief bias）：個々の信頼システムによってそのデータを受け止めたり拒絶したりする傾向のことで，特にそれが前提やデータではなく結果にフォーカスをした場合．ロジックや議論のトレーニングを受けてい

るものはこのバイアスにかかりにくい．

垂直線の失敗 (vertical line failure)：日常的な反復作業は，しばしばサイロで考えることにつながる．これは，経済性，有効性，有用性を重視する，予測可能な正統的なスタイルである．このアプローチはしばしば報われるが，柔軟性に固有のペナルティが伴う．対照的に，ラテラルシンキングスタイルは，予測していなかった，珍しい，もしくは難解な診断をする機会を外側から考える方法を作り出す．効果的に外側から考える方法は，単純に「他に何が考えられるだろうか？」という質問を引き出すことである．それは珍しいもしくは変わっている重要な診断を作り出す能力というよりむしろ，その問題領域境界線の明白な制限から抜け出す能力のことである．これはデータと調査結果とがいまいちしっくりこないときに特に重要である．適切な状況で外側から考えることは医療洞察力がある人や垂直線の失敗を避けることができる人間を特徴づけることが多い．

性バイアス (gender bias)：病態生理学上，一切そのような根拠は存在しないのだが，性がある特定の病の診断可能性において決定的な要因になると信じている傾向のこと．一般的には好まれた性には過剰診断を，反対の性には過小診断をする結果になる．

ゼブラリトリート (zebra retreat)：ゼブラリトリートは珍しい診断（ゼブラ）が鑑別診断において著しく際立っているが，医師が色んな理由からその考えから撤退するときに起きる．結果として診断が遅れたり見逃されたりする．珍しい病気を追求するときには多数のバリアが存在する，例えば：

1. 医師がシステム上の無力を懸念する可能性がある．例えば疾患を追求するにあたって抵抗にあうかもしれない，サポートが不足しているかもしれない，もしくは診断を確定するのに必要な特別でお金のかかる検査をすることが困難かもしれないなど．
2. 医師がありえそうにない普通でない診断を真剣に受け入れることや研究が難関であることへの評判を得ることに対して自意識過剰な可能性がある．
3. 医師が，自身が非現実的でリソース（人的・外的資源）の無駄遣いであ

るると思われることを恐れる可能性.

4. 医師がその診断の基準率を過小もしくは過大評価していた可能性.

5. 診断を追求するのに必要であると予測される時間や努力が医師の核心を揺らがせる可能性がある.

6. 医師に自信がない.

7. チームメンバーはチームの時間を無駄にするのを避けるために高圧的なプレッシャーを行使する可能性がある.

8. 平日もしくは週末の時間が不自由で専門家へのアクセスが難しい.

9. その診断をよく知らないことで医師が不慣れな道を進みたがらない傾向.

10. 疲労もしくはその他の気が散る事柄が医師を後退させるきっかけになる可能性がある.

いずれか1つもしくはこれらのコンビネーションで初期の仮説を証明することに失敗する結果となる.

選択的記銘（selective recall）：全ての経験の回想は不完全であるという結果とともに，人間は自身が経験した特定の側面しか思い出さない傾向を見せる．信仰バイアスやマイサイド（自分側）バイアスと同じような方法で，これらはしばしば現在の態度や信仰にうまく溶け込むことができる．選択的な注意にもよるところがあって，その人が彼らに対してだけ注意を向けていたから特定の物事が選択的に思い出されるのである．それはつまり，元々注意から逃れた物事に関しては実際の記憶は一切存在しないのである．

早期閉鎖（premature closure）：診断ミスの高い割合の主要因である強いバイアス．意思決定プロセスにおいて早期に思考停止する傾向のことで，十分に検証される前に診断を受理してしまう．バイアスの結果は最大に反映される：「診断が下されたらば，思考が止まる」．他のバイアスを反映することもある，例えば自身過剰，そしておそらく多少の思考怠惰が完遂への欲求と一緒になり，特に不利な状況下（認知過剰負担，疲労，睡眠不足，そして/もしくは情動不安）で反映することがある．検証の失敗もあり，しかし他を巻き込む点で診断推進力とは区別されている.

相乗効果（bandwagon effect）：多数が行っているからといってある事柄を信じたり，行ったりする傾向のこと．集団思考はその一例で，そしてそれはチームの決断や患者のケアに深刻な影響を与える可能性がある．

代表性バイアス（representativeness restraint）：代表性は主たる発見的問題解決の中で最も強いものの1つである．疾患の典型的徴候を診るよう診断者を動かす：「アヒルのように見えて，アヒルのように歩き，アヒルのように鳴いたら，それはアヒルだ」，これらのパターン認知のライン上と並行して制御された意思決定は不定型の変数を見逃す方向へ行く可能性がある．さらには，この代表性制御は事後確率に対して無反応の傾向があり，それゆえ有病率を無視する可能性がある．

注意バイアス（attentional bias）：2つの変数双方に実例が見つかった場合に変数間に関連性があると信じる傾向のこと．どちらかの変数に実例がないときよりも前文のような状態により注意がいく（*選択された回想も参照のこと*）．

どこにいるかで運命が決まる（*トリアージ想起を参照のこと*）geography is destiny (see triage cueing).

トリアージ想起（**位置は運命**）〔triage cueing (geography is destiny)〕：トリアージのプロセスは医療システムのどこででも起きている，患者の自己トリアージから，救急看護師のトリアージ，委託医師による適切な専門医の選定まで．救急科ではトリアージは患者を特定の方向へと向かわせる形式的プロセスで，それは彼らのその後の管理の手がかりになる．多くのバイアスがトリアージでは行使されていて，その最たるが「位置は運命」である．いったん患者が特定の分野に任せられると，その分野での医師は彼ら自身の視点からしか患者を診ない傾向のことを deformation professionelle（*職業的視点の優先*）という．

荷ほどきしない方針（unpacking principle）：関連する情報に基づいて意思決定がされると，医療者の理性は改善する．鑑別診断を下そうとする際に，関連する全ての情報を引き出すことに失敗すると（*荷ほどき*）重要な可能性を見逃してしまう結果になりかねない．経験している病に関する説明が詳しければ詳しいほど，その状況が存在していると評価されやすい．もし患者が病歴開示を制限したり，逆に医師が病歴聞き取りを制限したりすると，

詳細不明の可能性が軽視されやすくなり，診断ミスがより起きる傾向になる．

排除バイアス (omission bias)：非有害の原則から来た，不活動に対する傾向．病の自然な進行から来る出来事は医師の行動から直接的に起因していると思われる出来事よりも後からみると受け入れられやすい傾向がある．そのバイアスは，何もしないことに関係する強化によって支えられているが，これは悲惨な結果を証明することもある．排除バイアスは通常，実行バイアスよりも多い．

比較効果 (contrast effects)：情報の価値が並列上で拡張されたり縮小されたりして他のより大きいもしくは小さい価値の情報になることで起こる．それゆえ，救急医が多発外傷のケースに関わった後に限局的な手足傷害を診た場合，後者の重要性を縮小する傾向があるかもしれない．

フィードバック制裁 (feedback sanction)：個人の意思決定の究極のゴールは，調整のとれた意思決定である．これはタイムリーかつ正確なフィードバックにひとえに頼っている．フィードバックがないことは変化の動機を提供しておらず，不正確や遅れたフィードバックはほとんど価値がないことが多い．効果のないフィードバックは意思決定の調整において重要な制裁なのである．

複数代替バイアス (multiple alternatives bias)：医師が 2 つの使える仮説間で決断したときに，しかしながら差異を示す付加的かつ理論的可能性のある追加情報が浮上してきたら，このバイアスの意味することは矛盾や不確実性が増すことを避けるため，医師は元のオリジナルの仮説の中から選びたがるということである．それゆえ，鑑別診断において選択が複数あることは重大な対立と不確定に導く可能性がある．そのプロセスは，医師になじみのあるより小さい小集団に立ち戻って簡素化することが可能だが，これだと他の可能性に対して不十分な結果になることがある．その 1 つの方法が 3 つの診断差異である：「おそらく A だが B かもしれない，もしくは私は C を知らない」このアプローチは推測に基づいた価値があるのだが，もしその病がカテゴリー C に落とし込まれ，十分に追求されない場合，それは重大な診断が見逃される結果になるかもしれない．

ブラインド・スポット・バイアス（blind spot bias）：人は他人の決断における バイアスは簡単に認知できるが，自身の決断におけるバイアスについては気づかないことが多くある．それは彼ら自身の内観に対する信頼によるところが多いように思われる．このバイアスは世界中どの文化でも共通にみられる．

フレーミング効果（framing effect）：診断者がどのように物事を捉えるかは，その問題が枠組みされる方法に強く影響を受ける．患者の症状が表現されているその特定の方法と文脈の影響は，その問題がどのように認知されたかに大きく影響を与える可能性がある．さらに，医師の患者へのリスクの認知も，その患者が死ぬか生きるかの可能性の見地から結果が表現されているかにも強く影響される．診断に関して，医師は患者，看護師，そして他の医師がどのようにその臨床の課題において可能性のある結果や成果をフレームするかを感知していなければならない．

本能的バイアス（visceral bias）：意思決定におけるエラーの感情源の影響は広く過小評価されてきた．直観喚起は悪い決断へと導く．逆転移，患者に対する否定的もしくは肯定的感情双方とも，診断が見逃される結果につながることがある．根本的な帰属の誤り（根本的な帰属の誤りを参照）のような帰属現象の中には逆転移が元になっていることもある．

マイサイド・バイアス（myside bias）：日々考えるとき，人は一般的に自分の過去の意見や態度に基づいた事実に対しより受け入れやすいもので，同様の方法で意見を作り出す傾向がある．彼ら自身の意見に合うようにバイアスされた方法で証拠を作り出したり証拠を評価したりする可能性がある．より強い自分側バイアスは問題が現在信じているものと関連しているときに強く発現する．

埋没原価（sunk costs）：医療者がある特定の診断につぎ込めばつぎ込むほど，それを解放し，他の診断を検討する傾向がより低くなる．これは束縛形式のバイアスで，投資や金融判断により関係がある．しかしながら，診断者にとって，その投資とは時間であり精神的エネルギーであり，そして中にはエゴも価値ある投資だったりするのである．確証バイアスは診断の失敗を水に流せない医師の現れともいえる．

利用可能性（availability）:「利用可能性」とは容易に頭に浮かぶ疾患であれば頻繁に診断される傾向のことを指す．それゆえ，よくある疾患は容易に思い出されるのである．その経験則は，最も手に入れやすい証拠が最も関係があるという推測によって動かされる．それゆえ，もし頭痛を訴えていて，それがクモ膜下出血によるものと分かった患者を救急医が診ると，次に頭痛を訴える患者が来た時にクモ膜下出血を鑑別にあげる傾向が非常に強い．「利用可能性」は経験則の主要な種類の 1 つで，親近効果（最新であること参照）の下地となっている．「利用可能性」は医師の疾患の基準率の推測に影響を与える可能性がある．「非利用可能性」（見えなければ考えない）は即座に徴候が見られないもの（珍しい病）に十分な注意が向かなかったときに起こる．新米医師は「利用可能性」に動かされる傾向があり，なぜなら彼らは一般的な模範を頭に入れている傾向があり，一方でベテランの医師は不定形のケースや珍しい病の可能性を挙げることが可能だ．

付録 II：論理的な誤謬

あいまいさ（ambiguity）：特に統計を退ける際に，有効な根拠を使うより，個人の経験や隔離された例示を使うこと．

遺伝子（genetic）：事柄の良し悪しを，それがどこからもしくは誰から来ているのかを基準に判断すること．

因果の誤謬（false cause）：一時的な関係を元に原因と結果を帰属させること．Aに続いてBが起こったなら，Aが原因でBが起こったと誤って結論付けてしまう可能性がある．

おまえもそうじゃないか（tu quoque）：批判とやり合うのを避けるために批判者に逆襲すること—批判を批判で返す．

感情へのアピール（appeal to emotion）：有効もしくは説得力のある根拠の代わりに感情の反応を操ること．

基準率無視（base rate neglect）：全ての関連する情報；医療では，人口に占める流行の状態を考慮しない，故に起こる診断ミスの傾向のこと．

ギャンブラーの誤謬（gambler's fallacy）：ルーレットやコイントスのような統計的に独立した事象に「出来事が続く」と信じること．

権威へのアピール（appeal to authority）：権力者がそういうのだから，きっと正しいはずということ．

構成/区分（composition/division）：ある事柄の一部分が正しければ，他の全てもしくはその一部分も正しいだろうと推測すること．

個人の疑り深さ（personal incredulity）：ある事柄が理解するのに難しいと思ったら，それは真実ではないと主張すること．

誤信の誤信（the fallacy fallacy）：誤信があるから，主張が必ず間違っていると推定すること．

自然へのアピール（appeal to nature）：あるものが「自然」だからそれ故にそれは有効，正当，当然，良い，もしくは理想的であるという根拠を作り出すこと．

質問をせまる（begging the question）：結果が前提の中に含まれている循環論法．

白黒つける（black-or-white）：他にも可能性があるにも関わらず，2つの代替状態のみが可能性のあるものとして提示されること．

人身攻撃という名の誤謬（ad hominem fallacy）：ある論争に関して，ロジックを攻撃するよりもその人物を攻撃して批判をしようとすること．

滑りやすいスロープ（slippery slope）：Aを起こしてしまうと，続いてB，C…，Zも結局起こってしまうから，Aは起こるべきではないと強く主張すること．

前後即因果の誤謬（false cause）：事象間の真実もしくは認知された関係は，前の事象が後の事象を引き起こすという意味であると推定すること．

相乗（bandwagon）：人気や他の皆がしているからという事実を使って有効であるとアピールすること．人気へのアピール，同意による根拠，衆人に訴える論証（argumetum ad populum ラテン語），そして多数の権威としても知られる．

それとともに，そしてそれ故に（虚偽の原因の誤謬）（cum hoc, ergo propter hoc）：二つの事象が同時期あるいはすぐそばで起こった場合，一つの事象がもう一つの事象を引き起こしたと考える傾向のこと．相関関係は因果関係を含意すると考える傾向の変形である．

中立（middle ground）：2つの極論に対する妥協や中間点は正しいに違いないと主張すること．

テキサスの狙撃兵（the Texas sharpshooter）：いいとこ取りのデータは根拠に合致もしくは，処方に合致するようなパターンにはまるように集まる．

特別な訴え（special pleading）：主張が間違いであるとみられる時に目標設定をずらしたり，例外を作ったりすること．

本当のスコットランド人ならしない（no true Scotsman）：まさに純血のアピールとでも言うべき方法で関連する批判や根拠の穴を却下すること．

誘導尋問（多重質問の誤謬）（loaded question）：既に答えが予測された質問をするがゆえに，回答者がやましく見えずに答えることができないこと（回答者がやましいようにしか答えられない）．

立証責任（burden of proof）：主張している本人に立証責任があるのではなく，正しくないことを証明するその他誰かに立証責任があるという主張．

わら人形（議論の弱い手ごろな相手）（strawman）：攻撃しやすいように相手の根拠を不正確に述べること．

索引